Hans Georg Brecklinghaus

Handbuch für STRUKTURELLE INTEGRATION

Band 2

Analyse und Synthese der Körperstruktur

Lebenshaus Verlag

2. überarbeitete Auflage 2021

ISBN 978-3-9823709-0-3

Lebenshaus Verlag, Freiburg
Herstellung: Books on Demand GmbH, Norderstedt

ÜBER DEN AUTOR

Hans Georg Brecklinghaus (Dipl.Päd.)

Certified Advanced Rolfer® und Rolf Movement™ Lehrer. Praktiziert Rolfing® - Strukturelle Integration seit 38 Jahren in eigener Praxis in Freiburg i.Br. und Karlsruhe. Zusatzausbildungen in Craniosacraler Therapie, Viszeraler Manipulation und Fortbildung in Somatic Experiencing (Trauma-Arbeit nach Dr. Peter Levine). Langjährige Lehrtätigkeit bei der *Deutschen Gesellschaft für Strukturelle Integration*. Autor mehrerer Bücher und verschiedener Aufsätze in Fachzeitschriften.

Anschrift:
Stadtstraße 9 a
D - 79104 Freiburg
Tel.: 0761 - 42793
hgbreck@online.de
www.rolfing-praxis.de

Inhalt

Anhang **247**

Vorwort

Das *Handbuch für Strukturelle Integration (SI)* ist bestimmt für die Praktizierenden der Methode. Auf ca. 8 Bände angelegt, umfasst es die unterschiedlichsten Themen: Praktisch-theoretische Voraussetzungen von SI; Wahrnehmen von Struktur- und Bewegungsmustern; Prinzipien, Strategien und Techniken; Berührungsqualitäten; die 10 Grundsitzungen nach Dr. Ida Rolf; Bewegungsschulung; SI und somatische Symptome, Arbeit mit Kindern und Jugendlichen, geistig-seelische Aspekte der Arbeit und des Umgangs mit Klienten.

Der Prozess struktureller Integration besteht aus der Wahrnehmung des gewordenen Ist-Zustandes als Momentaufnahme und der Arbeit an Veränderungen. Der Praktizierende kann die Ziele der Veränderung und eine entsprechende Strategie nur entfalten, wenn er es versteht, den Klienten als Person mit einer individuellen Lebensgeschichte, seiner Körperstruktur und seinen Bewegungsmustern wahrzunehmen.

Band 2 beschäftigt sich mit dem Kernelement von Wahrnehmung auf dem Gebiet der Strukturellen Integration: der Analyse/Synthese auf der Grundlage des Zusammenspiels von Körperstruktur, Faszien als dem Organ der Struktur und Schwerkraft.

Die vorliegende Neuauflage des Bandes stellt eine Überarbeitung und Erweiterung der ersten Auflage dar.

Neben der biomechanischen Ebene muss die Ebene subjektiver Bedeutung der Körperstruktur beachtet werden. Das heißt, sozialer und seelisch-gefühlsmäßiger Kontext sowie die geistige Dimension sind mit zu berücksichtigen. Dazu finden sich in Band 1 des Handbuches die Wahrnehmung von Bewegungsformen, Atemmustern und Körpersprache. Band 5 enthält Hinweise zur somatischen Symptomatologie sowie zur Arbeit mit Kindern und Jugendlichen. Ein späterer Band wird seelisch-geistige Aspekte der Wahrnehmung durch den Behandler beinhalten.

Das Handbuch basiert auf im Laufe von Jahrzehnten gesammelten praktischen Erfahrungen, ergänzt durch das Wissen anderer Kolleg(inn)en. Die Themen sind nicht erschöpfend abgehandelt, sicherlich finden sich auch Irrtümer. Darüber hinaus handelt es sich um eine Momentaufnahme, da sich unser Wissen und Können ständig weiterentwickelt und korrigiert.

Das Handbuch ist kein Lehrbuch im klassischen Sinne, sondern eine Art Arbeits- und Nachschlagebuch. Die Themen so angeordnet, dass sie unter Benutzung der Inhaltsverzeichnisse und der Querverweise schnell auffindbar sind. Außerdem wurden manchmal Wiederholungen in Kauf genommen, damit Benutzer/innen nicht ständig hin und her blättern müssen.

Die einzelnen Bände stehen in einem inhaltlichen Bezug zueinander. Es ist daher nicht zu vermeiden, dass mancher Sachverhalt oder praktische Hinweis aus diesem Band nur im Kontext zu Inhalten anderer Bände voll verstanden werden kann.

Um den Textfluss nicht unnötig durch Formulierungen wie Klient/Klientin zu stören, werden Personenbezeichnungen wahlweise mal weiblich, mal männlich verwendet.

Freiburg, den 30.September 2021

Hans Georg Brecklinghaus

Die Kunst der Wahrnehmung

1. Das Wesen der Wahrnehmung

Worte sind Landkarten, und die Landkarte ist nicht das Territorium. Die Landkarte ist statisch; das Territorium ist unentwegt in Bewegung. Worte sind immer über die Vergangenheit oder die Zukunft, niemals über die lebendige Gegenwart. Die Gegenwart ist einfach zu schnell für sie.

H.L. Weinberg
(Levels of Knowing and Existence, 2.Ausgabe 1973)

Eine Landkarte ist nicht das Territorium, das sie repräsentiert, aber wenn sie korrekt ist, ist sie in ihrer Struktur der Struktur des Gebietes gleich (oder ähnlich), worin ihre Brauchbarkeit begründet ist.

Alfred Korzybski
(Science and Sanity, 1933)

Wahrnehmung beinhaltet niemals nur das Objekt der Wahrnehmung, sondern auch den **Prozess der Wahrnehmung**. Diesem sollte daher immer ebenso viel Aufmerksamkeit gelten wie dem Objekt der Wahrnehmung.

Für diesen Prozess gilt: *Reine* Wahrnehmung gibt es nicht. **Wahrnehmung ist immer von verschiedenen Faktoren geformt:**

- durch den Kontext, in dem Wahrgenommenes steht (nichts existiert isoliert)
- durch die Wahrnehmungsumstände und -situationen
- durch die Intention, mit der ich mich einem Wahrnehmungsgegenstand zuwende (Was möchte ich mit welcher Absicht wahrnehmen?)
- durch die Vorauswahl, die meine Aufmerksamkeit trifft (selektive Wahrnehmung)
- durch die verbalen und nonverbalen Begriffe, die durch das Denken entstehen und mit denen ich das Wahrgenommene als solches belege (Vor-Urteile). Man sieht nur das, wonach man schaut.

Ein Beispiel: Die Frage nach der Stellung des Beckens zur Stellung des Kopfes zu stellen, diese Ausrichtung meiner Wahrnehmung setzt bereits ein strukturelles Denken voraus. Und wenn ich mir nun ein Urteil über die Beckenstellung bilden möchte, kann ich nach geometrischen Verhältnissen Ausschau halten oder nach Spannungslinien im myofaszialen Gewebe oder nach intuitiv sich einstellenden Bildern usw. Alle diese Möglichkeiten setzen wiederum ein bestimmtes denkerisches Begriffsinstrumentarium voraus. Meine Wahrnehmung ist sozusagen durch die Brille geprägt, die ich aufsetze. Wenn ich z.B. die myofaszialen Gewebsabschnitte wahrnehmen möchte, die für die Stellung des Beckens verantwortlich sind, setzt dies Muskel- und Faszienbenennungen voraus, die auf der mehr oder weniger willkürlichen Einteilung beruhen, die Anatomen irgendwann - im Wesentlichen bereits im 13.Jahrhundert - so vorgenommen haben.

Die beschriebenen Faktoren stellen den Bedingungsrahmen für die Wahrnehmung dar und sollten, soweit wie möglich, stets berücksichtigt und reflektiert werden.

Das gilt insbesondere für das **Verhältnis von Wahrnehmung und Denken:**

- Obwohl nie ganz erreichbar, gilt es, die sinnliche Wahrnehmung der Phänomene *zunächst* möglichst rein zu halten von begrifflich-denkerisch geformten Vorstellungen. Das Phänomen, in unserem Fall die Körperform, soll sich möglichst weit selbst aussprechen können. Diese Ebene der Wahrnehmung wurde von Ida Rolf in Anlehnung an Alfred Korzybski „stille Ebene" genannt (im Unterschied zu den verbalen Abstraktionsebenen Beschreibung, Interpretation, Verallgemeinerung usw.). Die begrifflichen Abstraktionen sollten stets der *zweite* Schritt sein und an konkreten Wahrnehmungen festgemacht werden können.
- Bereits Goethe wies darauf hin: Die Sinne täuschen nicht. Wenn wir von Sinnestäuschungen sprechen, liegt in Wahrheit ein irrtümliches Denken über das vor, was die Sinne wahrgenommen haben. Nicht die Sinne, sondern denkerische Fehlinterpretationen bewirken die Täuschung. Deshalb gilt es, nicht vorschnelle Schlussfolgerungen aus dem Wahrgenommenen zu ziehen. Erst einmal sollte man sich beschreibend klar darüber werden, welche Phänomene man *tatsächlich* wahrgenommen hat.

2. Der Stellenwert der Wahrnehmung im Prozess der Strukturellen Integration

Einschätzung der je individuellen Körperstruktur und Intervention sind im Prozess Struktureller Integration (SI) keine voneinander getrennten Abläufe, sondern sie gehen fließend ineinander über, stellen eine ständige Feedbackschleife dar. Das bedeutet:

- Nicht nur *vor* dem Prozess als Ganzem, nicht nur *vor* jeder Einzelintervention, sondern auch *währenddessen* nimmt der Behandler ständig Phänomene und ihre Veränderung wahr. In diesem Sinne ist die Intervention von Seiten des Behandlers ein permanenter Kommunikationsprozess mit dem Klienten. Die Wahrnehmung des Behandlers vertieft, erweitert, verfeinert und korrigiert sich dadurch in einem ständigen Werdeprozess.
- Das Wahrgenommene *analysieren* sollte man jedoch nur vor und nach manuellen Interventionen, aber nicht währenddessen.
- Wahrnehmen und Einschätzen dienen außerdem der Kontrolle des Erfolges der Intervention. Das gilt sowohl für eine ganze Sitzungsserie, als auch für eine Sitzung und für Einzelinterventionen.

3. Ebenen und Kanäle der Wahrnehmung

a) Grundlegendes

Ein Jahrhundert, das sich bloß auf die Analyse verlegt und sich vor der Synthese gleichsam fürchtet, ist nicht auf dem rechten Wege; denn nur beide zusammen, wie Aus- und Einatmen, machen das Leben der Wissenschaft.

J.W. von Goethe
Analyse und Synthese

Der Mensch an sich selbst, insofern er sich seiner gesunden Sinne bedient, ist der größte und genaueste physikalische Apparat, den es geben kann.

J.W. von Goethe
Wilhelm Meisters Wanderjahre: Maximen und Reflexionen

Ebenen der Wahrnehmung nach Ida Rolf

1. Sinneswahrnehmung (die Phänomene erscheinen; „the silent level")
2. Beschreibung der Sinneswahrnehmung (Sinneswahrnehmung auf den Begriff bringen) sowie die Interpretation dieser Begriffe.
3. Messen, Wägen, Zählen (Empirie)
4. Lineare Analyse (Formulierung von Gesetzen bezüglich Ursache und Wirkung)
5. Beziehungen herstellen zwischen den Einzelheiten sowie zwischen den Einzelheiten und dem Ganzen. Das Ganze ist mehr als die Summe der Einzelheiten, weil es die Einzelheiten zwar beinhaltet, darüber hinaus aber eine ganz eigene, höhere Qualität besitzt. (Systemische Betrachtung)
6. Gleichzeitiges unmittelbares Wahrnehmen aller Eigenschaften eines Phänomens (Intuition oder übersinnliche Wahrnehmung)

Für den Wahrnehmenden ist es wichtig, zu wissen, auf welcher Ebene er sich gerade befindet, sodass er sie nicht durcheinanderbringt. Außerdem ist es nützlich, für sich herauszufinden, auf welcher Ebene die eigenen Stärken liegen. Je größer der Erfahrungsschatz auf den ersten vier Ebenen wird, desto mehr stellt sich nach und nach die Fähigkeit der fünften Ebene ein.

Analyse und Synthese

Analyse versucht die Gesamtstruktur von den Verhältnissen der Einzelelemente her zu verstehen. Synthese versucht die Verhältnisse der Einzelelemente, ihre Beziehungen zueinander von der Gesamtstruktur her zu verstehen.

Da beide Betrachtungsweisen sich ergänzen, ist es sinnvoll, sich stets zwischen synthetischer und analytischer Betrachtungsweise hin und her zu bewegen, d.h. sowohl vom Ganzen zu den Einzelheiten als auch von den Einzelheiten zum Ganzen.

Wahrnehmungskanäle

- Visualisation
- Audition
- Palpation
- Kinästhetik
- Analyse/Synthese
- Intuition

Jeder Mensch bevorzugt einen oder mehrere dieser Wahrnehmungskanäle.
Wahrnehmungskanäle sind wandelbar bzw. übersetzbar. So kann der Behandler versuchen, das, was er sieht, in seinem Körper empathisch zu spüren. Oder er übersetzt das, was er in sich spürt, während er den Klienten ansieht, in Gedanken.

Ein **ästhetisches Empfinden** ist ebenso wichtig wie es anatomische Kenntnisse sind. (Ida Rolf, Audiobänder)

Der erste Eindruck visueller oder anderer Natur ist bemerkenswert, weil er eine intuitive Wahrnehmung ist, die oft nicht sofort mit Worten formulierbar ist, jedoch nichtsdestotrotz eine oft wesentliche Information enthält. Um einen solchen ersten Eindruck zu erschließen, empfiehlt sich das folgende mögliche Vorgehen: Schauen – wegschauen oder Augen schließen – wieder hinschauen usw.

Auch die **Eigen-Wahrnehmung des Klienten** ist eine wichtige Informationsquelle für den Behandler. Eigenwahrnehmung in Bezug darauf, wie der Klient sich hält und bewegt und was dem gegebenenfalls zugrunde liegt an Bildern, Gefühlen und Gedanken.

In der **Kommunikation mit dem Klienten** über seine strukturellen Probleme gilt es, nur weniges auf einmal mitzuteilen und das in einer *positiven*, nicht abwertenden Form. (Beispiel: „Wenn Ihr Becken eine optimalere Position einzunehmen lernt, haben Sie eine bessere Unterstützung für Nacken und Kopf" statt „Ihr Becken steht falsch und deshalb haben Nacken und Kopf keine Unterstützung von unten."). Die positiven Seiten der gegenwärtigen Struktur erwähnen.

Alle Gelegenheiten zur Wahrnehmung nutzen, also aufmerksam sein für die Art, wie der Klient den Raum betritt bzw. verlässt, wie er einem die Hand gibt usw.

b) Sehen

Sehen ist Berührung aus der Entfernung.

Ida P.Rolf

Qualitäten des Schauens

- weich und aufnehmend (statt scharf und invasiv)
- entspannt (statt angespannt)
- tief (statt oberflächlich)
- peripherer Blick (statt verengt fokussierend): Den Blick schweifen lassen wie über den Horizont. Auf Abweichungen vom „Normalen" achten. Diese befinden sich oft am Blickfeldrand.

Das dominante Auge

Jeder Mensch hat ein dominantes Auge, das eine zuverlässigere Sehqualität besitzt. Das dominante Auge bei der Inspektion in die Mitte zwischen zwei zu vergleichende Körperteile bringen. Hände und Augen auf derselben Ebene halten.

Test, welches Augen dominant ist: Einen Arm vor sich ausstrecken und mit Daumen und Zeigefinger einen Kreis bilden. Durch diesen Kreis ein räumlich gegenüberliegendes Objekt betrachten. Nun ein Auge schließen. Wenn sich das Objekt noch im Kreis befindet, ist das dominante Auge gefunden. Wenn nicht, dann das geschlossene Auge öffnen und das andere schließen. Jetzt müsste das Objekt wieder im Kreis zu sehen sein.

Kein Mensch wird gerne begutachtet, deshalb**:**
- Den Klienten nicht zu lange *von hinten* ansehen.
- Bekleidet fühlen sich Klienten sicherer, unbefangener.
- Wahrnehmen, wenn der Klient sich unbeobachtet fühlt. Ein Spiegel ist hilfreich, weil er unauffällige Beobachtung ermöglicht.
- Sich nicht konfrontativ vor den Klienten stellen, sondern mit ihm zusammen vor den Spiegel stehen und mit ihm über das im Spiegel Sichtbare sprechen. Der Behandler steht dabei *etwas* hinter oder neben dem Klienten.

Fotos und Videoaufnahmen erlauben eine entspannte Nachbetrachtung. Außerdem können diese für das Gespräch mit dem Klienten von Nutzen sein.

Siehe dazu: Handbuch für Strukturelle Integration, Band 4

c) Palpieren

Sehe mit fühlendem Aug' und fühle mit sehender Hand.

J.W. von Goethe
Römische Elegien

Hinweise für das Palpieren
- Das Gesuchte erst bei sich selbst palpieren.
- Hände entspannt und geduldig
- Die Dinge in die eigenen Hände kommen lassen statt mit Druck zu greifen
- Behutsame *Such*bewegung beim Tasten, nicht abgehackte rein-raus-Manöver. Hände nicht sprunghaft hin und her bewegen.
- Je weniger Muskelkraft (aus Armen und Händen) der Behandler einsetzt, desto sensibler kann er Reaktionen des Gewebes beim Klienten spüren.
- Je tiefer palpiert wird, desto langsamer und weicher sollte man vorgehen.
- Ab und zu die Augen schließen.

- Eine Möglichkeit für sensibles Spüren: eine Hand auf die andere legen. Die obere Hand kreiert den nötigen Druck, die untere Hand bleibt entspannt. Das erlaubt der unteren Hand rezeptiv zu bleiben, während die obere Hand Bewegung und Tiefe bestimmt.
- Palpieren kombinieren mit Bewegung des Klienten. Das hilft dem Behandler, exakter zu spüren, in welcher Schicht/Tiefe er sich gerade befindet. Es genügen kleine Bewegungen, meist schräg zur manuellen Arbeitsrichtung.
- Individuelle anatomische Abweichungen von der Norm sind stets möglich.

Die Hand differenziert einsetzen

- Kontur spüren: durch die Handinnenfläche
- Temperatur wahrnehmen: durch den Handrücken
- Gewebeunterschiede herausfinden: durch die Fingerkuppen
- Tiefenunterschiede ertasten: durch die Fingerspitzen, besonders des Daumens

Übungen zum Palpieren verschiedener Arten und Schichten von Gewebe finden sich in folgenden Büchern (siehe Literatur, S. 257):

- Greenman, Lehrbuch der Osteopathischen Medizin
- Biel*:* Trail Guide Anatomie
- Chaitow, Palpationstechniken und Diagnostik
- Kendall, Muskeln - Funktionen und Tests

d) Hören

Das Hören sollte ein **empathisches** sein.

Hinzu kommen das Lauschen auf den **Klang und** den **Rhythmus des Redens und der Bewegung**, z.B. des Gehens.

Aufschlussreich sind auch **viszerale Verdauungslaute**. Denn sie signalisieren in der Regel, dass sich gerade eine relevante Verspannung löst und/oder die Entspannung tief bis in den vegetativen Bereich geht. Wenn allerdings während der Behandlung diese Verdauungsgeräusche *permanent* zu hören sind, kann dies bedeuten, dass sich das vegetative Nervensystem des Klienten im sogenannten Reversal-Zustand befindet. Das bedeutet: Das Vegetativum ist so sehr auf Anspannung getrimmt, dass es paradox reagiert, also auf einen entspannenden Impuls mit Anspannung antwortet.

e) Kinästhetische Wahrnehmung

Wahrnehmen von Haltung/Bewegung/Atmung/Sprache des Klienten **im eigenen Organismus.** Wo spüre ich bei mir Verhärtung, Schmerz usw., wenn ich mich in den Klienten einfühle?

Haltung/Bewegung/Atmung/Sprache des Klienten **nachzuahmen** kann dabei ein sehr hilfreiches Mittel sein.

Wie fühlt sich dieser Mensch? Was ist seine Welt, in der er auf diese Weise lebt? Was sind seine Ressourcen mit und in diesem Körper? Indem der Behandler sich solche und ähnliche Fragen stellt, nutzt er seinen kinästhetischen Sinn und seinen Sinn für das Ich des anderen.

f) Phänomenologische, intuitive Wahrnehmung

Intuitive Wahrnehmung zeichnet sich dadurch aus, dass sie aktiv am Phänomen teilnimmt statt nur von außen zuzuschauen. Der Praktizierende nimmt sich dabei als Person zurück, er geht „aus dem Weg", damit die Phänomene sich selbst zeigen können.

Da Subjekt und Objekt der Wahrnehmung derart miteinander verbunden sind, gibt es keine Trennung zwischen ihnen.

Diese Art der Wahrnehmung ist eine – nur durch Übung zu erreichende - innere Grundeinstellung.

Fünf methodische Schritte

1. „Naives" unvoreingenommenes Wahrnehmen (Weglassen von Vor-Urteilen, Theorien, scheinbar schon Bekanntem, Modellen, Verbalem)
2. Inneres Visualisieren (Imagination, Vorstellung) des im ersten Schritt über die Sinne (besonders Sehen, Palpieren) Wahrgenommenen. Beim Visualisieren sich hineinversetzen in die Person und aufkommende Empfindungen/Gefühle registrieren. Die Person beginnt sich körperlich-seelisch-geistig zu zeigen.
3. Check der Imagination durch Wiederholung von Schritt 1.
4. Intensivieren, Vervollständigen und Verfeinern durch ständiges Oszillieren zwischen Schritt 1 und 2.
5. Übersetzung des intuitiv Wahrgenommenen in logisches Denken.

Struktur

1. Strukturbegriff

Der Begriff der Körperstruktur beinhaltet:

- die räumlichen Verhältnisse zwischen den verschiedenen Segmenten und Schichten des Körpers sowie
- das räumliche Verhältnis des Körperganzen zur Schwerkraft

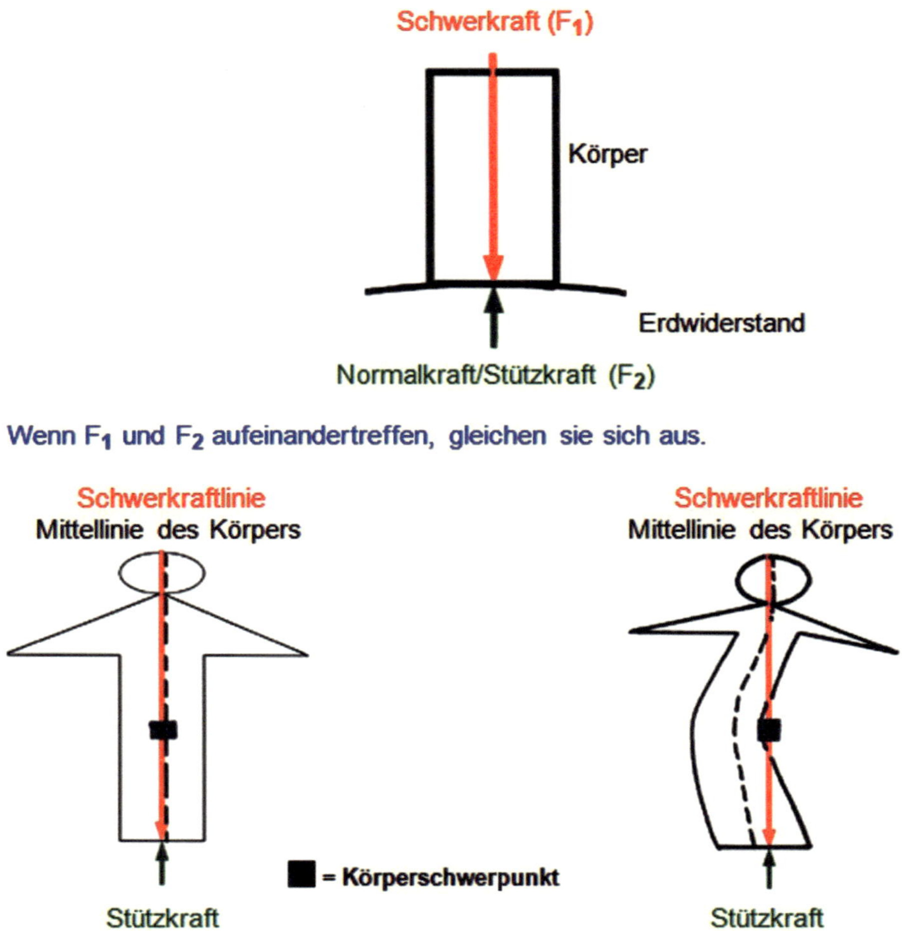

Abb. II 1 *Schwerkraft sowie Normalkraft/Stützkraft und Körper*

Wenn Schwerkraftlinie und Mittellinie eines Körpers in eins fallen, verwandelt die Stützkraft den Körperschwerpunkt bzw. die Schwerpunkte der Segmente in Unterstützungsspunkte (Abb. II 1 links unten). Der benötigte Energieaufwand ist minimal.

Wenn die Mittellinie des Körpers jedoch von der Schwerkraftlinie abweicht, muss der Körper Kraft aufwenden für ein zumindest ausreichendes Gleichgewicht (Abb. II 1 rechts unten).

Physische Körper können im Verhältnis zur Schwerkraft ein optimales oder ein ausreichendes oder ein nicht ausreichendes Gleichgewichte aufweisen (Abb. II 2). Im günstigsten Fall sind die Körpersegmente mit ihren Schwerpunkten vertikal übereinander angeordnet. Wenn eines oder mehrere Segmente von der Vertikalen abweichen, die anderen Segmente diese Abweichung jedoch kompensieren können, sprechen wir von einem ausreichenden Gleichgewicht. Wenn die Abweichung so groß ist, dass keine Kompensation mehr möglich ist, reicht das Gleichgewicht des Körpers nicht mehr aus und er verliert sein Gleichgewicht.

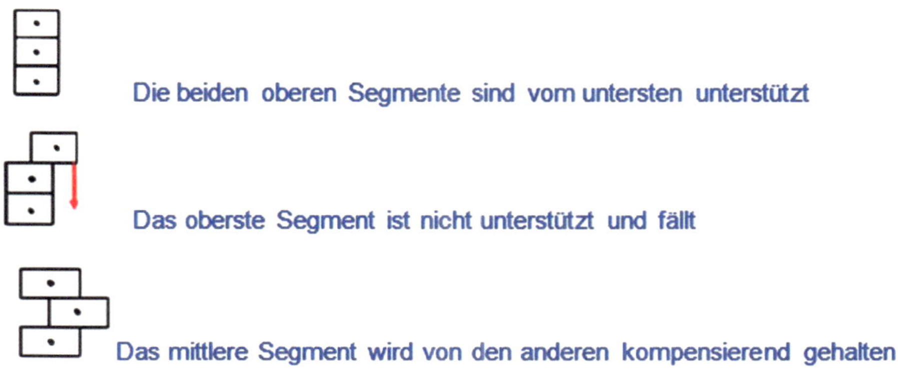

Abb. II 2 *Optimales, nicht ausreichendes und ausreichendes Gleichgewicht*

Das Aufhängungsmodell ergänzt das oben charakterisierte Unterstützungsmodell. Beim Aufhängungsmodell hängen die unteren Segmente an den oberen Segmenten wie der Korb an einem Fesselballon (Abb. II 3). Das entspricht dem Tensegrity-Modell (bestehend aus festen Druck- und elastischen Spannungselementen), bei dem die horizontalen Strukturen (Diaphragmen) durch ihre Spannung den Aufwärtstrieb weiterleiten.

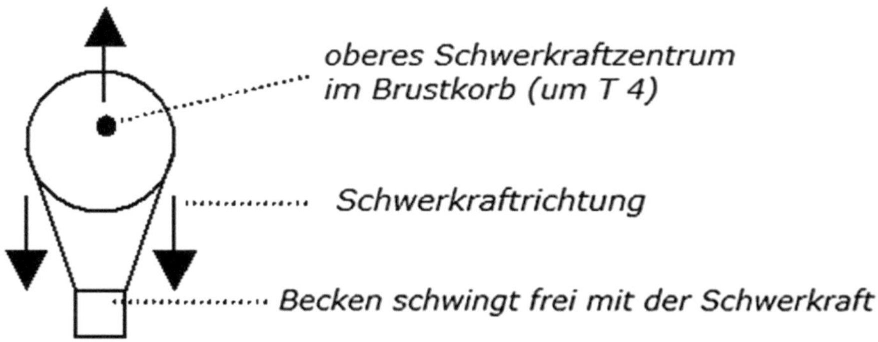

Abb. II 3 *Aufhängungsmodell (G' = oberes Schwerkraftzentrum)*

Neben Schwerkraft, Faszien- und Muskelspannung bestimmen die **hydrostatischen Druckverhältnisse sowie die spezifischen Gewichte in Einzelsegmenten** des Körpers die Struktur:

- Im Bauchraum bestehende höhere Druckgegebenheiten, im Brustraum herrscht Unterdruck. Im Kopf herrscht eine leicht erhöhte Druckgegebenheit.
- Die Brustvorderseite ist leichter als die Rückseite. Außerdem sind rechte und linke Seite aufgrund der asymmetrischen Organanordnung im Brustkorb nicht gleich schwer.

Diese Unterschiede sind der Grund dafür, dass der Schwerpunkt eines Segments sich nicht immer in seinem *Zentrum* befindet.

2. Strukturelle Abweichungen

Optimal ist die Körperstruktur, bei der ein Mensch für eine Bewegung oder Haltung am wenigsten Energie aufwenden muss.

Sie beinhaltet eine (annähernde) Symmetrie und eine optimale Ausdehnung zwischen:

- vorn-hinten
- oben-unten
- rechts-links
- innen-außen

Symmetrie ist in diesem Zusammenhang allerdings in erster Linie als eine funktionale Symmetrie zu verstehen. Denn anatomisch liegt nicht immer eine Symmetrie vor. So z.B. bei den Fußknöcheln, wo die Fibula niedriger steht als die Tibia.

Wir unterscheiden vier strukturelle **Abweichungsarten** der Segmente:

- *Kippung* (um die Transversal- oder die Sagittalachse)
- *Biegung* (um die Sagittal- oder die Transversalachse)
- *Rotation* (um die Vertikalachse)
- *Verschiebung* (auf der Horizontalebene nach vorn-hinten oder nach rechts-links

Diese Abweichungsarten werden durch die folgenden räumlichen Beschreibungen näher bestimmt:

- *vorn (anterior) - hinten (posterior)*
- *links - rechts*
- *oben (kranial) - unten (kaudal)*
- *innen (medial)* - außen (*lateral)*
- zum Körperzentrum hin *(proximal)* - vom Zentrum weg *(distal)*
- *kontralateral* = auf der gegenüberliegenden Seite befindlich oder auf die gegenüberliegende Seite bezogen, gegensinnig
- *ipsilateral* = auf derselben Seite befindlich oder auf dieselbe Seite bezogen, gleichsinnig

Dergestalt ausdifferenziert gibt es also folgende Möglichkeiten struktureller Abweichung (Abb. II 4 und II 5):

Kippung	nach vorn/hinten	nach rechts/links	nach medial/lateral
Biegung *(von Wirbelsäulen-abschnitten)*	nach vorn/hinten	nach rechts/links	
Rotation		nach rechts/links	nach medial/lateral
Verschiebung	nach vorn/hinten	nach rechts/links	nach oben/unten

Beachte:

- Räumliche Zuschreibungen wie nach links/rechts, nach vorn/ hinten oder nach oben/unten beziehen sich immer auf die Sicht vom *Klienten* her.
- Bei der Kippung wird von der *Ober*seite des Segments aus geschaut
- Bei der Rotation wird von der *Vorder*seite des Segments aus geschaut
- Das Lot wird immer von *unten* her (direkt vor dem Sprunggelenk) angelegt, weil die Schwerkraftachse wie ein umgekehrtes Pendel wirkt, dessen Fixpunkt am Boden ist.

Beim Vergleich der räumlichen Stellung der Segmente:

- wird genaugenommen die Stellung der *Schwerpunkte* dieser Segmente verglichen
- wird jeweils angegeben, ob zwei Strukturelemente miteinander verglichen werden; und wenn ja, welche
- oder ob ein Strukturelement mit der Basis (der Stellung der Füße) verglichen wird, d.h. in Beziehung gesetzt wird mit der Horizontalen des Erdbodens bzw. mit der Vertikalen, die von der Horizontalen des Erdbodens ausgeht.
  Eine Verschiebung des Beckens nach vorn/hinten wird immer im Verhältnis zum *Femur* bestimmt; eine Kippung des Beckens nach vorn/hinten immer im Verhältnis zu den Füßen.

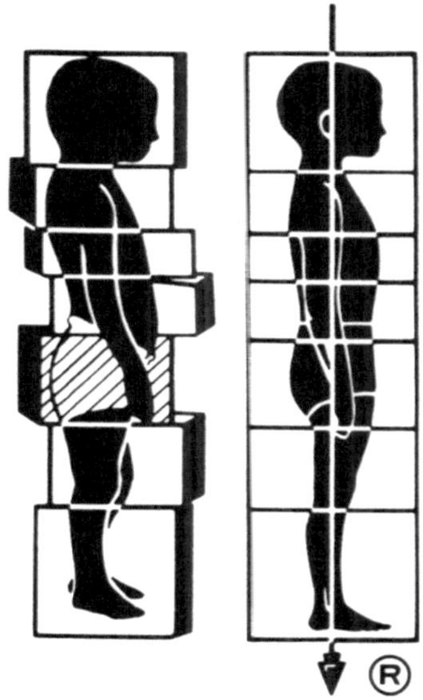

Abb. II 4 *links: Rotationen (um die Vertikalachse) und Verschiebungen (auf der Horizontalebene); rechts: optimale Anordnung der Segmente*

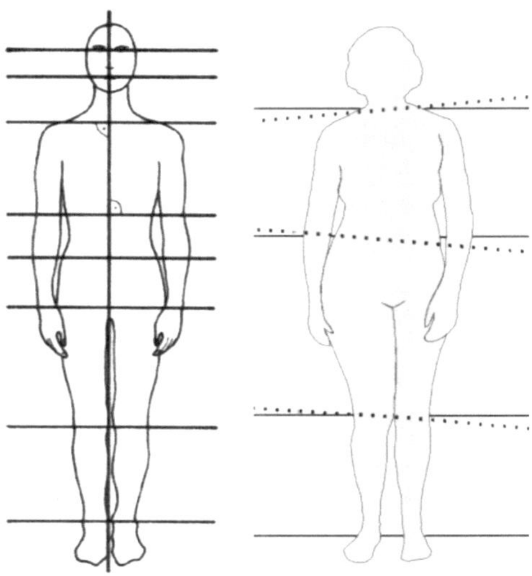

Abb. II 5 *Horizontale Querachsen (links) und seitliche Kippungen von Segmenten (rechts)*

Die **Rechts-Links-Horizontalität** der Segmente spiegelt sich in folgenden „Scharnieren”: untere Sprunggelenke (Talus-Naviculare, Talus-Calcaneus), obere Sprunggelenke (Talus-Tibia), Knie, Hüftgelenke, Schultern, Ellbogen, Handgelenke (Abb. II 5, links).

Zu beachten ist:

- Verschiebung und Kippung eines Segments gehen häufig in entgegengesetzte Richtungen (z.B. nach vorn verschoben, nach hinten gekippt).
- Auch die Rotation eines Segments wird oft durch Gegenrotation anderer Segmente kompensiert, was ihre Sichtbarkeit erschwert.
- Myofasziales Gewebe und Knochen können in die entgegengesetzte Richtung rotiert sein.
- Rotation und Gegenrotation von Segmenten um die Vertikalachse ist immer mit einer Stauchung des Körpers verbunden.

Standardrotationen um die Vertikalachse (Abb. II 6)

- Rechter Unterschenkel und rechter Fuß: nach außen
- Rechter Oberschenkel: neutral
- Linker Fuß, linker Unterschenkel und linker Oberschenkel: nach außen
- Becken: nach rechts
- Unterer Unterbauch: nach rechts; oberer Unterbauch: nach links
- Rumpf: nach links
- Kopf und Hals: nach rechts

Die Rotationen verstehen sich als *relativ* zum Segment *darunter*. *Intra*segmentale strukturelle Gegebenheiten können die Einschätzung verkomplizieren (z.B. kann – von hinten betrachtet - eine Beckentorsion rechts nach vorn eine Kippung des Beckens nach links vortäuschen).

Die Position des Beckens ist besonders relevant für die Gesamtstruktur, weil:

- es gewöhnlich das schwerste Segment ist und ganz nah am Schwerpunkt des Körpers ist.
- es das obere Ende der Beine in Bewegung ist und das Fundament des Rumpfes darstellt.

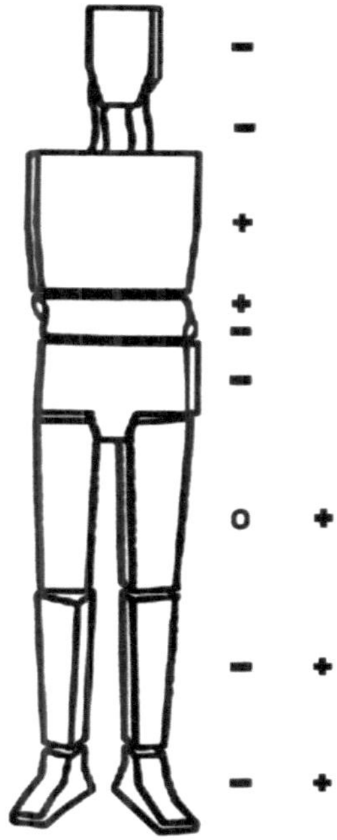

0 = neutral + = Linksrotation – = Rechtsrotation

Abb. II 6 *Standardrotationen des Körpers*

Intersegmentale und intrasegmentale Verhältnisse

Eine intersegmentale Beziehung ist z.B. das – im Verhältnis zu den Oberschenkeln - nach vorn gekippte Becken; eine intrasegmentale Beziehung ist z.B. die Verwringung (Torsion) der Ilia.

Intersegmentale Verhältnisse können durch intrasegmentale stark bestimmt werden. Intrasegmentale Verhältnisse sind nicht selten tiefer in der Struktur verankert als intersegmentale Beziehungen.

Spiralkettenzusammenhänge

Durch die Kombination von Verschiebungen und Rotationen der Segmente ergeben sich komplexe strukturelle Muster, die sich als Spiralzusammenhänge darstellen lassen.

Ein verbreitetes strukturelles Muster ist z.B.:

Eine Verkürzung der Spirallinie zwischen (linker) Spina iliaca anterior superior und dem kontralateralen M.Serratus anterior zieht Brustkorb und Schulter rechts nach vorn. Das zieht den oberen Rücken und/oder den unteren Nacken zu dieser Schulter, sodass der

Kopf zur Seite dieser Schulter verschoben wird, verbunden manchmal mit einer Kippung des Kopfes zur anderen (linken) Seite. Natürlich können andere Kräfte dieses Muster modifizieren.

Biegung, Torsion und Scherung

Es sind zwei Kräfte, die auf den Körper wirken: Kompression/Stauchung und Spannung/Dehnung. Die eine Kraft beinhaltet immer die andere (Abb. II 7).

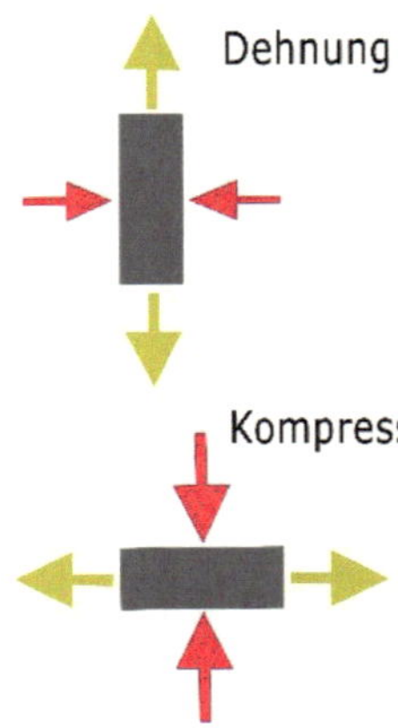

Abb. II 7 *Das Verhältnis von Dehnung und Stauchung*

Die drei „Kinder" von Spannung und Kompression sind:

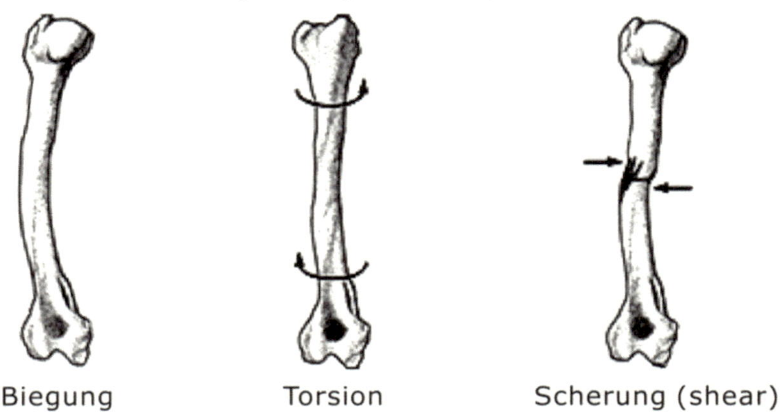

Abb. II 8 *Biegung, Torsion und Scherung als Ergebnis bestimmter Kombinationen von Dehnung und Stauchung*

Primäre und sekundäre Kurven in der Sagittalebene, also von der Seite her gesehen:

- Primäre Kurven: Occiput, BWS, Sacrum, Ferse. Sie entstehen vorgeburtlich. Sie sind hinten konvex (Kyphosen) und repräsentieren eher die solide Basis für Bewegung.
- Sekundäre Kurven: HWS, LWS, Kniekehle, Fußsohle. Sie entstehen nachgeburtlich. Sie sind hinten konkav (Lordosen) und agieren wie Federn, da sie durch die Spannung des myofaszialen Gewebes aufrechterhalten werden.

Diese Kurven können - abweichend vom Normalen - über- oder unterentwickelt sein.

3. Struktur und Funktion

Die komplexen Zusammenhänge zwischen Struktur und Funktion können folgendermaßen skizziert werden:

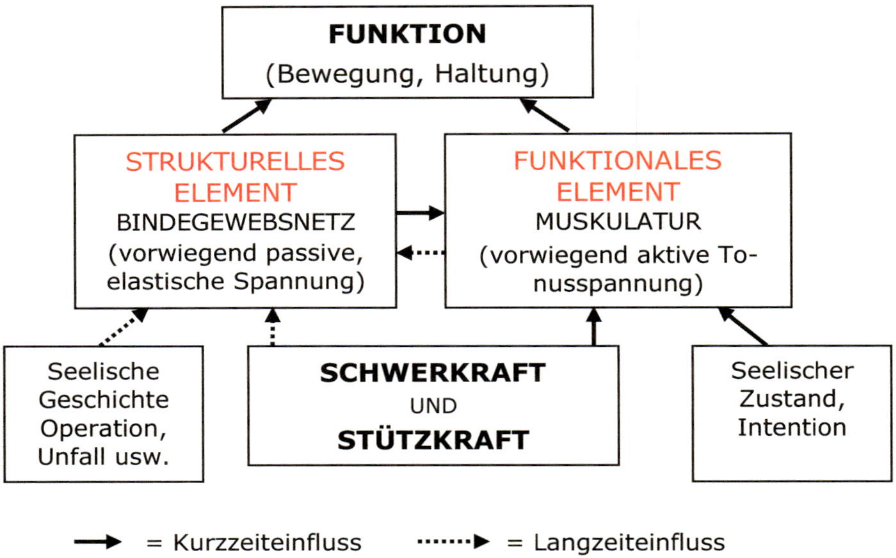

Abb. II 9 *Faktoren, die an Bewegung und Haltung beteiligt sind*

Sichtbar ist beim Menschen allein die Bewegung/Haltung. Den (unsichtbaren) Hintergrund bildet die Schwerkraft bzw. Stützkraft. Funktionales Element (Muskeltonusmuster) und strukturelles Element (Spannungsmuster der Faszien) von Haltung/Bewegung sind in der Realität schwer zu unterscheiden, sind jedoch unverzichtbare begriffliche Konstruktionen.

Obwohl das funktionale Element komplexer ist als das strukturelle, ist es bei der Wahrnehmung von Haltung/Bewegung einfacher festzustellen als das konstantere und weniger komplexe strukturelle Element. Denn die Körperstruktur enthält stets auch funktionale Elemente, die beim Erforschen von Haltung und Bewegung nicht ganz herauszuhalten sind. Das funktionale Element kann das strukturelle sogar überlagern.

Am ehesten und reinsten sichtbar zu machen ist das strukturelle Element bei einer stehenden Haltung. Voraussetzung ist, dass der Körper möglichst entspannt steht, ohne entweder der Schwerkraft nachzugeben oder überzukompensieren. Obwohl diese Haltung statisch ist und im Alltag selten vorkommt, hat sie als Prüfstein für die Einschätzung der Körperstruktur ihre Berechtigung. Denn ontogenetisch und phylogenetisch geht die Entwicklung des Gleichgewichts im Stehen der Entwicklung des Gleichgewichts in Bewegung auf zwei Beinen voran. (Bonnie Brainbridge-Cohen)

Aus obiger Skizze (Abb. II 9) geht jedoch hervor, dass Analyse und Synthese einer gegebenen Körperstruktur ergänzt werden müssen durch eine Einschätzung des aktuellen und gewohnheitsmäßigen Bewegungsverhaltens sowie psychologischer und somatischer Elemente der Biografie und der gegenwärtigen Situation. Hiermit beschäftigen sich andere Bände des Handbuchs.

Der Biologe Karl Ludwig von Bertalanffy (1901-1972) beschreibt das Verhältnis von Struktur und Funktion mit den Worten:

> „Die Antithese zwischen Struktur und Funktion, zwischen Morphologie und Physiologie basiert auf einem statischen Verständnis des Organismus. Bei einer Maschine gibt es ein fixiertes Arrangement, das in Bewegung gesetzt werden kann, das sich aber auch im Ruhezustand befinden kann. Auf lebendige Organismen trifft diese Trennung zwischen einer vorgefertigten Struktur und Prozessen, die in dieser Struktur ablaufen, nicht zu.
>
> Denn der Organismus ist der Ausdruck eines andauernden, geordneten Prozesses. Andererseits wird dieser Prozess aufrechterhalten durch zugrundeliegende Strukturen und organisierte Formen. Was in der Morphologie als organische Formen und Strukturen beschrieben wird, ist in Wirklichkeit ein momentaner Querschnitt durch ein räumlich-zeitliches Muster.
>
> Was wir Strukturen nennen, sind langsame Muster von langer Dauer, Funktionen sind schnelle Prozesse von kurzer Dauer. Wenn wir sagen, dass eine Funktion wie etwa die Kontraktion eines Muskels von einer Struktur ausgeführt wird, bedeutet dies, dass eine schnelle und kurze Prozess-Welle auf einer lang andauernden und langsamen Welle reitet."

Myofasziale Leitbahnen*

(Tom Myers)

Die Faszien sind das „Organ der Struktur" (Dr. Ida Rolf).

Die myofaszialen Leitbahnen verlaufen kontinuierlich - mit annähernd gleichbleibender Richtung und Tiefe. Die Kettenglieder dieser Bahnen/Linien sind faszial oder mechanisch (knöchern) miteinander verbunden. In wenigen Ausnahmen wird bei der Festlegung der Linien von dieser Definition abgewichen.

Im Verlauf einer Linie gibt es „Knochenstationen", d.h. die Faszien setzen an bestimmten Knochen an.

Die Linien gehen häufig ineinander über, treffen sich und teilen sich. An bestimmten Stellen treffen oder kreuzen sich viele myofasziale Vektoren (z.B. am Schambein und an der Spina iliaca anterior superior).

Als zusätzliche Leitbahn ist eine craniosacrale denkbar (Dura mater, Falx cerebri und Tentorium cerebelli).

Unterhalb (proximal) von Muskeln, die mehrere Gelenke überqueren, befinden sich nicht selten eingelenkige Muskeln, die im strengen Sinne nicht Teil einer Linie sind und deren Wirkung lokal ist. Dennoch dürfen sie bei der Strukturanalyse nicht vernachlässigt werden. (Beispiel: Der M.Biceps femoris betrifft Hüftgelenk und Knie. Er wird unterlagert vom lokalen M.Adductor magnus und dem kurzen Bicepskopf.)

Es gibt Muskeln, die keiner dieser Linien angehören, die aber selbstverständlich für die Analyse/Behandlung extrem wichtig sind (z.B. die tiefen Beckenrotatoren).

Der Nutzen dieser Anschauungsweise des myofaszialen Netzes liegt darin, bei allen lokalen strukturellen Problemen die Kontinuität der faszialen Ebenen nicht aus den Augen zu verlieren.

Muskelnamen dienen der lokalen Identifizierung, gemeint ist stets die Einheit von Muskel und zugehörigem Fasziengewebe.

---

* Abdruck der Abbildungen in diesem Kapitel mit freundlicher Genehmigung von Elsevier Ltd. aus dem Buch: Tom Myers, Anatomy Trains, 2009

1. Oberflächliche Rückenlinien

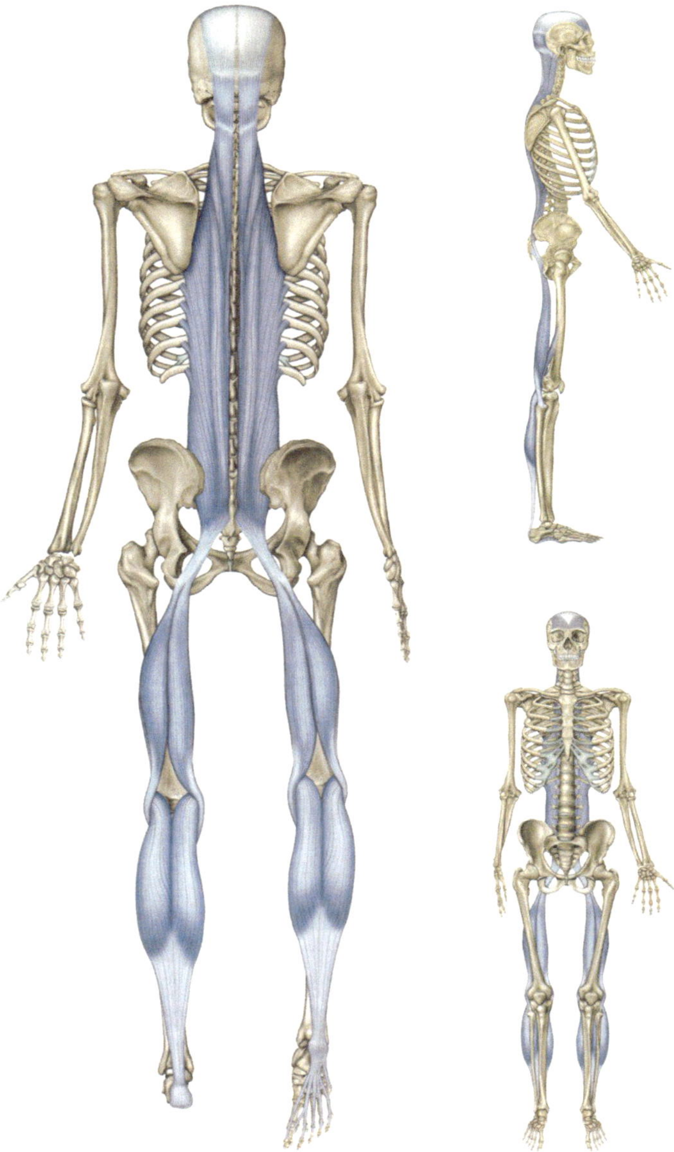

Abb. III 1 *Oberflächliche Rückenlinien*

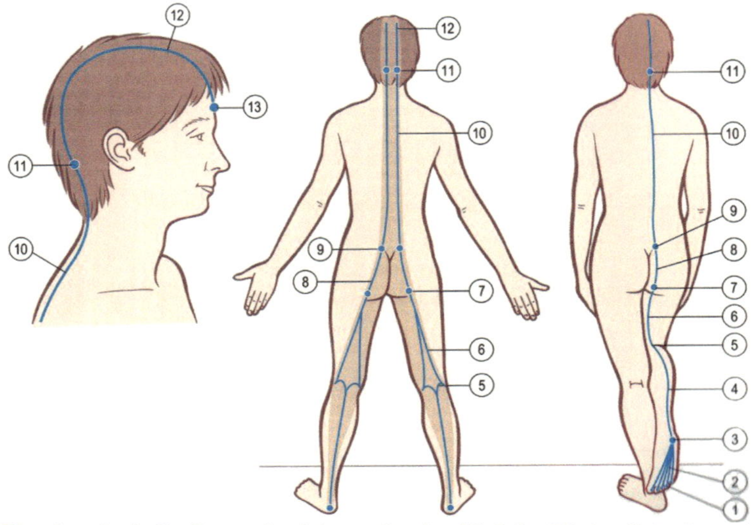

Die abgedunkelte Gegend zeigt, wo die oberfläcliche Rückenlinie die mehr oberflächliche Faszie (Unterhautbindegewebe, Fett und die tiefere Fascia profundis) beeinflusst oder von ihr beeinflusst wird

Abb. III 2 *Oberflächliche Rückenbahnen mit Knochenstationen*

Knochenstationen		**Myofasziale Bahn**
Frontalknochen, Augenbrauenbogen	**13**	
	12	Galea aponeurotica/Schädelfaszie
First des Occiput	**11**	
	10	Sacrolumbale Faszie/ M.Erector spinae
Sacrum	**9**	
	8	Ligamentum sacrotuberale
Sitzknochen	**7**	
	6	Ischiocrurale Muskulatur
Femurkondylen	**5**	
	4	M.Gastrocnemius/Achillessehne
Calcaneus	**3**	
	2	Plantarfaszie und kurze Zehenbeuger
Plantaroberfläche, Zehengliedknochen	**1**	

2. Oberflächliche Vorderseitenlinien

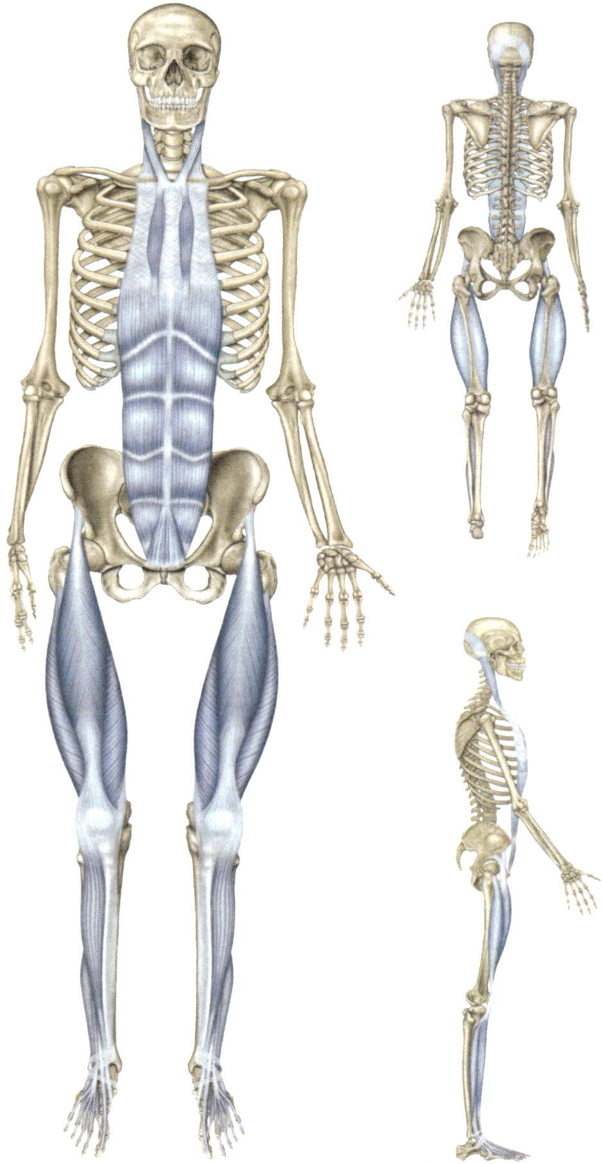

Abb. III 3 *Oberflächliche Vorderseitenlinien*

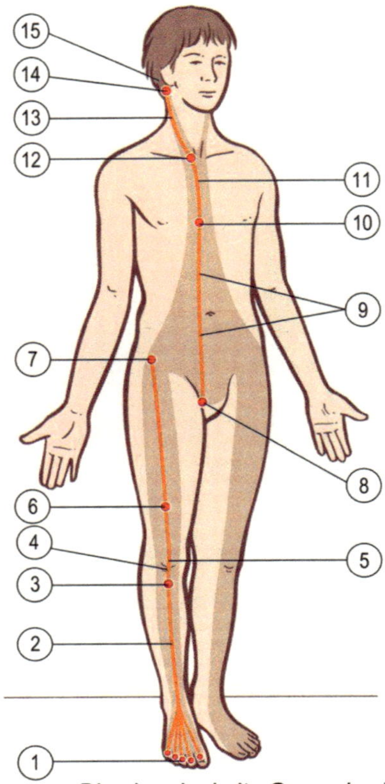

Die abgedunkelte Gegend zeigt die Einflussgegend der oberflächlichen Faszien an

Abb. III 4 *Oberflächliche myofasziale Vorderseitenbahnen mit Knochenstationen*

Knochenstationen		Myofasziale Bahn
	15	Schädelfaszie
Processus mastoideus	**14**	
	13	M.Sternocleidomastoideus
Manubrium sterni	**12**	
	11	Fascia sternalis/ sternochondralis
5.Rippe	**10**	
	9	M.Rectus abdominis
Tuberculum pubis	**8**	
Spina iliaca anterior superior	**7**	
	6	M.Rectus femoris, M.Quadriceps
Kniescheibe	**5**	
	4	Sehne unterhalb der Kniescheibe
Tuberositas tibiae	**3**	
	2	kurze und lange Zehen-extensoren M.Tibialis anterior vorderes Unterschenkelkompartment
dorsale Oberfläche der Zehengliedknochen	**1**	

3. Tiefe Vorderseitenlinien

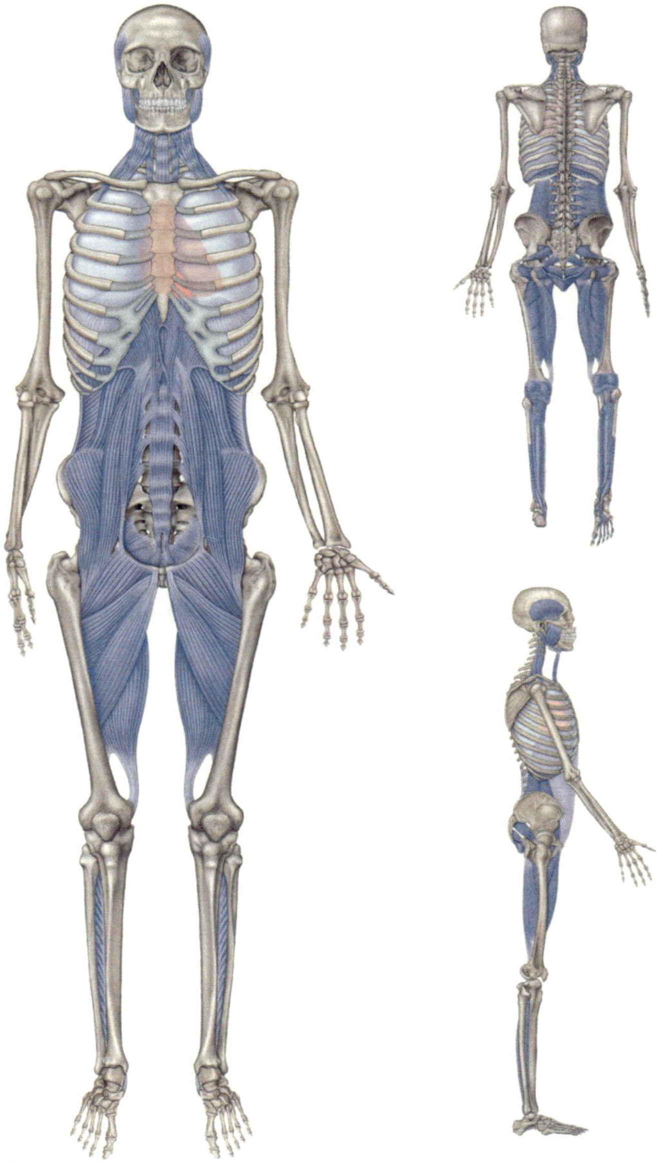

Abb. III 5 *Die tiefen Vorderseitenlinien*

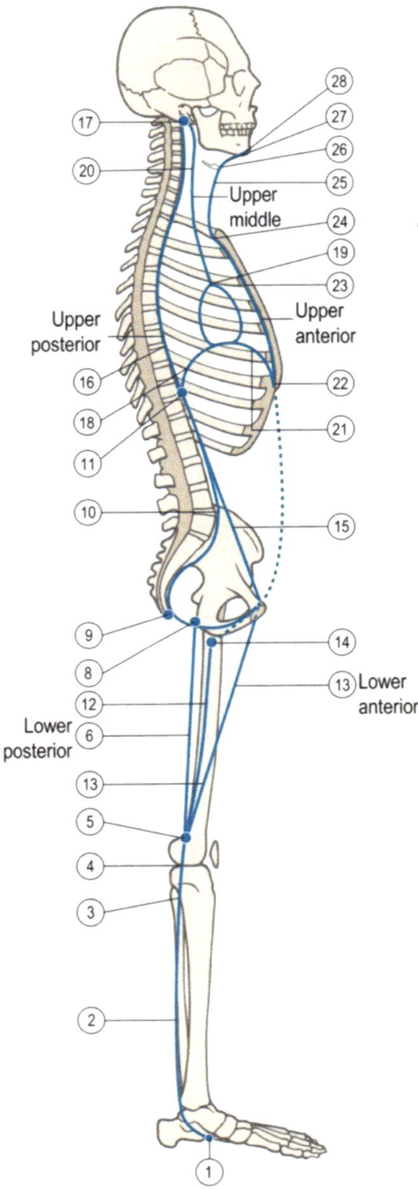

Abb. III 6 *Tiefe myofasziale Vorderseitenlinien mit knöchernen Stationen*

UNTERSTE GEMEINSAME LINIE

Knochenstationen		Myofasziale Bahn
Tarsalknochen (plantar) Zehenoberfläche (plantar)	**1**	
	2	M.Tibialis posterior lange Zehenflexoren
obere/hintere Tibia/Fibula	**3**	
	4	Faszie des M.Popliteus Kniekapsel
mediale Epikondyle des Femur	**5**	

UNTERE HINTERE LINIE

Knochenstationen		Myofasziale Bahn
mediale Epikondyle des Femur	**5**	
	6	hinteres Septum Mm.Adductor magnus und minimus
Rahmen des Sitzknochens	**7**	
	8	Beckenbodenfaszie M.Levator ani Faszie des M.Obturator internus
Steißbein	**9**	
	10	vordere sacrale Faszie langes vorderes Band
Wirbelkörper der LWS	**11**	

UNTERE VORDERE LINIE

Knochenstationen		Myofasziale Bahn
mediale Epikonyle des Femur	**5**	
Linea aspera des Femur	**12**	
	13	vorderes Septum Mm.Adductor brevis und longus
Trochanter minor des Femur	**14**	
	15	M.Iliopsoas und M.Pectineus
Körper und Processi transversi der LWS	**11**	

OBERE HINTERE LINIE (hinter dem Viszeralraum)

Knochenstationen		Myofasziale Bahn
Körper der LWS	**11**	
	16	langes vorderes Band M.Colli longus M.Capitis longus
Pars basilaris des Occiput	**17**	

OBERE MITTLERE LINIE (durch den Viszeralraum)

Knochenstationen		Myofasziale Bahn(en)
Körper der LWS	**11**	
	18	Zwerchfell: hinterer Teil, Crura, Zentralsehne
	19	Pericardium, Mediastinum, Pleura parietalis
	20	Fascia praevertebralis Raphe pharyngis (Naht an der Rückseite des Rachens) Mm.Scaleni mediale Scalenifaszie
Pars basilaris des Occiput Processi transversi der HWS	**17**	

OBERE VORDERE LINIE (vor dem Viszeralraum)

Knochenstationen		Myofasziale Bahn
Wirbelkörper der LWS	**11**	
	18	Zwerchfell: hinterer Teil, Crura, Zentralsehne
	21	Zwerchfell: vorderer Teil
hintere subcostale Oberfläche Knorpel Processus xiphoideus des Sternum	**22**	
	23	Fascia endothoracica M.Transversus thoracis
hinter dem Manubrium des Sternum	**24**	
	25	Mm.Infrahyoidei Fascia pretrachialis
Os Hyoideum	**26**	
	27	Mm.Suprahyoidei
Unterkiefer	**28**	

Von den Sitzknochen aus gibt es eine fasziale Kontinuität mit den tiefen Beckenrotatoren, auch wenn sie wegen ihres mehr horizontalen Verlaufs nicht in das Schema der tiefen myofaszialen Linien passen.

4. Laterale Linien

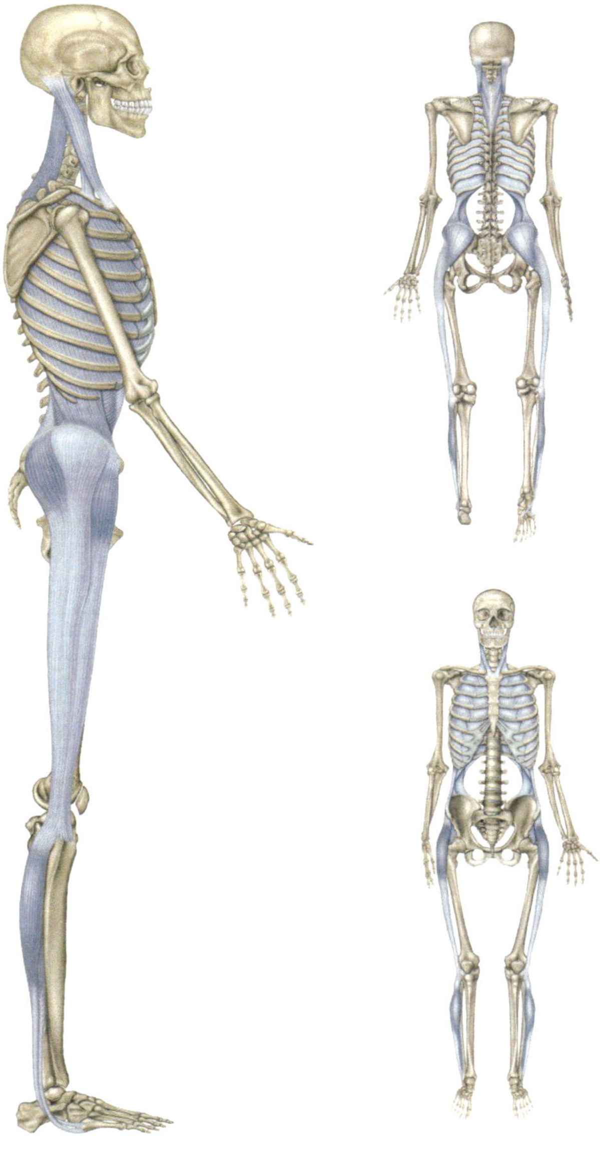

Abb. III 7 *Laterale Linien*

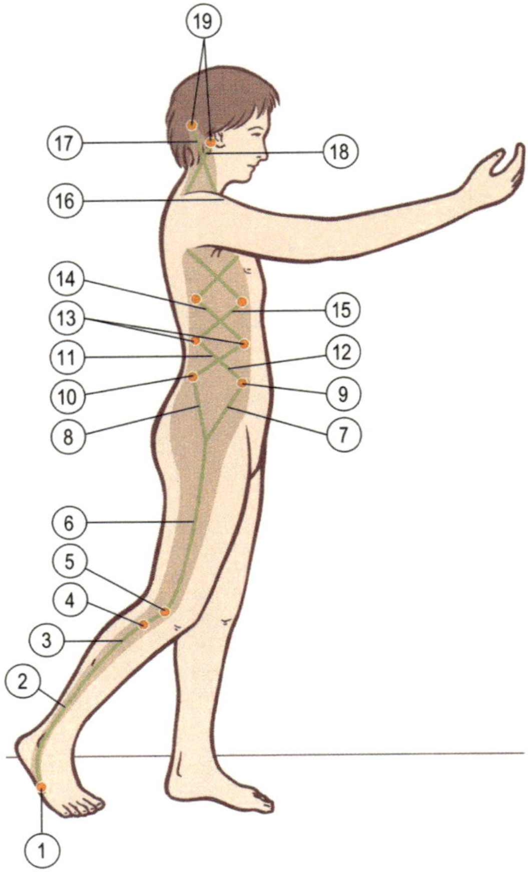

Abb. III 8 *Laterale myofasziale Bahnen mit Knochenstationen*

LATERALE LINIEN

Knochenstationen		Myofasziale Bahn
First des Occiput Processus mastoideus	**19**	
	17, 18	M.Splenius capitis M.Sternocleidomas-
1. und 2. Rippe	**16**	
	14, 15	externe und interne Intercostalmuskeln
Rippen	**13**	
	11, 12	laterale schräge Bauch-muskeln
Rand des Iliums Spina iliaca anterior superior	**9, 10**	
	8	M.Glutaeus maximus
	7	M.Tensor fasciae latae
	6	Tractus iliotibialis Abduktorenmuskeln
laterale Kondyle der Tibia	**5**	
	4	vorderes Ligament des Fibulakopfes
Fibulakopf	**3**	
	2	Mm.Peronei laterales Unterschenkel-kompartment
Fußsohle: proximales Ende des 1. und 5. Metatarsal-knochens	**1**	

Obwohl der M.Quadratus lumborum und die Mm.Scaleni eigentlich zur Tiefen Vorderseitenlinie (siehe S. 30 ff.) gehören, muss man sie außerdem als Teil der Lateralen Linie ansehen.

5. Armlinien

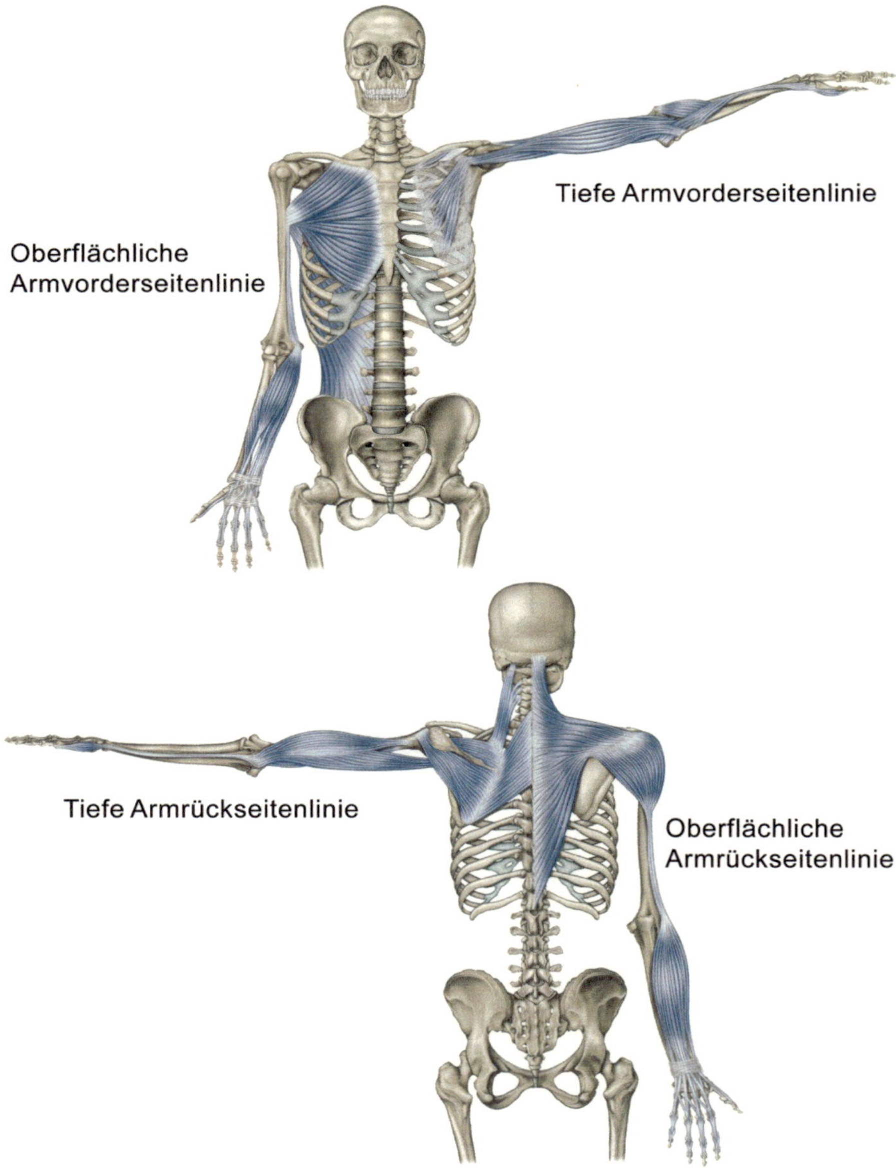

Abb. III 9 *Die vier Armlinien*

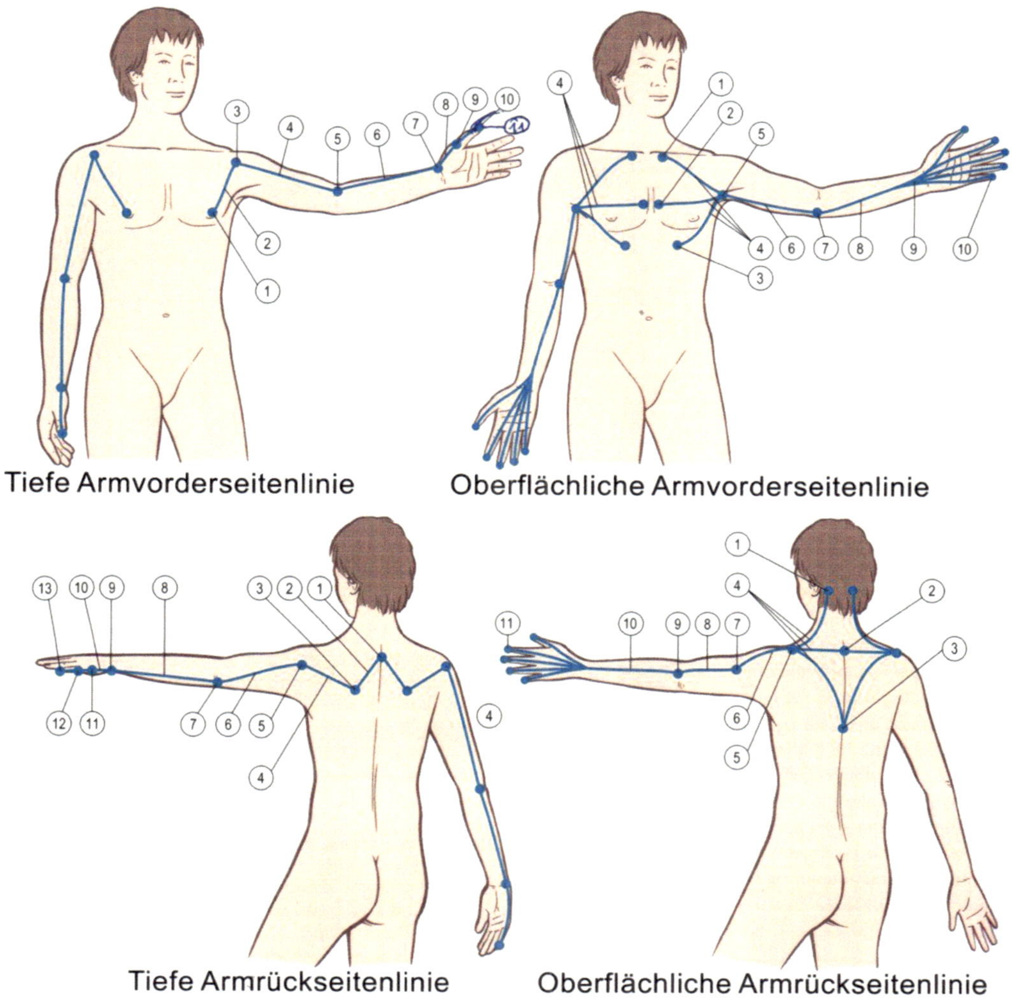

Abb. III 10 *Die vier myofaszialen Armbahnen mit Knochenstationen*

Die Rollenverteilung von Faszien und muskulären Anteilen bei den Armlinien:

	Tiefe Armlinien	Oberflächliche Armlinien
Schulter	faszial	muskulär
Oberarm	muskulär	faszial
Unterarm	faszial	muskulär
Hand	muskulär	faszial

TIEFE ARMVORDERSEITENLINIE

Knochenstationen		Myofasziale Bahn
3., 4. und 5. Rippe	**1**	
	2	M.Pectoralis minor Clavipectorale Faszie
Processus coracoideus	**3**	
	4	M.Biceps brachii
Tuberositas des Radius	**5**	
	6	Periost des Radius (Vorderseite)
Processus styloideus des Radius	**7**	
	8	kollaterale Ligamente des Radius
Os Scaphoideum (Kahnbein) Os Trapezium (großes Vieleckbein)	**9**	
	10	Thenarmuskeln des Daumens
Daumenaußenseite	**11**	

OBERFLÄCHLICHE ARMVORDERSEITENLINIE

Knochenstationen		Myofasziale Bahn
mediales Drittel der Clavicula	**1**	
	2	M.Pectoralis major M.Latissimus dorsi
mediale Linie des Humerus	**3**	
	4	mediales Septum
mediale Epikondyle des Humerus	**5**	
	6	Flexorengruppe
	7	Carpaltunnel
palmare Oberfläche der Finger	**8**	

TIEFE ARMRÜCKSEITENLINIE

Knochenstationen		Myofasziale Bahn
Processi spinosi der unteren HWS und der oberen BWS	**1**	
	2	Mm.Rhomboidei M.Levator scapulae
medialer Rand der Scapula	**3**	
	4	Rotatorenmanschette: Mm.Supra- und Infraspinatus M.Teres minor M.Subscapularis
Humeruskopf	**5**	
	6	M.Triceps brachii
Olecranon der Ulna	**7**	
	8	Periost der Ulna
Processus styloideus der	**9**	
	10	kollaterale Ligamente der Ulna
Os Triquetum (Dreiecksbein)	**11**	
	12	Hypothenarmuskeln des kleinen Fingers
Kleinfinger-Außenseite	**13**	

OBERFLÄCHLICHE ARMRÜCKSEITENLINIE

Knochenstationen		Myofasziale Bahn
First des Occiput	**1**	
Ligamentum nuchae	**2**	
Processi spinosi der BWS	**3**	
	4	M.Trapezius
Spina und Acromion der Scapula laterales Drittel der Clavicula	**5**	
	6	M.Deltoideus
Tuberculum des Humeruskopfes	**7**	
	8	Laterales Septum
laterale Epikondyle des Humerus	**9**	
	10	Extensorengruppe
dorsale Oberfläche der Finger	**11**	

6. Spirallinien

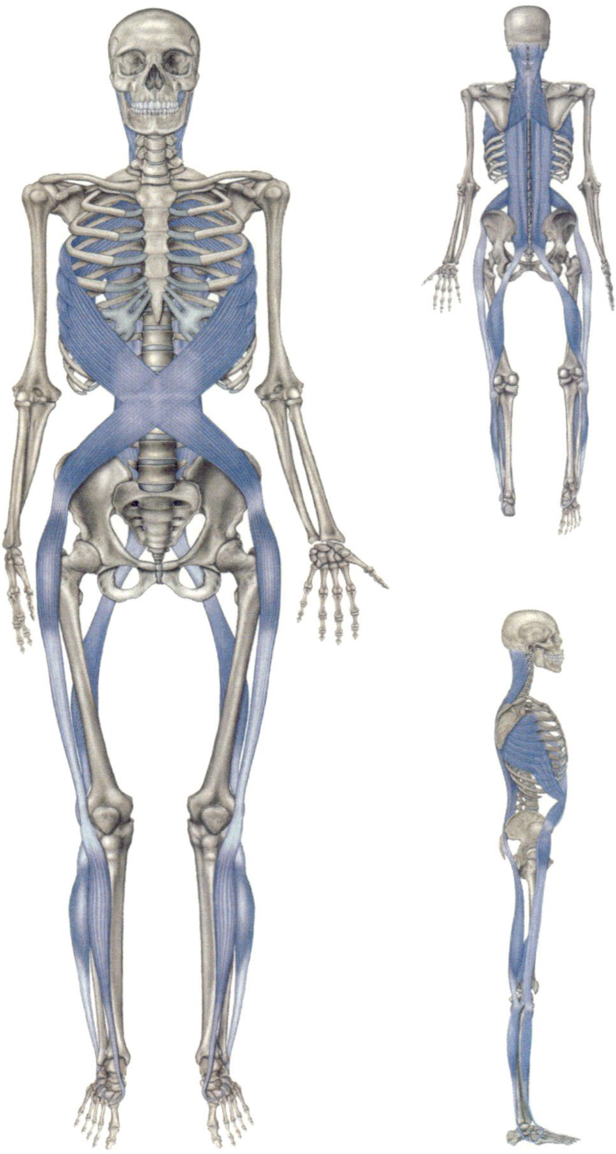

Abb. III 11 *Spirallinien*

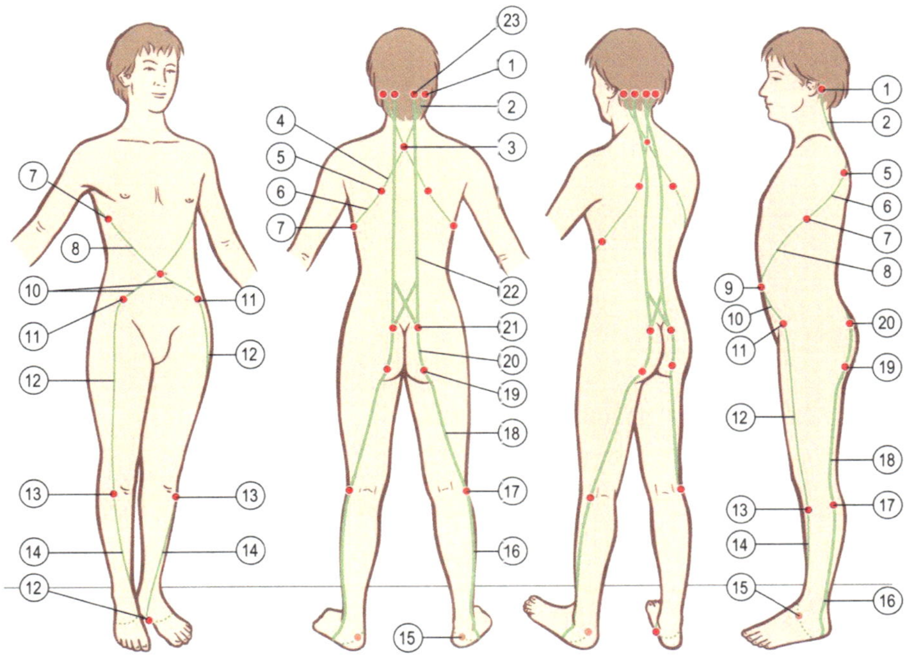

Abb. III 12 *Myofasziale Spiralbahnen mit Knochenstationen*

Es gibt noch andere spiralige myofasziale Bahnen: siehe Funktionale Linien auf S. 47 ff.

Häufig arbeitet die obere Hälfte der Spirallinien (oberhalb der Spina iliaca anterior superior) anders als die untere Hälfte.

Ein verbreitetes strukturelles Muster ist:
Eine Verkürzung der Spirallinie zwischen (z.B. linker) Spina iliaca anterior superior und dem kontralateralen M.Serratus anterior zieht Brustkorb und Schulter rechts nach vorn. Das zieht den oberen Rücken und/oder den unteren Nacken zu dieser Schulter, sodass der Kopf zur Seite dieser Schulter verschoben wird, verbunden manchmal mit einer Kippung des Kopfes zur anderen (linken) Seite. Natürlich können andere Kräfte dieses Muster modifizieren.

Dysbalancen der Spirallinie(n) sind allerdings selten die Ursache für Rotationen und Verwringungen von Körpersegmenten, sie kompensieren vielmehr oft tiefere Wirbelsäulenverwringungen und -rotationen auf der kontralateralen Seite.

Knochenstationen		Myofasziale Bahn
First des Occiput Processus mastoideus Processi transversi von Atlas und Axis	**1**	
	2	Mm.Splenius capitis und cervicis
Processi spinosi der unteren HWS und oberen BWS	**3**	
	4	Mm.Rhomboidei
medialer Rand der Scapula	**5**	
	6	M.Serratus anterior
laterale Rippenseite	**7**	
	8	Mm.Obliqui externi des Bauches
	9	abdominale Aponeurosis Linea alba
	10	Mm.Obliqui interni des Bauches
oberer Rand des Iliums Spina iliaca anterior superior	**11**	
	12	M.Tensor fasciae latae Tractus iliotibialis
laterale Kondyle der Tibia	**13**	
	14	M.Tibialis anterior
proximaler Anfang des 1.Metatarsalknochens	**15**	
	16	M.Peroneus longus
Fibulakopf	**17**	
	18	M.Biceps femoris
Sitzknochen	**19**	
	20	Ligamentum sacrotuberale
Sacrum	**21**	
	22	Sacrolumbale Faszie M.Erector spinae
First des Occiput	**23**	

Schattierte Felder: Verlaufsabschnitte auf der *kontralateralen* Seite

7. Funktionale Linien

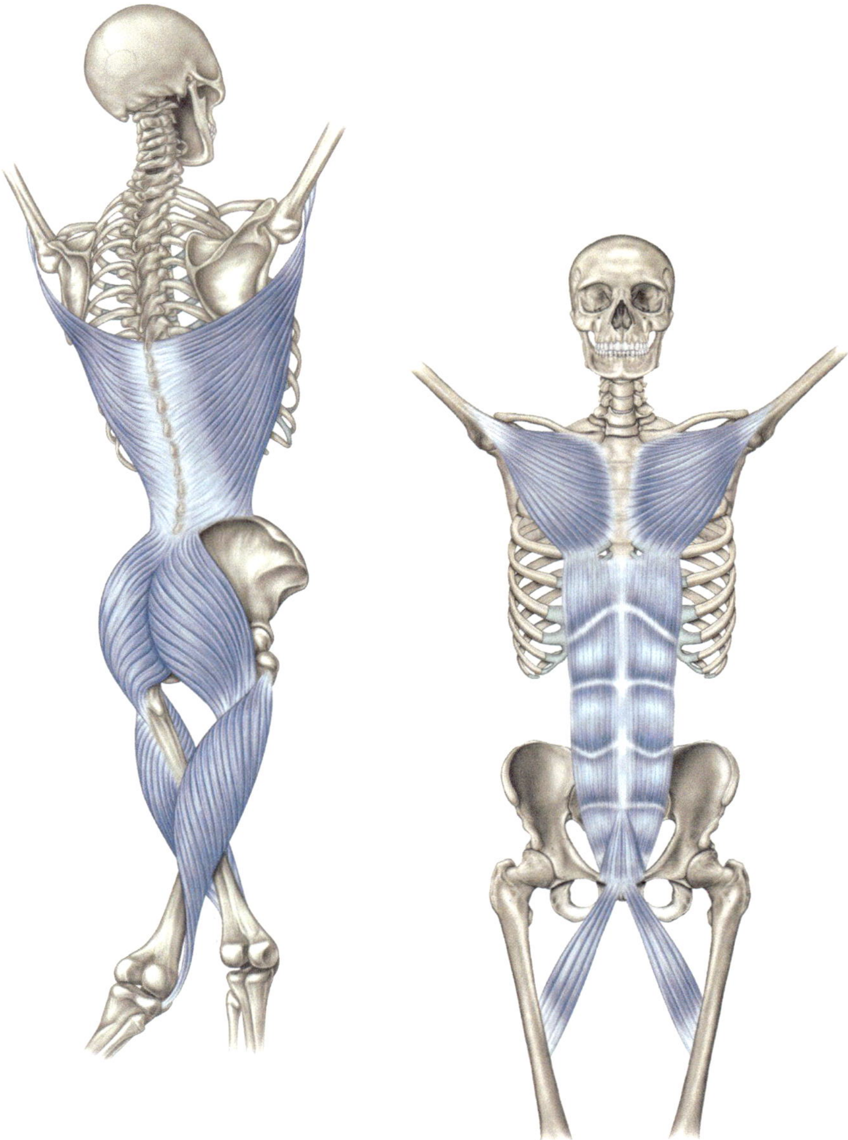

Abb. III 13 *Die funktionalen Linien*

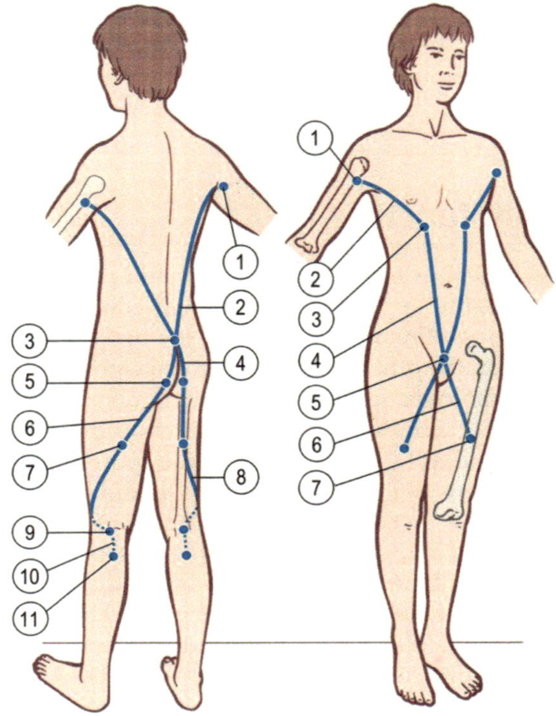

***Abb. III 14** Die myofaszialen funktionalen Linien mit Knochenstationen*

FUNKTIONALE LINIEN DER RÜCKSEITE

Knochenstationen		Myofasziale Bahn
Schaft des Humerus	**1**	
	2	M.Latissimus dorsi
	3	Lumbodorsalfaszie
	4	Sacrale Faszie
Sacrum	**5**	
	6	M.Glutaeus maximus
Schaft des Femur	**7**	
	8	M.Vastus lateralis
Kniescheibe	**9**	
	10	Sehne unterhalb der Kniescheibe
Tuberositas der Tibia	**11**	

FUNKTIONALE LINIEN DER VORDERSEITE

Knochenstationen		Myofasziale Bahn
Schaft des Humerus	**1**	
	2	unterer Rand des M.Pectoralis major
Knorpel der 5. Und 6.Rippe	**3**	
	4	Laterale Scheide des M.Rectus abdominis
Tuberculum und Symphyse des Schambeins	**5**	
	6	M.Adductor longus
Linea aspera des Femur	**7**	

Die funktionalen Linien erweitern die Armlinien (siehe S. 38 ff.) über die Oberfläche des Rumpfes hin zum kontralateralen Ilium und Bein.

Weitere myofasziale Gesichtspunkte

1. Oberflächenfaszie

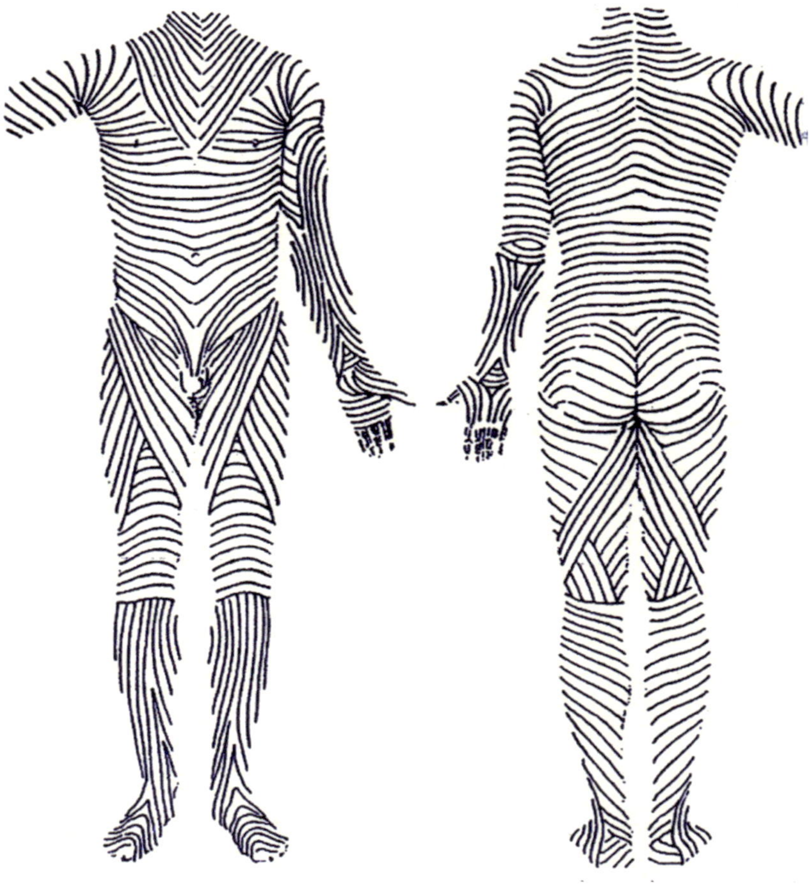

Abb. IV 1 *Faserverlauf der Oberflächenfaszie unter der Haut*

2. Horizontale Bindegewebsverstärkungen

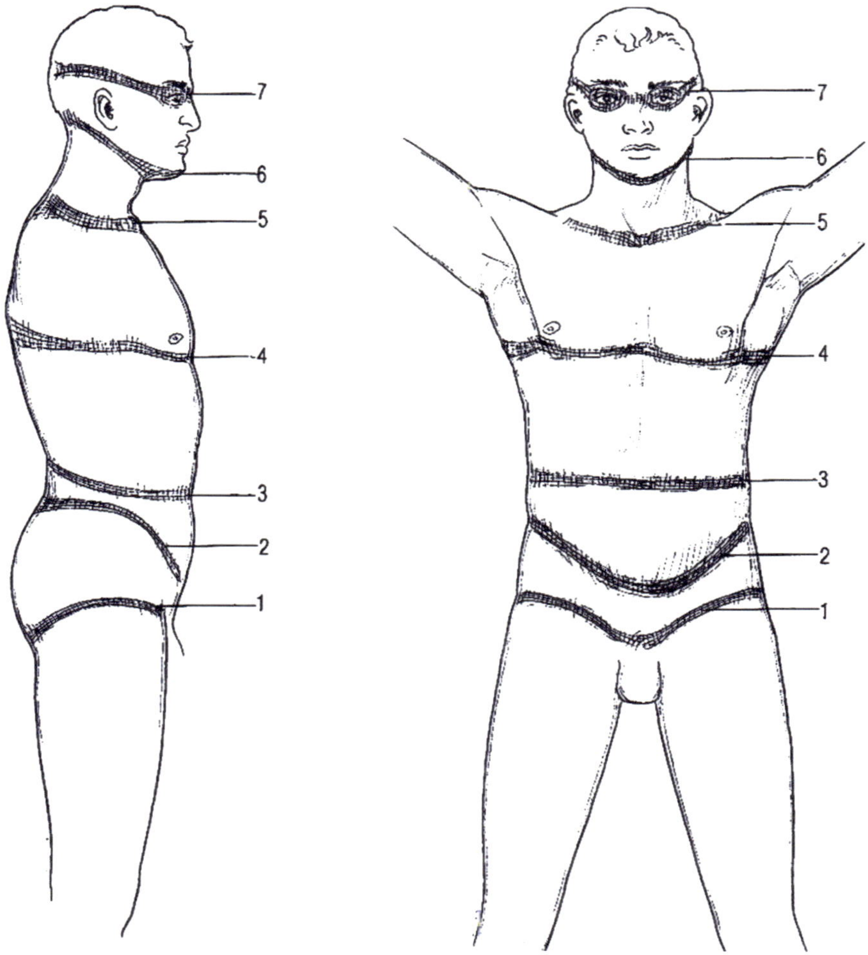

Abb. IV 2 *Häufig zu tastende bandartige Bindegewebsverstärkungen*

Von Dr. Louis Schultz (Anatom und Rolfer) wurde das häufige Vorkommen von sieben horizontal verlaufenden Bändern festgestellt. Diese stellen Restriktionen dar und schränken die Durchlässigkeit der mehr vertikalen myofaszialen Strukturen ein. Einige Bänder befinden sich auf der Ebene von Wirbelsäulenübergängen.

Obwohl diese Bänder in oberflächlichen Faszienschichten liegen, können sie auch Verbindungen zu tieferliegenden Faszienstrukturen haben.

1	*Leistenband*	zwischen Coccyx/Sacrum und Leiste; über den unteren Rand des M.Glutaeus maximus verlaufend
2	*Unterbauchband*	zwischen Sacrumbasis und Ligamentum inguinale
3	*Bauchnabelband*	zwischen LWS-BWS (Lumbodorsalübergang) und Nabel; es ist über die freien Rippen 10-12 mit dem Zwerchfell verbunden
4	*Brustband*	zwischen dem funktionellen „Scharnier" in der Mitte der BWS (Middorsal Hinge um ca. T 4/5) und dem Brustunterrand; es ist über die Faszien des Pectoralis mit dem Halsband verbunden
5	*Halsband*	zwischen dem Übergang BWS-HWS und der Clavicula und dem Acromion; es ist über die Muskeln des Os Hyoideum mit dem Kinnband sowie über die Faszien des M.Pectoralis mit dem Brustband verbunden
6	*Kinnband*	zwischen dem atlantooccipitalen Übergang und dem Mundboden; es ist über die Muskeln des Os Hyoideum mit dem Halsband verbunden.
7	*Augenband*	zwischen dem oberen Rand des Occiput sowie dem Sphenobasilar-Gelenk (zwischen Os Sphenoidale und Occiput) und den Augen

Das Kinnband ist mit dem Halsband durch die Scalenifaszie und die Hyoideus-Faszie verbunden; außerdem natürlich mit dem Mundboden. Leistenband und Unterbauchband können über das Ligamentum inguinale miteinander verbunden sein.

3. Diaphragmen

Die Bedeutung der Diaphragmen:

- Sie üben durch ihre Spannung auf die Viszeralräume eine hebende Wirkung aus (Zahnpastatube).
- Sie üben durch ihre Spannung auf die eher vertikal ausgerichteten, lordotischen myofaszialen Strukturen einen regulierenden Einfluss aus. In diesem Sinne sind sie „Türen" zu den Lordosen. Diese Türen können geöffnet oder geschlossen sein.
- Jede Lordose hat einen Übertragungspunkt zwischen den Diaphragmen. Die Übertragungspunkte sind: C 3 bzw. Os Hyoideum, L 3, Kniekehle und Fußsohle.

  Dadurch ergeben sich z.B. folgende spezielle Beziehungen zwischen den Diaphragmen:
  - L 3 ist wesentlich für die Spannungsverhältnisse zwischen Zwerchfell und Beckenboden.
  - Das Knie ist wesentlich für die Spannungsverhältnisse zwischen Beckenboden und Fußsohlen.
  - Os Hyoideum und C 3 sind wesentlich für die Spannungsverhältnisse zwischen Mundboden und Zwerchfell.

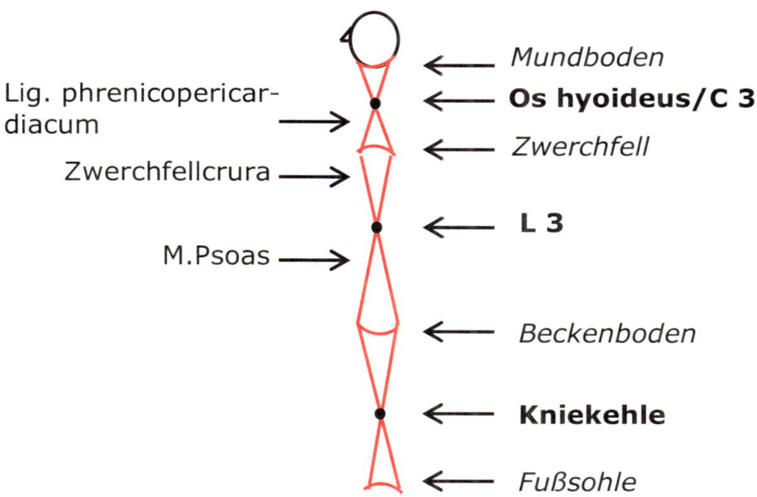

Abb. IV 3 *Diaphragmen, Lordosen und Übertragungspunkte*

4. Fasziale Verzerrungen nach Stephen Typaldos

Es gibt verschiedene Arten faszialer Verzerrungen (Distorsionen):

1) **Triggerbänder** = gezerrte fasziale „Bänder"
   Faszienfasern sind verdreht oder geknickt und voneinander separiert. Querverbindungen (crosslinks) zwischen Fasern sind gebrochen und wachsen entweder nicht wieder zusammen (wegen andauernder Schwerbelastung), oder es gibt chronische Verklebungen, weil die Enden der Querverbindungen nicht richtig zusammenwachsen.

   Untersuchung: Bewegungseinschränkungen. Der Klient gibt oft ein Schwächegefühl an. Triggerbänder sind als Verhärtung tastbar. Druckschmerzhaft.

   Körpersprache: Der Klient macht oft unbewusst fegende Bewegung mit Fingern entlang dem betroffenen Verlauf, wenn er das Symptom spontan zeigt.

2) **Abnorm hervortretende Triggerpunkte** (herniated triggerpoints) = Vorfall (Protrusion) durch eine Faszienebene.
   Mandelgroß oder kleiner. Selten in Extremitäten.

   Untersuchung: Bewegungseinschränkungen benachbarter Gelenke. Triggerpunkte sind meist tastbar und druckschmerzhaft.

   Körpersprache: Der Klient drückt mit Daumen oder Fingern in ein spezifisches Areal, wenn er das Symptom spontan zeigt.

3) **Kontinuitäts-Verzerrungen** = Veränderung der Übergangsform zwischen Band/Sehne/anderer Faszie und Knochen.
   Knöcherne Komponenten (erbsengroß) haben sich in Band/Sehne/Faszie geschoben. Zu ertasten dort, wo das Band auf den Knochen kommt. Nach Verletzungen gibt es oft viele solcher Kontinuitätsverzerrungen.

   Untersuchung: Bewegungseinschränkung in einer Richtung, druckschmerzhaft. Der Klient gibt oft ein Schwächegefühl an. Verwechslung mit kleinen Triggerbändern möglich.

   Körpersprache: Der Klient zeigt mit dem Finger auf einen Punkt am Knochen, wenn er das Symptom spontan zeigt.

4) **Faltungs-Verzerrungen** = dreidimensionale Veränderung der tieferen Schicht der superficial fascia. Wie eine Landkarte, die verdreht wiedereingefaltet wird, nachdem vorher am Gelenk

gerissen worden ist (=Entfaltungsdistorsion) oder nachdem das Gelenk komprimiert worden ist (= Faltungsdistorsion). Lokalisierung an Gelenken, an Membranen zwischen Knochen und an Muskelsepten.

Untersuchung: Schmerzprovokation bei Kompression (im Falle von Entfaltungsdistorsion) oder bei Traktion (im Falle von Faltungsdirstorsion). Keine Palpation möglich, kein Druckschmerz. Der Klient berichtet von Gelenkinstabilität.

Körpersprache: Der Klient umgreift das Gelenk flächig mit der Hand und knetet es, wenn der das Symptom spontan zeigt. Bei einer Entfaltungsdistorsion versucht er das betroffene Gelenk unter Traktion zu bekommen, er schüttelt oder zieht es. Bei einer Faltungsdistorsion versucht er, das Gelenk zu komprimieren.

5) **Spiralige Verzerrungen** = Überlappen spiralig verfilzter Windungen (coils) der oberen Schicht der superficial fascia.
   Die superficial fascia ist gestaucht und kann ihre Stoßdämpferfunktion bei stark auftretenden Kräften nicht mehr wahrnehmen. Tritt auf nach Zug und Verdrehung der Extremität.

   Untersuchung: Bewegung mal schmerzhaft, mal nicht. Kein Druckschmerz.

   Körpersprache: Der Klient kann Schmerzgegend nicht genau lokalisieren, wischt flächig über das Areal und knetet die Region, wenn er das Symptom spontan zeigt.

6) **Tektonische Verzerrungen** = Faszienoberfläche der Gelenkkapsel kann nicht über Knochen gleiten, Verklebungen zum Knochen. Ursache: Verlust des Synovialflüssigkeitstransports zwischen Kapsel und Knochen.

   Untersuchung: Die steifen Gelenke sind weder aktiv noch passiv zu bewegen.

   Körpersprache: Der Klient versucht, die Region selbst zu mobilisieren, wenn er das Symptom spontan zeigt.

5. Gewebetypologie nach W.Sheldon

Der Mediziner und Psychologe William Sheldon postulierte eine Einteilung des Menschen nach den Keimblattgeweben des Embryos. Diese Keimblattgewebe tragen, so Sheldon, beim einzelnen Menschen in unterschiedlichem Ausmaß zur Körpermasse bei und bestimmen so den Typ. Ida Rolf hielt viel von dieser Typologie.

- **Ektomorph**
  Er ist charakterisiert durch einen kurzen Oberkörper, lange Arme und Beine, schmale Füße und Hände sowie sehr geringe Fettspeicherung. Erkennbar sind ein eher kleiner Brustkorb und schmale Schultern, meist lange, dünne Muskeln. Die Haare sind dünn und nicht dicht. Ektomorphe/leptosome Menschen sind meist hochwüchsig. Bei diesem Typ ist das Nervensystem dominant.
- **Mesomorph**
  Charakteristika sind ein mächtiger Brustkorb, feste und dicke Haare, ein Körper in V-Form (Sanduhrform bei Frauen), dicke Haut, markante Wangenknochen und ein massiver Unterkiefer, langes und breites Gesicht, Fettanlagerungen im Allgemeinen meist nur an Bauch und Hüfte, große Hände und Füße, langer Oberkörper, kräftige Muskulatur und große Körperkraft. Bei diesem Typ ist das myofasziale System dominant.
- **Endomorph**
  Typisch sind eine weiche Muskulatur, kurze Arme und Beine, rundes Gesicht, kurzer Hals, glatte und weiche Haut, breite Hüften, starke Fettaufspeicherung und viele, aber dünne Haare. Endomorphe Menschen werden häufig als klein und adipös beschrieben. Bei ihnen ist das Verdauungssystem dominant.

Kaum jemand ist ein völlig reiner Typ, vielmehr weisen die meisten Menschen Merkmale aller drei Typen auf. Ein endo-mesomorpher Typ z.B. ist ein grundsätzlich muskulöser sportlicher Typ, der dabei zu starkem Fettansatz neigt.

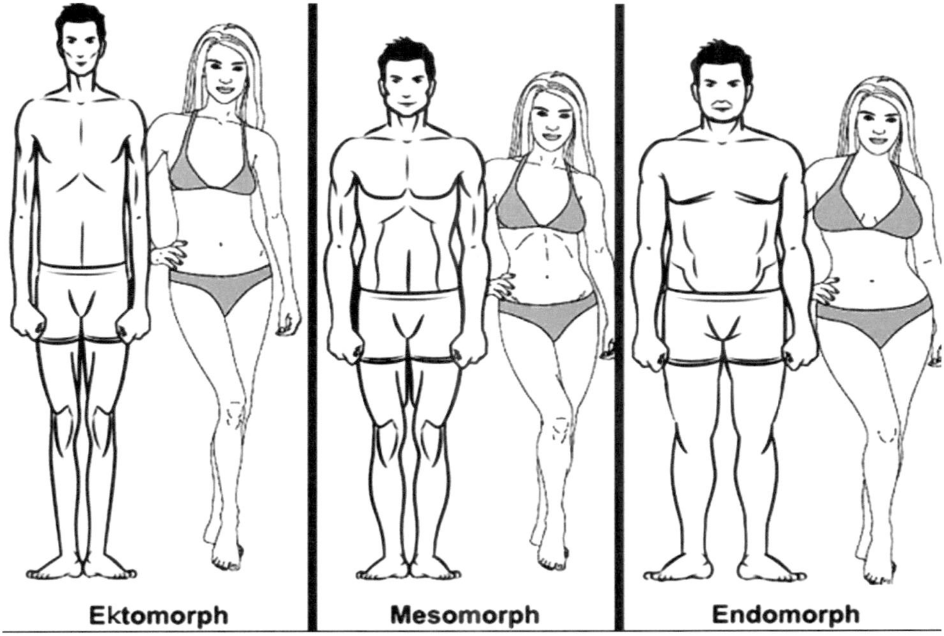

Abb. IV 4 *Sheldons Gewebetypen*

6. Gelenkmotilität

Grundlagen

Ligamente bilden die anatomische Begrenzung der Gelenkmotilität. Mit Gelenkmotilität arbeiten heißt also, Korrekturen auf der Bänderebene vorzunehmen.

Normalerweise erfolgt die Motilität allen dem entsprechenden Gelenk möglichen Bewegungsarten. Das können sein: Rotation in zwei Richtungen, Beugen/Strecken, Seitneigung in zwei Richtungen, Translation in verschiedenen Richtungen, Kompression-Dekompression. Die Motilitäts-Bewegung kann für Sekunden stoppen und sie kann die Richtung ändern.

Die Restriktion liegt am Endpunkt der weitesten, leichten Bewegungsrichtung. Dort liegt die pathologische Verkürzung. Diese behindert die Rückkehr zur neutralen Position und zur anderen Richtung.

Der Griff muss etwas fester sein als bei Craniosacraler Arbeit, um den craniosacralen Rhythmus herauszufiltern. Der Motilität folgen, bis man ein Muster wahrnimmt.

Wenn ein Gelenk mehrere Bewegungsmöglichkeiten hat (Beugung-Streckung, Rotation etc.), jede einzeln testen.

Wenn man auf der Motilitätsebene eine Restriktion feststellt, ist es sinnvoll, erst nach Restriktionen in mehr extrinsischen faaszialen Strukturen zu schauen und zunächst diese zu behandeln.

Zeitlicher Ablauf

1) Mit entspannten Händen das Gewebe auf beiden Seiten des Gelenks kontaktieren, nahe dem Gelenkspalt.
2) Der Gelenkbewegung bis zu den beiden Endpunkten der jeweiligen Bewegung folgen und ihre Qualität/Quantität erspüren. Relevant sind die Amplitude und die erforderliche Mühe.
3) Das Gelenk zurück in die Neutralposition bewegen.
4) Dem Gelenk in *die* Richtung bis zum Endpunkt folgen, die am leichtesten geht. Dann extrem langsam dem Gelenk in die eingeschränkte Richtung folgen. Sobald die eigene Mühe dabei spürbar wird, genau in diesem Moment Richtung und Ort des verkürzten Gewebeelements spüren.

7. Verschiedenes

Primäre (locked short) und sekundäre (locked long) Verkürzung

- Primäre Verkürzung (locked short): Myofaszie verkürzt unter Schwerkrafteinfluss. Der Muskeltonus kann (konzentrisch) hoch oder niedrig sein. Meist ist er jedoch niedrig. Die fasziale Spannung ist eher eine passive Eigenspannung, von Schwerkraft und Unterstützungskraft bestimmt.

  Hypertonie oder Hypotonie? Test: Wenn in liegender Haltung die Myofaszie entspannt, dann liegt eher eine Hypotonie vor.

  Der Muskel schmerzt nur bei Druck (passive Triggerpunkte).

  In der Regel ist es so, dass wenn ein Muskel locked short verkürzt ist, der entsprechende Antagonist der anderen Körperhälfte auch locked short verkürzt ist. Beispiel: Wenn der M.Quadriceps femoris des rechten Beins verkürzt ist, sind es auch die Ischiocruralen des linken Beins.
- Sekundäre Verkürzung (locked long): Myofaszie, die kompensierend primäre Verkürzungen auszugleichen versucht. Der Tonus ist gewöhnlich (exzentrisch) hoch und aktiv.

  Der Begriff sekundäre „Verkürzung" ist etwas irreführend, weil geometrisch meist eher eine Verlängerung vorliegt, auch wenn der Tonus hoch und das Gewebe rigide ist.

  Der Muskel schmerzt auch ohne Druck (aktive Triggerpunkte).

Anatomische Lehrbücher zeigen den **Verlauf von Muskeln** so, wie er *generell* zu finden ist. Es darf aber nicht vergessen werden, dass individuelle Abweichungen sehr häufig vorkommen.

Zur **Charakteristik von Muskeln** siehe „Handbuch der Strukturellen Integration", Band 1, S. 61 ff und 79 f

Isotone und isometrische Kontraktion von Muskeln

- Isotonische Kontraktion von Muskeln: Faserlänge verkürzt sich, Tonus bleibt gleich.
- Isometrische Kontraktion von Muskeln: Faserlänge bleibt gleich, Tonus erhöht sich.

Intrinsische und extrinsische Muskeln

- Intrinsische Muskeln: Eingelenksmuskeln
- Extrinsische Muskeln: Sie gehen über mehrere Gelenke. Sie sind

eher prädestiniert, das Gleichgewicht des Körpers zu stören und tendieren wegen langer Hebel zur Stauchung des Körpers.

Die **suboccipitalen Muskeln** beeinflussen den Tonus der anderen Körpermuskeln.

Sensorische Nervenenden und Faszien
Etwa 80% der sensorischen Nervenenden liegen nicht in Muskelfasern, sondern im Fasziensystem.

Segmentzonen
Neurologische Ausfallerscheinungen durch eine Schädigung von Nervenwurzeln führen zu Einschränkungen von Muskelfunktionen und gegebenenfalls zu Schmerzen in bestimmten Arealen der mittleren bindegewebigen Schicht (Dermis) der Haut. Dementsprechend kann man spezifische Segmentzonen des Körpers bestimmten Abschnitten der Wirbelsäule zuordnen. Siehe Anhang, S. 247 f

Knochenvorsprünge und Faszien
Knochenvorsprünge sind Treffpunkte verschiedener Faszien und deshalb wichtige Regionen: Fersen und Fußknöchel, Knie, Trochanter major, Coccyx, 12.Rippe, Thorakolumbaler Übergang, oberes Ende des Sternum, Os Hyoideum, Occiput.

Blutgefäße und ihre Bindegewebshüllen
Arterien und Venen sind bindegewebig eingefasst und sollten frei auf den benachbarten myofaszialen Strukturen gleiten können.

Ist diese Fähigkeit beeinträchtigt, dann ist der Puls nicht mehr so deutlich spürbar. U.a. folgende Orte testen:

- Halsschlagader (in Kehlkopfhöhe medial des M.Sternocleidomastoideus)
- Arteria subclavia
- Arteria axillaris
- Arteria cubitalis (in der Ellenbeuge)
- Radiusschlagader (auf der Höhe des Radiusköpfchens)
- Aorta abdominalis (im Unterbauch)
- Arteria femoralis (unterhalb des mittleren Drittels des Leistenbands)
- Arteria poplitea (in der Kniekehle)
- Arteria dorsalis pedis (auf dem Fußrücken, zwischen den Sehnen von Großzehe und 2.Zeh)
- Arteria tibialis posterior (zwischen medialem Malleolus und der Achillessehne)

Leitlinien der Strukturwahrnehmung

1. Allgemeine Hinweise

In jedem lebendigen Wesen sind das, was wir Teile nennen, dergestalt unzertrennlich vom Ganzen, dass sie nur in und mit demselben begriffen werden können, und es können weder die Teile zum Maß des Ganzen noch das Ganze zum Maß der Teile angewendet werden.

J.W. von Goethe
Studie nach Spinoza

Generell schauen auf:

- Bewegung und Atmung (siehe: „Handbuch der Strukturellen Integration", Bd. 1)
- die Gewichtsverlagerung (nach vorn/hinten, zu einer Seite)
- Licht und Schatten
- Spannungspunkte, von denen Spannungslinien ausgehen
- Winkel
- Täler in der Kontur (Gewebeeinzüge)
- Gewebefarbe (Durchblutung)
- Gewebeverunreinigungen (Stoffwechsel)
- den Haarwuchs (steht in Richtung der Oberflächenfaszienzüge)
- Kleidung (z.B. verschobene oder unsymmetrisch angeordnete Kleidungsstücke, Falten, Knöpfe, Reißverschlüsse, Taschen, Kragen, Gürtel)

Schmerz und andere Symptome sind meist nicht dort, wo die eigentlichen (strukturellen) Probleme sich befinden. Symptome ergeben sich meist auf der kompensierenden Seite, also bei sekundären Verkürzungen. „Where you think it is, it ain't." (Ida Rolf)

Nicht nur nach Defiziten schauen, sondern auch nach strukturellen Stärken, Entwicklungschancen und Ressourcen.

Der Frage nachgehen: Warum besteht dieses Haltungsmuster? Was macht die Haltung bequem, vorteilhaft für den Klienten? Gegebenenfalls traumabedingte Überdehnungen oder Kompressionen rekonstruieren, denen der Körper ausgesetzt war.

Häufig gibt es unterschiedliche Reifegrade bei ein und derselben Person: Z.B. kann es eine Diskrepanz geben zwischen dem Kopf, der einem Erwachsenden entspricht, und einem Körperbau, der eher kindlich wirkt. Oder eine Frau hat einen erwachsenen Körper, aber das Becken eines vorpubertären Mädchens.

Unterscheiden zwischen muskulären (=funktionalen) und faszialen (=strukturellen) Abweichungen: Strukturelle Muster können von funktionalen/haltungsmäßigen Mustern/Gewohnheiten überdeckt werden. Bei einem Balletttänzer z.B. können die Beine strukturell innenrotiert, beim Gehen jedoch habituell außenrotiert sein.

Wo ist Hypomobilität und wo ist die kompensierende Hypermobilität (in benachbarten Körpergegenden oder auf der anderen Seite)?

Hypermobilität: Tendenziell betroffen sind eher jüngere als alte Menschen, mehr Frauen als Männer, mehr Südamerikaner, Afrikaner und Asiaten als Europäer und Nordamerikaner. (*Journal of Bodywork and Movement Therapy, 9/2005*)

Wechselwirkungen zwischen Faszienmembranen, craniosacralem System, viszeralem System, Narbenrestriktionen und Gelenksystem berücksichtigen.

Nicht nur nach der Positionierung der Segmente schauen, sondern auch nach den *Faszienschichten*: wo ist Zug, Verkürzung, Verklebung usw.?

Zwei Kriterien für die Einschätzung des Fasziennetzwerkes:
- Kontinuität von Faszienschichten
- Zusammenhang zwischen den Faszienschichten, die Gleitfähigkeit zwischen ihnen.

Nach der Bearbeitung äußerer myofaszialer Schichten werden häufig tiefere strukturelle Abweichungen sichtbarer, weil die Kompensation weg ist. (Beispiel: Die Wirbelsäule ist nach rechts geneigt. Kompensierend ist der Tonus der Erektoren auf der linken Seite erhöht und die Rechtsneigung der Wirbelsäule ist zunächst nicht sichtbar. Entspannen sich die Erektoren, dann wird die Seitneigung der Wirbelsäule deutlicher sichtbar.)

Verändert sich die Position eines Segments zum Normalen, dann verstärken sich u.U. die Abweichungen der darüber oder darunter befindlichen Segmente.

Je näher eine gegebene Körperstruktur der optimalen Struktur kommt, desto weniger kann man klar zwischen primärer und sekundärer Verkürzung.

2. Zur praktischen Vorgehensweise

Die Wahrnehmung hin und her schwingen lassen zwischen lokaler und globaler (gesamtstruktureller) Sichtweise.

Je nachdem, ob der Klient sitzt oder steht, können die Wahrnehmungsergebnisse unterschiedlich ausfallen.

Wenn im Liegen die strukturellen Muster anders aussehen als im Stehen, liegt das am anders gearteten Einfluss der Schwerkraft. Maßgeblich sind die im Stand erscheinenden Muster.

Beziehungen, Zusammenhänge zwischen den Stellungen der einzelnen Segmente sehen:

Wenn ein Segment abweicht vom Normalen: Was machen die Segmente darunter und darüber? Also systematisch vom untersten oder obersten abweichenden Segment ausgehen und schauen, ob diese Abweichung mit der Abweichung im Segment darüber oder darunter zusammenhängt im Sinne von sich gegenseitig bedingend. Wenn nicht, dann die nächsthöhere oder nächsttiefere Ebene in Augenschein nehmen. Bis ein Zusammenhang sich offenbart. Wenn es unklar ist, von welcher Ebene eine Restriktion kommt: den Klienten sich bewegen lassen.

- Beispiel 1: Die linke Schulter steht tiefer als die rechte. Das nächsttiefere Segment, der Brustkorb ist ebenfalls nach links gekippt. Also weiterschauen auf das Becken. Auch das Becken ist links gekippt. Auf der nächsten Ebene sieht man, dass das linke Knie höher steht als das rechte Knie. Schließlich stellt sich heraus, dass auf der Fußebene der linke Fuß nach medial gekippt ist (Senkfuß). Damit ist klar, dass die Stellung der linken Schulter mit der Stellung des linken Fußes zusammenhängt, wobei Ursache und Wirkung für die praktische Bearbeitung unwesentlich sind. Den Findungsprozess hätte man selbstverständlich auch bei den Füßen beginnen und nach oben durchführen können.
- Beispiel 2: Das Becken ist nach rechts gekippt. Weiter oben ist der Brustkorb ebenfalls nach rechts gekippt. Noch weiter oben kompensiert der Schultergürtel durch eine Kippung nach links.

Haltungsbedingte Faktoren ausschalten:

Ein sehr häufiges Phänomen ist der sogenannte „Bananen"-Stand: Der ganze Körper bildet – von der Seite aus gesehen – eine Kurve, deren Spitze vom vorgeschobenen Becken gebildet wird. Dies ist häufig ein *Haltungs*element, welches als Ausgangsposition für eine strukturelle Einschätzung des Stehens und entsprechende Tests ungeeignet, weil irreführend ist.

Daher zunächst den Klienten aus dem „Bananen"-Stand in einen neutralen Stand bringen (Abb. V 1), also das Becken ein wenig nach hinten schieben lassen, bis sich die Hüftgelenke ein wenig *hinter* der Vertikalachse befinden. Gleichzeitig kommt der Brustkorb mit dem oberen Zentrum von selbst ein wenig nach vorn. Rumpf und Becken stehen nun relativ senkrecht übereinander.

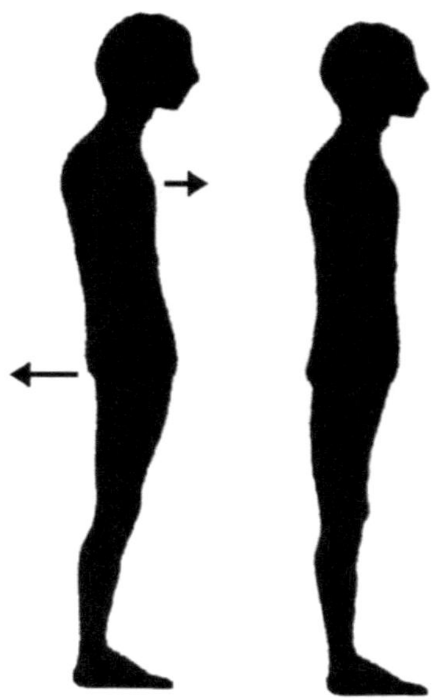

Abb. V 1 *Aus dem nach vorn durchgebogenen in den neutralen Stand*

Was die Schwerkraft angeht, ist im neutralen Stand keine zusätzliche Muskelkraft nötig, um das Gleichgewicht aufrecht zu erhalten. Aufgrund faszialer Verkürzungen ist jedoch eine zusätzliche kompensierende Muskelaktivität erforderlich. Dies unterscheidet den neutralen Stand vom optimalen Stand, bei dem die kompensierende Muskelaktivität entfällt.

Den Klienten mit parallel und hüftbreit ausgerichteten Füßen stehen lassen: Das kann Abweichungen (z.B. Rotationen) anderer Körpersegmente (Wirbelsäule, Becken) zum Vorschein bringen.

Aktive Bewegungen des Klienten offenbaren fasziale Verkürzungen, d.h. die Struktur, *wenn* diese Bewegungen im Ausdehnungsmodus ausgeführt werden. (Zum Ausdehnungsmodus: siehe „Handbuch der Strukturellen Integration", Band 1, S. 69 ff.). Denn im Ausdehnungsmodus kann das funktionale Element, die aktive Muskelspannung, stark reduziert werden. Dementsprechend offenbart auch eine der Scharnier-Funktion gemäße aktive Bewegung des Klienten fasziale Verkürzungen. (Zur Scharnier-Funktion: siehe „Handbuch der Strukturellen Integration", Band 1, S. 55 f.).

Für Tests deshalb zunächst die Muskelspannung etwas reduzieren lassen, z.B. mit Hilfe der Ausatmung, damit die faszialen Restriktionen deutlicher herauskommen.

Das **Tracking** kann Rotationen anderer Körpersegmente (Wirbelsäule, Becken) zum Vorschein bringen.

Ablauf des Tracking:

Falls Klient im Banana-Stand steht (Abb. V 1), soll er erst das Becken leicht nach hinten schieben, d.h. *ein wenig* hinter die laterale Vertikalachse, und gegebenenfalls überstreckte Knie loslassen.

Nun das Becken *langsam* nach hinten schwingen lassen. Der Rumpf faltet sich durch die Beckenbewegung in den Leisten; Sternum und Rippen kommen nach vorn, die Arme hängen frei. Unmittelbar, nachdem das Becken sich in Bewegung gesetzt hat, lässt der Klient die Knie nach vorn gehen und knickt dadurch auch in den Fußgelenken ein (Abb. V 2).

Anschließend durch Druck der Füße gegen den Boden Bewegung zurück in die Ausgangsposition.

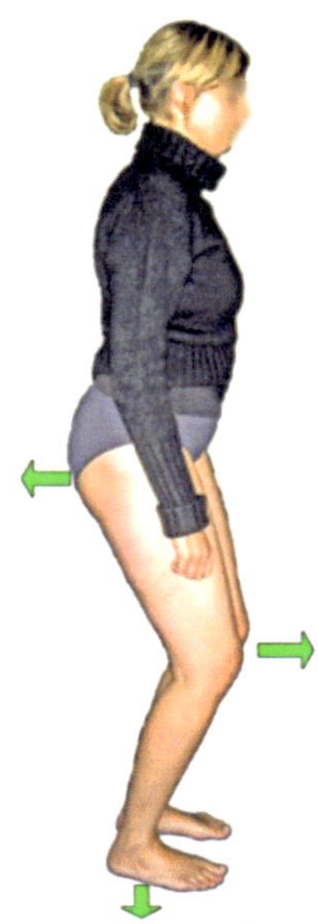

Abb. V 2

Wenn der Körper oder ein Körpersegment den Muskeltonus reduziert (z.B. beim Tracking), geht er/es zunächst mehr in die strukturelle Abweichung und im weiteren Verlauf in die Kompensation.

Strukturelle Muster werden deutlicher sichtbar und in ihren Zusammenhängen verstehbarer, wenn der Behandler den Klienten diese Muster verstärken lässt.

Von hinten mit Unterarmen senkrecht auf die Schultern des Klienten lehnen. Der Klient spürt künstlich erhöhtes Eigengewicht, dem er nachgeben soll (außer in den Knien). Schauen, welche Segmente in welcher Weise von der Vertikalen abweichen durch Verschiebungen, Drehungen usw. (Beispiel: Bestimmung der Beckenstellung, siehe S. 117)

Endgefühl bei passiver Bewegung:

- fest-elastisch = normal
- hart = knöchernes Hindernis
- hart-elastisch = Gelenkblockierung, Kontrakturen von Muskeln/Bändern
- weich-elastisch = hypermobiles Gelenk

Hypertonie und Hypotonie von Muskeln:

- Hypertone Muskeln: Bei diagnostischem Druck eine federnde Reaktion.
- Hypotone Muskeln: Bei diagnostischem Druck *keine* federnde Reaktion. Sie müssen nicht unbedingt weich sein.

3. Elemente einer ersten Strukturbegutachtung

1) Geht es eher um Integration oder Differenzierung, d.h. ist die Struktur eher unverbunden oder komprimiert?

2) Wirkt die Struktur gegenüber der Schwerkraft eher kollabiert oder überstreckt?

3) Vorn-Hinten-Gleichgewicht
   - Verschiebungen, Kippungen, Biegungen und Rotationen von Segmenten im Verhältnis zueinander und in ihrer Wirkung auf den Gesamtkörper in der Schwerkraft.
   - Wo sind die primären Verkürzungen („locked short") in Bezug auf die festgestellten segmentalen Verhältnisse?
   - Welche myofaszialen Leitbahnen sind relevant?

4) Rechts-Links-Gleichgewicht
   - Verschiebungen, Kippungen, Biegungen und Rotationen von Segmenten im Verhältnis zueinander und in ihrer Wirkung auf den Gesamtkörper in der Schwerkraft
   - Wo sind die primären Verkürzungen („locked short") in Bezug auf die festgestellten segmentalen Verhältnisse?
   - Welche myofaszialen Leitbahnen sind relevant?

5) Wie hängen 3) und 4) zusammen, d.h. sind spiralige Leitbahnen-Zusammenhänge erkennbar?

6) Liegen die Verkürzungen jeweils eher in äußeren oder in tieferen Schichten?

7) Was sind die hauptsächlichen strukturellen Hindernisse bei der Förderung der Gesamtstruktur?

Modelle der Strukturwahrnehmung

1. Vier strukturelle Grundtypen
(Hans Flury)

a) Kriterien zur Bestimmung der Strukturqualität

Kollabiert oder überstreckte Aufrichtung

- *Kollabiert*: Der Körper erliegt der Schwerkraft
- *Überstreckt*: Der Körper richtet sich durch erhöhte Muskelkraft gegen die Schwerkraft auf.

Komprimiert oder desorganisiert/unverbunden

- *Komprimiert*: Die Statik der Segmente ist recht gut, aber der Körper ist gestaucht und tendenziell wenig flexibel.
- *Desorganisiert/unverbunden*: Die inter- und intrasegmentale Organisation weist viele Abweichungen und wenig Verbundenheit auf.

Dominanz passiver Faszienspannung oder aktiver Muskelspannung

- *Dominanz passiver Faszienspannung*: Struktur wird primär durch die Eigenspannung der Faszien aufrechterhalten. Im Stehen ist kaum zusätzlicher Kraftaufwand erforderlich, aber das Gleichgewicht ist wenig dynamisch/flexibel. Das bedeutet: sich aus dieser Haltung herauszubewegen, braucht mehr Energie durch verstärkte aktive Muskelspannung.
- *Dominanz aktiver Muskelspannung*: Struktur wird primär durch aktive Muskelkraft aufrechterhalten, ist also energieaufwendig.

Mittellinie des Rumpfes: nach vorn konvex oder nach hinten konkav (Abb. VI 1)

Beziehung der Segmente zueinander: siehe b) Strukturelle Grundtypen (S. 69 ff.)

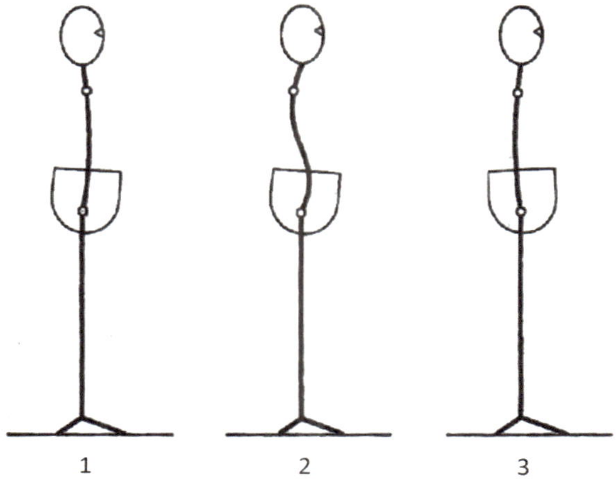

Die Mittellinie des Rumpfes ist normal nach vorn konvex (1).
Meist ist sie jedoch ganz (3) oder z.T. (2) nach hinten konvex.

Abb. VI 1 *Variationen der Mittellinie des Rumpfes*

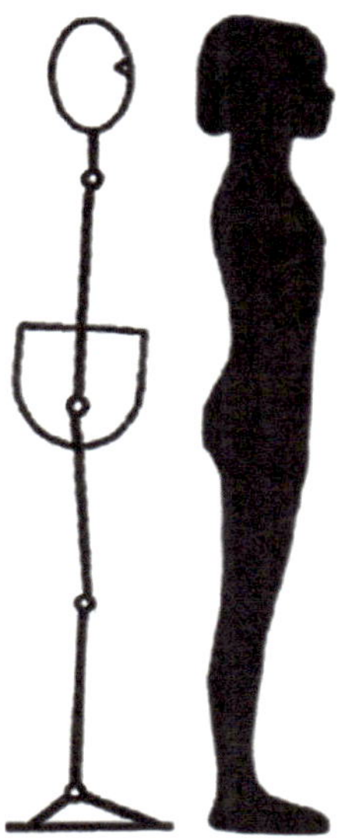

Abb. VI 2
Optimale Struktur

b) Vier strukturelle Grundtypen

Hans Flurys Modell basiert – ausdifferenzierend und vertiefend - auf Jan Sultans Modell „externer und interner" Strukturtypen.

Die meisten Menschen stellen keinen vollkommen kongruenten Typen dar, sondern eher einen Grundtyp mit Abweichungen. Die verschiedenen möglichen Variationen jedes Grundtyps betreffen tendenziell mehr den Oberkörper als Beine und Füße.

Die optimale Körperstruktur ist eine gemäßigte Variante des unten als Typ 1 (Regulärer Internal) beschriebenen Grundtyps (Abb. VI 2):
Minimale Beugung in Hüft-, Knie- und Fußgelenk, sodass sich die Gelenke – von der Seite her gesehen - millimeterweise *vor* der lateralen Körperachse (Knie und Schultern) bzw.

hinter der Achse (Hüft- und Fußgelenk) befinden. Aus diesem Stand heraus kann fast jede Bewegung in der ökonomischsten Weise gestartet werden. Ein möglichst hohes Maß an Kongruenz innerhalb des gegebenen Strukturtyps ist ebenfalls ein Merkmal einer gut integrierten Körperstruktur.

Vier strukturelle Grundtypen (Schlüsselsegment: Becken)

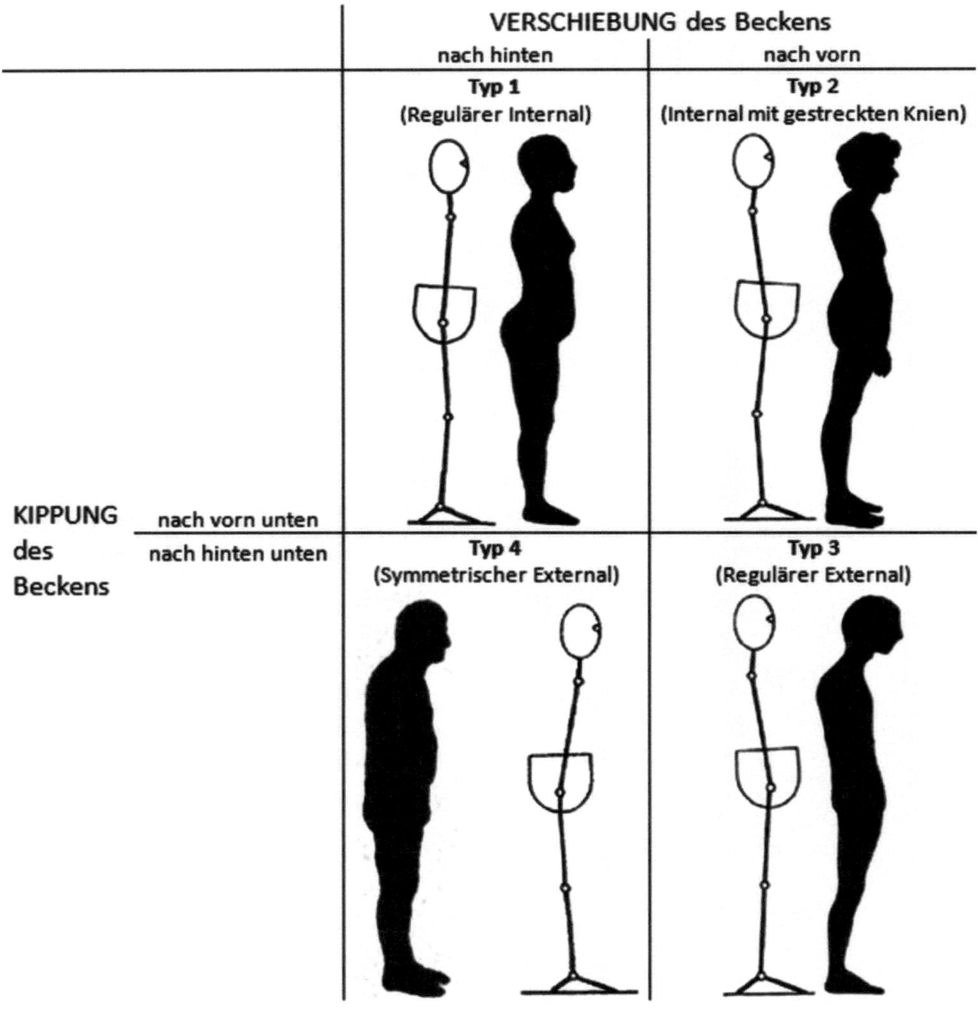

Abb. VI 3 *Die vier strukturellen Grundtypen*

Typische Charakteristika der Grundtypen:

<table>
<tr><th>Typ 1:
Regulärer Internal</th><th>Typ 2:
Internal (Knie überstreckt)</th><th>Typ 3:
Regulärer External</th><th>Typ 4:
Symmetrischer External</th></tr>
<tr><td>Leitkriterium:
Becken nach vorn gekippt, nach hinten geschoben</td><td>Leitkriterium:
Becken nach vorn gekippt, nach vorn geschoben</td><td>Leitkriterium:
Becken nach hinten gekippt, nach vorn geschoben</td><td>Leitkriterium:
Becken nach hinten gekippt, nach hinten geschoben</td></tr>
<tr><td>Dominanz aktiver Muskelspannung (bes. in Becken und Beinen)</td><td colspan="2">Dominanz passiver Muskelspannung oder Kompressionsdominanz</td><td>Dominanz aktiver Muskelspannung</td></tr>
<tr><td colspan="2">Kippung wichtiger als Verschiebung</td><td>Verschiebung wichtiger als Kippung</td><td>Kippung wichtiger als Verschiebung</td></tr>
<tr><td colspan="2">LWS meist anterior</td><td>LWS meist zu gerade (L5 oft anterior)</td><td>WS eher kyphotisch</td></tr>
<tr><td>Rumpf insgesamt nach vorn geschoben, Brustkorb ausgleichend nach hinten gekippt</td><td>Rumpf insgesamt nach hinten gekippt, Brustkorb jedoch nach vorn</td><td></td><td></td></tr>
<tr><td colspan="2">Arme eher an Rücken gebunden</td><td colspan="2">Arme eher an Brustvorderseite gebunden</td></tr>
<tr><td colspan="2">Femur meist innenrotiert</td><td colspan="2">Femur meist außenrotiert</td></tr>
<tr><td colspan="2">o-Beine</td><td colspan="2">x-Beine</td></tr>
<tr><td colspan="2">lange Fußgewölbe</td><td colspan="2">hohe Fußgewölbe</td></tr>
<tr><td colspan="2">Präferenz für Extensionsphase der zerebrospinalen Flüssigkeit (daher die Bezeichnung „Internal")</td><td colspan="2">Präferenz für Flexionsphase der zerebrospinalen Flüssigkeit (daher die Bezeichnung „External")</td></tr>
</table>

Myofasziale Verkürzungen bei den Grundtypen:

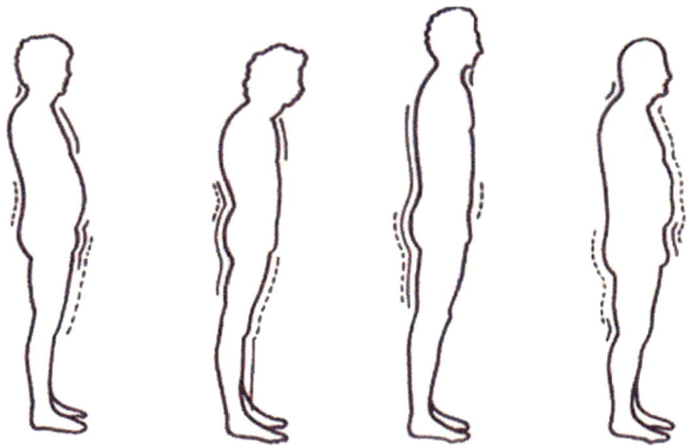

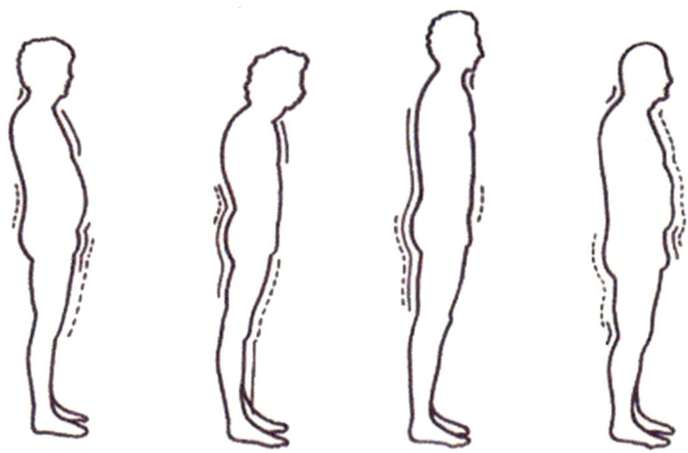

Abb. VI 4 *Primäre und sekundäre Verkürzungen bei den Grundtypen*

Die primären Verkürzungen bei den Grundtypen:

Regulärer Internal

- Nacken
- Brust
- Lumbalgegend
- Leisten/Beckenvorderseite
- M.Iliopsoas
- Adduktoren (bes. M.Adductor longus)
- M.Rectus femoris
- M.Sartorius
- M.Tensor fasciae latae und Vorderseite des Tractus iliotibialis
- Ischiocrurale Mm. und Mm.Gastrocnemii (bei gebeugten Knien)

Regulärer Internal mit überstreckten Knien

- Brust
- Untere Lumbalgegend
- Beckenrückseite
- Knievorderseite
- Mm.Vasti
- Distaler M.Rectus femoris
- M.Tibialis anterior
- Ischiocrurale Muskeln
- hinterer Teil des Tractus iliotibialis
- M.Iliopsoas
- M.Obturator internus

Regulärer External

- Untere BWS-Gegend
- Lumbalgegend
- Untere Bauchdecke
- Beckenrückseite inkl. Mm.Glutaei und Beckenrotatoren
- hinterer Teil des Tractus iliotibialis
- Ischiocrurale Muskeln
- M.Iliopsoas (evtll.)

Symmetrischer External

- Rumpfvorderseite (von Hals bis Becken)
- Leisten und evtll. M.Iliopsoas
- Kniekehlen (nicht, wenn Knie überstreckt)
- Vorderseite des Tractus iliotibialis und M.Tensor fasciae latae
- Mm.Glutaei und Beckenrotatoren
- Ischiocrurale Muskeln

2. Fünf strukturelle Komponenten

Es sind dies: Achse, Schulter- und Beckengürtel, Hülle und Kern. Diese Unterteilung ermöglicht unterschiedliche, sich ergänzende Perspektiven auf die Struktur. Diese Sichtweisen können sich überschneiden (z.B. Gürtel und Hülle oder Achse und Mantel).

Achsen-Komplex

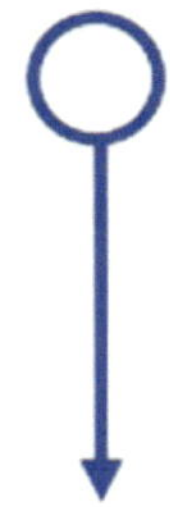

Abb. VI 5

Bestandteile:
Schädel, Unterkiefer, Wirbelsäule mit Brustkorb, Sacrum und das zugehörige myofasziale Gewebe. Die laterale Mittelachse befindet sich *vor* der WS.

Analyse/Synthese:

- Verhältnis der Achsenabschnitte zueinander
- Verhältnis Achse - Kern
- Verhältnis Achse - Hülle
- Verhältnis Achse - innere Vertikallinie des Körpers
- Verhältnis Achse - Gürtel (verbunden *und* unabhängig?)
  Z.B. kollabiert die innere Achse im Falle vorhandener x-Beine. Denn das Gewicht des Körpers und damit auch der Gegendruck vom Boden gehen entlang der lateralen Knie- und Körperseite.
- Verhältnis Achse – Körpersegmente

Schulter-Gürtel und Becken-Gürtel

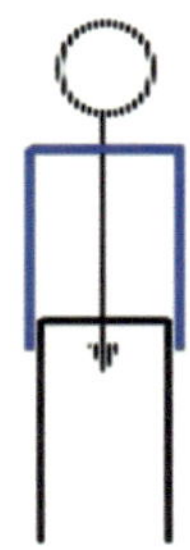

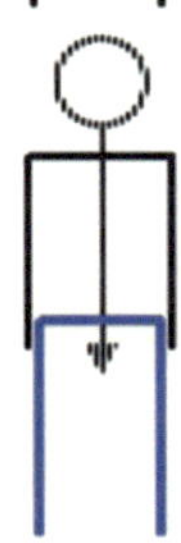

Abb. VI 6 *und* **7**

Bestandteile des Schultergürtels:
Claviculae, Scapulae, Armknochen und das zugehörige myofasziale Gewebe

Bestandteile des Beckengürtels:
Ilia, Beinknochen und das zugehörige myofasziale Gewebe

Analyse/Synthese:

- Verhältnis der Gürtel zueinander.
  Welcher Gürtel ist strukturell problematischer? Hängen die Probleme eines Gürtels ab von Problemen im anderen Gürtel?
- Verhältnis der Segmente innerhalb eines Gürtels zueinander (z.B. Oberarm-Unterarm, Oberschenkel-Unterschenkel, Beine-Becken)
- Verhältnis Schulter- bzw. Beckengürtel - Hülle

- Verhältnis Gürtel-Achse
- Verhältnis Achse - Gürtel (verbunden *und* unabhängig?)
- Verhältnis Gürtel - innere Vertikallinie des Körpers

Kern und Hülle

Bestandteile (Vier unterschiedliche Auffassungen):

1. Kern = Knochen und intrinsische Muskeln (überwiegend unwillkürlich/reflexhaft, sich gegen die Schwerkraft ausdehnend)
   Hülle = Extrinsische Muskeln (willkürlich, kontrollierend)
2. Kern = Viszeralraum (alle inneren Organe außer dem Gehirn); vom Nasen-Rachen-Raum bis zum Beckenboden.
   Hülle = Räume der Knochen und des zugehörigen myofaszialen Gewebes
3. Kern = ZNS in der Dura
   Hülle = Räume der Knochen und des zugehörigen myofaszialen Gewebes
4. Kern = Knochen
   Hülle = Das umgebende myofasziale Gewebe

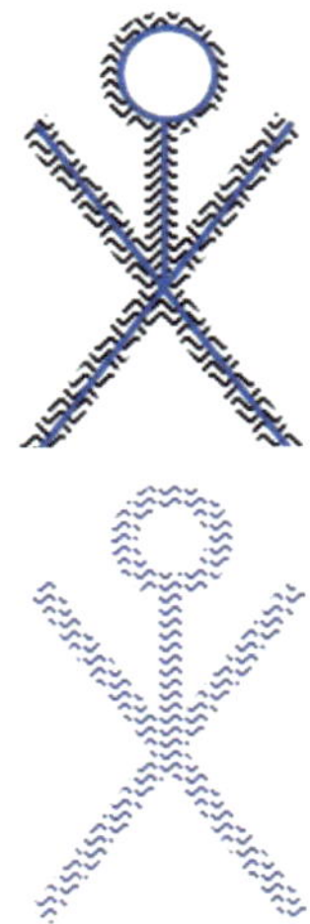

Abb. VI 8** und **9

Analyse/Synthese:

- Verhältnis der Segmente von Kern und Hülle zueinander
- Verhältnis Kern - Hülle generell (enger Kern mit weiter Hülle oder weiter Kern mit enger Hülle, harter Kern mit weicher Hülle oder weicher Kern mit harter Hülle?)
- Verhältnis Kern - Hülle in verschiedenen Körperregionen
- Sind die Kern-Proportionen ausgeglichen oder unproportioniert?

Die übergeordnete Frage lautet: In welchem Verhältnis stehen die 5 Komponenten zueinander bezüglich:

- Beweglichkeit und Durchlässigkeit
- Stabilität
- den jeweiligen Grad an struktureller Ordnung
- gegenseitige Unterstützung (z.B. Beckengürtel durch Schultergürtel, Achse durch Gürtel)
- Volumen / Ausdehnung (z.B. Kern im Verhältnis zur Hülle)

3. Neurobiologisches Flexor-Extensor-Modell
(Robert Schleip)

Prämissen des Modells:

- Struktur = Die am meisten permanenten Bewegungsgewohnheiten zu einer gegebenen Zeit (dynamische Strukturvorstellung). Konsequenz: Bewegung miteinbeziehen in die Analyse
- Für Entstehen und Wandel der Struktur gilt das Primat des Nervensystems. Begründungen: Unter Anästhesie verschwinden die die Struktur bildenden faszialen Muster. Und: Der Organismus reagiert unter Anästhesie nicht auf manuelle Interventionen.
- Wir unterscheiden bei den Muskeln genetische Extensoren und genetische Flexoren.
  Die genetischen Extensoren sind hauptsächlich tonische Muskeln (Gleichgewichtsfunktion) mit einem höheren Faszienanteil. Sie befinden sich an der Rumpfrückseite, der Armrückseite, der Beinvorderseite und am Fußrücken.
  Die genetischen Flexoren sind hauptsächlich phasische Muskeln (Bewegungsfunktion) mit einem geringeren Faszienanteil. Sie befinden sich an Rumpfvorderseite, Armvorderseite, Beinrückseite und an der Fußsohle.
- Der „Landau-Reflex", der die Basis für chronische Verkürzung der meisten genetischen Extensoren ist, und der „Startle Reflex", der die Basis für die chronische Verkürzung der meisten genetischen Flexoren ist, sind wesentlich für die Struktur. *Genetisch* heißt: Während der embryonalen Entwicklung kann sich die ursprüngliche Funktion der Muskeln verändern, aus Flexoren können Extensoren werden und umgekehrt.

Drei Strukturtypen:

- Typ kurzer Extensoren (basierend auf dem „Landau Reflex")
- Kontrahierter Typ kurzer Flexoren (basierend auf dem „Startle Reflex")
- Kollabierter Typ kurzer Flexoren (basierend auf Haltungskollaps)

In ein und derselben Person können alle drei Typen vertreten sein, u.U. sogar in einem einzelnen Körpersegment.

Schlüsselindikator bei der Typenbestimmung ist die Tonus-Balance zwischen Extensoren und Flexoren des Rumpfes (vor allem des Brustkorbs).

Typ kurzer Extensoren:

Rumpf:	Rumpf gestreckt
Wirbel-säule:	Rücken kurz
Brustkorb:	hochstehend
Atmung:	fixiert in Einatmung
Schultern:	Scapulae meist hinten
Arme:	meist abduziert; Humerus oft innenrotiert
Femur:	außenrotiert
Becken:	meist nach hinten gekippt; enge Tuberositi und weite Spinae iliacae anterior superior (out flare)
Beine:	oft abduziert; meist x-Beine; meist Senkfüße (Pronation)
Energie:	viel Energie, weniger schnell müde
Haltung:	bereit zur Aktion; im Extremfall: rigide und steif
Psyche:	meist extrovertiert; kampforientiert

Typen kurzer Flexoren (kontrahiert oder kollabiert):

Muskeln:	*Kontrahierter Typ:* Flexoren kurz mit hohem Tonus *Kollabierter Typ:* Flexoren kurz mit niedrigem Tonus; Extensoren lang mit hohem Tonus
Rumpf:	Rumpf gebeugt
Wirbelsäule:	Rücken lang; kyphotische BWS
Brustkorb:	*Kontrahierter Typ:* heruntergezogen *Kollabierter Typ:* kollabiert
Atmung:	fixiert in Ausatmung
Schultern:	Scapulae nach vorn gezogen; meist hochgezogene Schultern
Arme:	meist adduziert; oft gebeugte Ellbogen
Femur:	weniger außenrotiert
Becken:	meist nach vorn gekippt; weite Tuberositi und enge Spinae iliacae anterior superior (in flare)
Beine:	oft adduziert; meist o-Beine; meist hohe Fußgewölbe (Supination); oft gebeugte Knie
Energie:	wenig Energie, schneller müde
Haltung:	bereit zu Flucht, Ausweichen, Verstecken
Psyche:	meist introvertiert; ängstlich

4. Behälter und ihre Übergangszonen
(Peter Schwind)

Prämissen des Modells:

- Der Körper besteht aus drei Höhlen/Behältern (Kopf, Brustkorb, Bauch/Becken) und fünf Röhren (Gliedmaßen, Nacken).
- Innere und äußere Form des Körpers:
  Die innere Form besteht aus den großen Höhlen/Behältern und ihren Inhalten.
  Die äußere Form besteht aus den Übergangszonen zwischen den Höhlen (Kopf-Nacken, Nacken-Thorax, Thorax-Arme, Thorax-Bauch, Becken-Beine)
- Die wesentliche Frage ist, wie die verschiedenen Körpersysteme über das Bindegewebssystem miteinander agieren. Deshalb wird bei diesem Modell der Körper nicht in Segmente unterteilt, sondern in Behälter und ihre Inhalte.

Struktur-Wahrnehmung:

- Von vorn:
  - Wie sehen die Übergangszonen aus? Sind sie eingezogen, unverbunden?
  - Welche Zone zieht die Aufmerksamkeit sofort und besonders auf sich?
- Von der Seite:
  - Wo ist Kompression?
  - Befindet sich die Hüftachse vor oder hinter der Mittelachse?
- Von hinten:
  - Wo ist die Rückenstruktur kollabiert?
  - Wo sind im Rücken Schichten mit zu hohem oder zu niedrigem Muskeltonus?
  - Welcher Zusammenhang besteht zwischen diesen Tonusverhältnissen im Rücken einerseits und den Erkenntnissen, die beim Ansehen des Klienten von vorn und von der Seite gewonnen wurden?
- Die osteopathische Methode des „General und Local Listening" (siehe Peter Schwind, Praxisbuch Faszienbehandlung, S. 248 ff.).

5. Natürliche Ausrichtung
(Liz Gaggini)

Optimale, natürliche Ausrichtung:

Gegensätzliches Verhalten von Kippung (nach vorn/hinten) und Verschiebung (nach vorn/hinten). Also:

- Innerhalb eines Gürtels:
  Kippung nach vorn plus Verschiebung nach hinten. Oder:
  Kippung nach hinten plus Verschiebung nach vorn
- Zwischen den Gürteln:
  Schultergürtel: Kippung nach vorn plus Verschiebung nach hinten; Beckengürtel: Kippung nach hinten plus Verschiebung nach vorn. Oder:
  Schultergürtel: Kippung nach hinten plus Verschiebung nach vorn
  Beckengürtel: Kippung nach vorn plus Verschiebung nach hinten

Schlüsselsegmente:

Schlüsselsegmente sind Becken und Scapula. Und zwar in Bezug auf Kippung nach vorn/hinten und Verschiebung.

Strukturelle Abweichungen von Becken und Scapula:

Becken:

- Kippung nach vorn ist verbunden mit einem inflare des Beckens (siehe S. 123 f.) und innenrotierten Femora
- Kippung nach hinten ist verbunden mit einem outflare des Beckens (siehe S. 123 f.) und außenrotierten Femora
- Verschiebung nach vorn/hinten: im Verhältnis zum Femur (nicht zum Rumpf)

Scapula:

- Kippung des oberen Teils der Scapula nach vorn (im Verhältnis zum Brustkorb) ist verbunden mit innenrotierten Humeri. Scapula steht superior im Verhältnis zum Brustkorb.
- Kippung nach hinten des oberen Teils der Scapula ist verbunden mit außenrotierten Humeri. Scapula steht inferior im Verhältnis zum Brustkorb.
- Verschiebung nach vorn: der laterale Rand ist anterior und zu eng an der Armbeuge
- Verschiebung nach hinten: der laterale Rand ist posterior und zu weit weg von der Armbeuge.

Drei Grundtypen:

- *Typ 1: Kongruent nach vorn*
  - Scapula nach hinten gekippt und nach vorn verschoben
    Becken nach vorn gekippt und nach hinten verschoben
  - Starke vorn-hinten Kurven der Wirbelsäule
  - Füße eher in Pronation
  - Prominenter Occiput
  - Außenrotierte Humeri
- *Typ 2: Kongruent nach hinten*
  - Scapula nach vorn gekippt und nach hinten verschoben
    Becken nach hinten gekippt und nach vorn verschoben
  - Flache vorn-hinten Kurven der Wirbelsäule
  - Füße eher in Supination
  - Flacher Occiput
  - Innenrotierte Humeri
- *Typ 3: Neutral*
  - Becken- und Schultergürtel verhalten sich gleich

Ziel der Strukturellen Integration ist nicht der neutrale Typ, sondern die Realisierung des jeweiligen kongruenten Typs.

Intrasegmentale Spielarten:
Eine Seite eines Gürtels entspricht weniger stark dem Typ als die andere Seite des Gürtels. Diese Asymmetrie ist in der Regel kontralateral, d.h. weniger Typentsprechung der *rechten* Schulter und des *linken* Ilium oder der *linken* Schulter und des *rechten* Ilium.

6. Zylinder und Lemniskaten*
(Emmett Hutchins)

Der Körper und seine Struktur können als komplexes System von Zylindern mit enthaltenen Abteilungen gesehen und analysiert werden (Abb. VI 10, 11, 12 und 13).

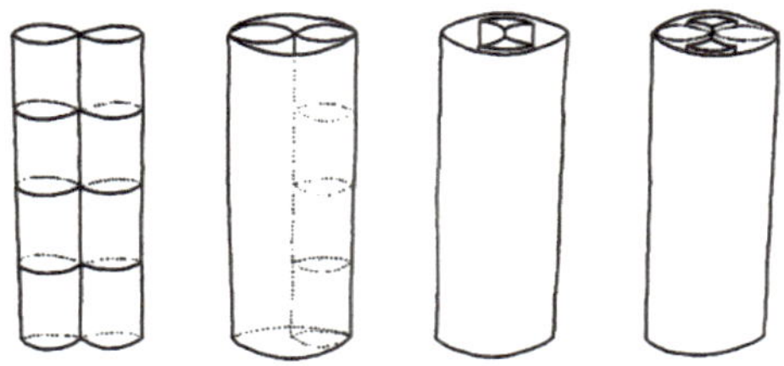

Paarige Zylinderform   Komplexe Zylinderform

Abb. VI 10 *Zylinderformen*

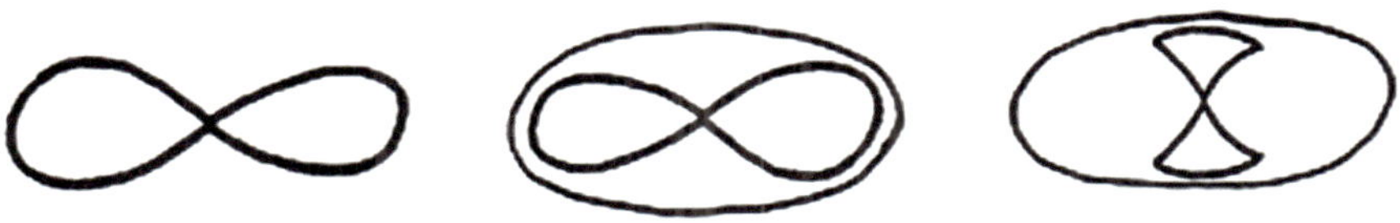

Abb. VI 11 *Zylinderformen mit enthaltenen Abteilungen (Querschnitte)*

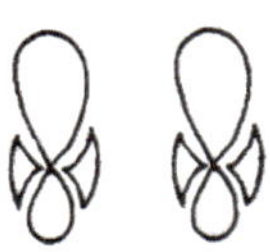

Fußlemniskaten mit Malleoli

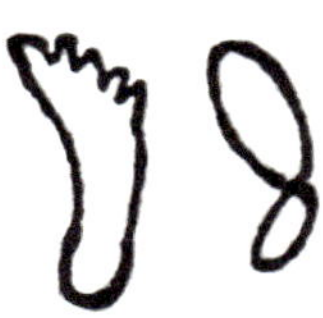

Lemniskate des Sichelfußes

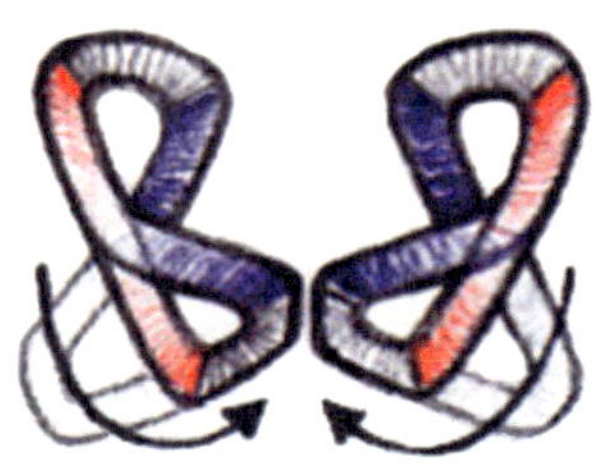

Die Ilia des Beckens als Lemniskate

Abb. VI 12 *Fuß und Becken als Lemniskate*

---

* Lemniskate: schleifenförmige geometrische Kurve in Form einer Acht

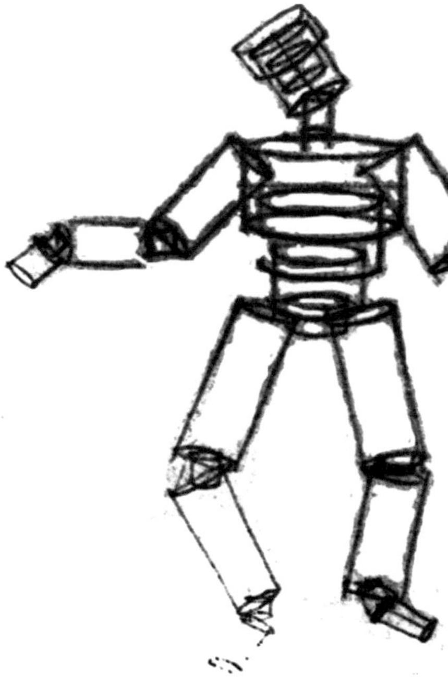

Abb. VI 13 *Zylinder-Mensch (Zeichnung nach Oskar Schlemmer)*

Es gibt längere Zylinder (Arme und Beine) sowie flachere Zylinder (z.B. einen Wirbel mit dem dazugehörigen Rippenpaar).

Paarige Zylinder sind im Idealfall meist symmetrisch, sie können jedoch asymmetrischen Verformungen unterliegen, z.B. beim Brustkorb:

Querschnitt des Brustkorbs
mit Sternum und WS

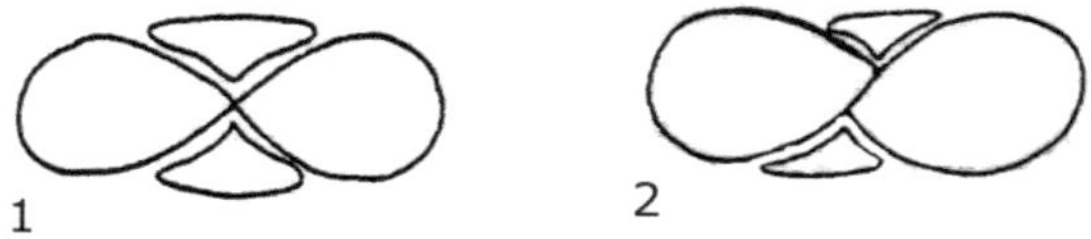

1 2

1 gute Symmetrie rechts-links und vorn-hinten

2 Asymmetrie rechts-links und vorn-hinten

Abb. VI 14 *Lemniskatenförmige Anordnung der Brustkorbhälften*

Zylinder können außerdem um ihre Längsachse rotieren (Abb. VI 15), wobei Zylinderpaare sowohl gleich als auch unterschiedlich rotiert sein können (Abb. VI 16):

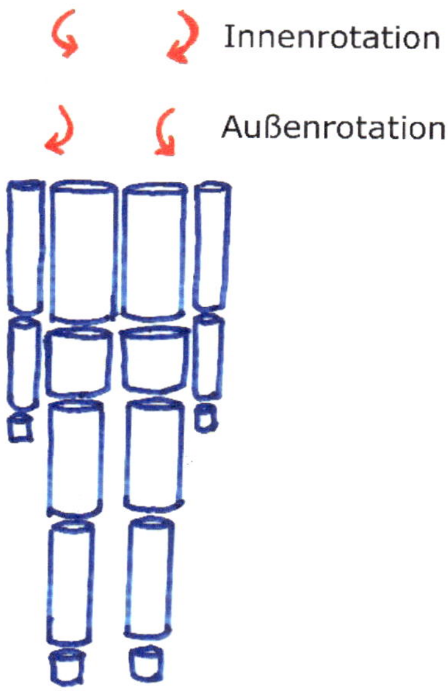

Abb. VI 15

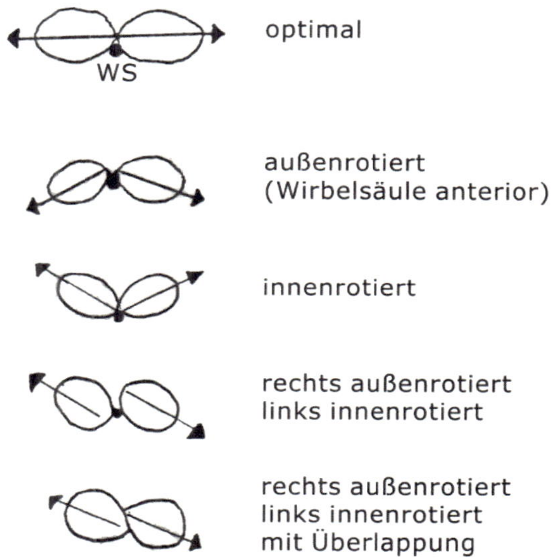

Abb. VI 16 Rotationen der Brustkorbzylinder (von oben gesehen)

Der Zwei-Wege-Operator der Lemniskaten (Abb. VI 17 und 18)
Beim Zwei-Wege-Operator handelt es sich um die Beziehung von zwei oppositionellen, sich gegenseitig bedingenden Längenverhältnissen innerhalb von Lemniskatenformen. Diese Längenverhältnisse stellen also polare Kräfte dar. Die innere Vertikallinie des Körpers ist das dritte Prinzip, auf das die beiden oppositionellen Kräfte sich beziehen.

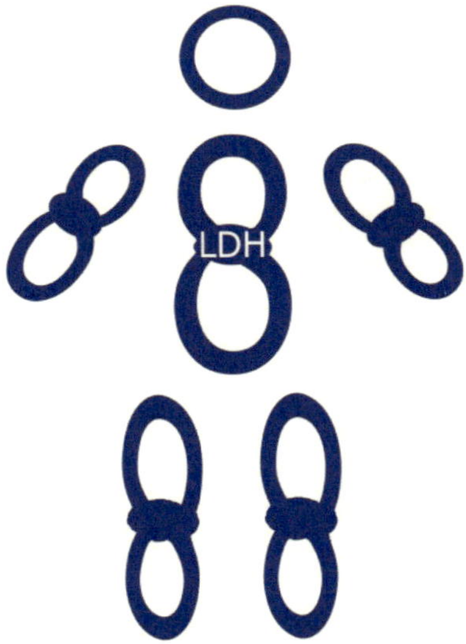

Abb. VI 17 *Zwei-Wege-Operatoren Rumpf (Zentrum: Lumbodorsaler Übergang), Arme (Zentrum: Ellbogen) und Beine (Zentrum: Knie)*

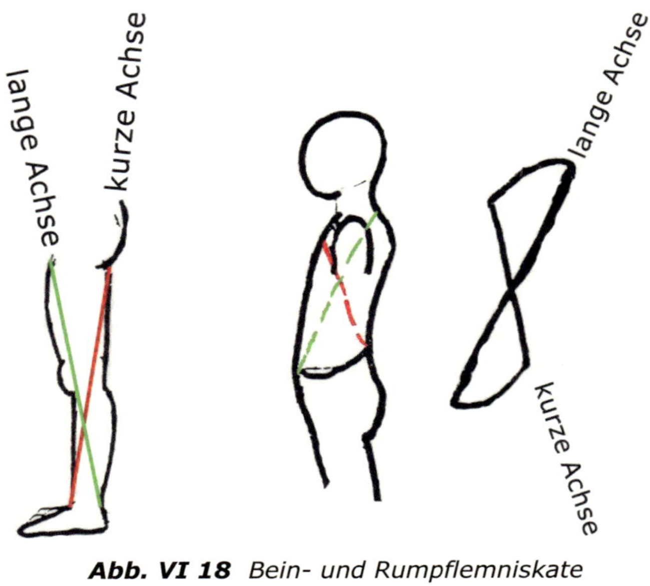

Abb. VI 18 *Bein- und Rumpflemniskate*

7. Typen sensorischer Wahrnehmung und raumbezogener Bewegung
(Hubert Godard)

Es gibt **zwei Schwerkraftzentren**, ein oberes (G‘) bei T 4 und ein unteres bei L 3 (G). Diese Schwerkraftzentren sind gleichzeitig **Bewegungszentren** (Abb. VI 19).

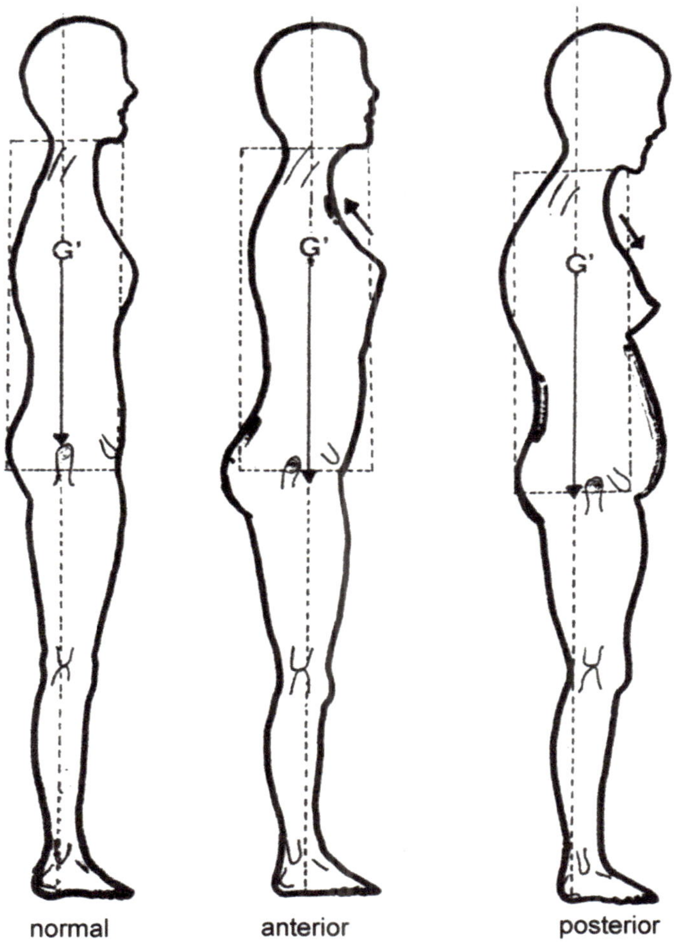

Abb. VI 19 *Räumliche Anordnung des oberen Schwerkraftzentrums*

Abweichende Positionen von G und G‘:

G‘	Das Lot fällt von G‘ aus *vor* das talonaviculare Gelenk	Das Lot fällt von G‘ aus *hinter* das talonaviculare Gelenk
G	Das Lot fällt von G aus *vor* das talonaviculare Gelenk	Lot fällt von G aus *hinter* das talonaviculare Gelenk

Entsprechend der Position von G und G‘ ergeben sich **vier strukturelle Grundtypen**:

	G‘ anterior G posterior	**G‘ posterior G anterior**	**G‘ anterior G anterior**	**G‘ posterior G posterior**
kongruent	x	x		
nicht kongruent			x	x
Femur	meist innenrotiert	meist außenrotiert	meist innenrotiert	meist außenrotiert

Im Zusammenhang mit diesen Zentren gibt es **zwei Typen sensorischer Wahrnehmung, sensorischer Struktur:**

	Reach-Typ	**Push-Typ**
Dominantes Zentrum	oberes Zentrum	unteres Zentrum
Orientierung	Raum, aufwärts	Boden, abwärts
führendes Gelenk	Ellenbogen	Knie
strukturelle Probleme	Becken, Beine; Rücken verkürzt	Schultern, Arme; Rumpfvorderseite verkürzt
LWS und HWS	oft Hyperlordose	oft zu steil
Becken	oft nach vorn gekippt	oft nach hinten gekippt
Femur	meist innenrotiert	meist außenrotiert

Tests zur Ermittlung der Präferenz sensorischer Wahrnehmung und Raumorientierung: siehe „Handbuch der Strukturellen Integration", Band 1, S. 59 f

„Wand-Test" für den Grad an Verlängerung der WS in zwei Richtungen beim Gebrauch der beiden motorischen Zentren: Klient sitzt (Abb. VI 20) mit den Füßen flach am Boden, während die Zehen und die Hände gegen die Wand drücken. Der Behandler legt seine Hand auf den lumbodorsalen Übergang des Rückens. Der Klient soll die Hände „durch die Wand hindurch" ausdehnen, während der Behandler mit der Hand spürt, ob die Wirbelsäule sich nach oben und unten ausdehnt. Nachdem der Klient den Handdruck wieder reduziert hat, soll er die Füße „durch die Wand hindurch" ausdehnen. Der Behandler spürt wieder das Verhalten der Wirbelsäule. In beiden Fällen prüft der Behandler also den Grad an Verlängerung der WS in zwei Richtungen, was ein Ausdruck von Stabilität vom Kopf bis zum Steißbein ist. Die Bewegung des Klienten ist eine Kombination von Push und Reach.

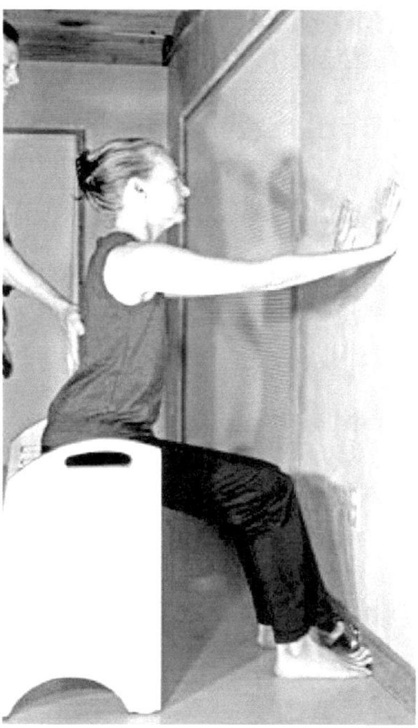

Abb. VI 20 *Wand-Test*

Wenn die Erdung unzureichend ist, findet die Person den Boden nicht. Beispielsweise, weil der M.Sternocleidomastoideus und der M.Rectus abdominis zu hart arbeiten.

Wenn die Orientierung des Klienten in den Raum mangelhaft ist, kann die Ursache sein, dass nicht die Mm.Scaleni den Kopf drehen, sondern der M.Sternocleidomastoideus dreht von der Clavicula aus Halswirbelsäule und Kopf. Im zweiten Fall sind der Bewegungsradius des Kopfes und das Sichtfeld eingeschränkt.

Strukturwahrnehmung der Körperregionen

Vorbemerkungen zum Gebrauch dieses Kapitels

- Die Gesamtstruktur muss selbstverständlich auch bei der Betrachtung lokaler Strukturen immer mitgesehen werden. Deshalb sollten die Kapitel über Faszienleitbahnen (S. 24 ff.) und Typologien-Modelle (S. 68 ff.) stets mit zu Rate gezogen werden.
- Wenn Muskelnamen angegeben werden, so ist zweierlei zu beachten: Zum einen steht der Muskelname für die jeweilige myofasziale Einheit. Dies dient der lokalisierenden Identifikation der gemeinten Gewebeabschnitte, da diese häufig durch eine Muskelbezeichnung klarer zu identifizieren sind. Zum zweiten ist - wenn nichts anderes angegeben wird - mit der bloßen Nennung des Muskels (oder Bandes) stets gemeint, dass eine primäre Verkürzung vorliegt (locked-short).
- Viszerale Gesichtspunkte sind an verschiedenen Stellen nur stichwortartig angedeutet, obwohl sie bei strukturellen Veränderungen häufig eine nicht unwesentliche Rolle spielen. Diese viszeralen Aspekte werden hier allerdings nicht detaillierter aufgeführt, weil ihre Berücksichtigung gewisse Kenntnisse von Theorie und Praxis der viszeralen Osteopathie voraussetzt und den Rahmen des Handbuches sprengen würde.
- An einigen Stellen gibt es eine zusätzliche Literaturangabe. Das jeweilige Buch ist in der Literaturliste zu finden.

1. Füße und Beine

a) Füße

Infos und Palpationshilfen

3 Fußgewölbe (Abb. VII 1)

- Das äußere Gewölbe übernimmt das Gewicht vom Talus und überträgt es auf das Innengewölbe.
- Das innere Gewölbe ruht auf dem äußeren, übernimmt das Gewicht vom äußeren Gewölbe und verteilt es.
- Quergewölbe (Naviculare, Cuboideum, Cuneiformi, Metatarsales)

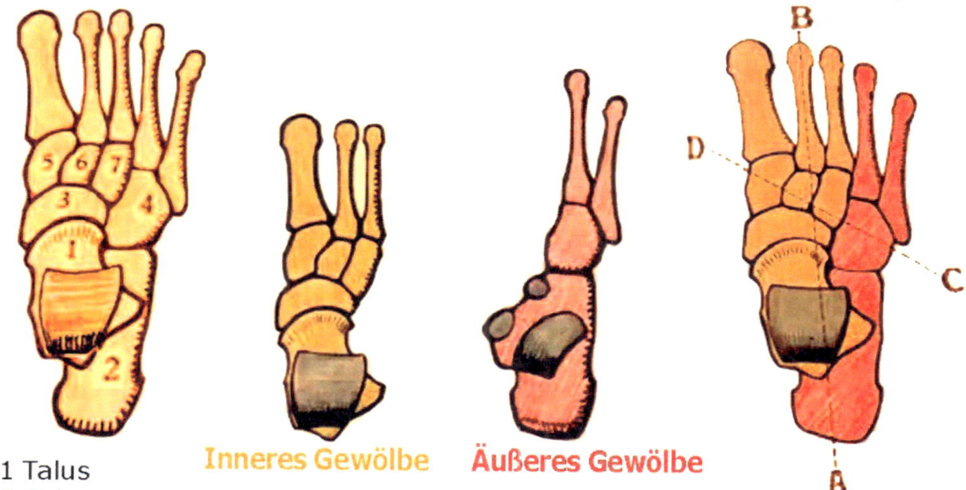

1 Talus
2 Calcaneus
3 Naviculare
4 Cuboideum
5 - 7 Cuneiforme

Abb. VII 1 *Fußknochen und Fußgewölbe*

Sprunggelenke (Abb. VII 1)

- Unteres Sprunggelenk (Talus-Naviculare, Talus-Calcaneus). Die Fußgelenksachse verläuft schräg von hinten-außen nach vorn-innen
- Oberes Sprunggelenk (Talus-Tibia). Die Fußgelenksachse verläuft transversal von innen nach außen.

Myofasziale Leitbahnen: Siehe S. 25-37, 44-46 und 53

Mm.Peronei
Bei ¾ aller Menschen sind die Sehnen der beiden Mm.Peronei unter dem lateralen Knöchel miteinander verklebt.

Analyse

Diagnosewerkzeug Tracking im Stehen (siehe S. 65)
Wenn der Muskeltonus beim in die Knie gehen abnimmt, geht der Körper zunächst mehr in die strukturellen Abweichungen und im weiteren Verlauf in die Kompensationen.

Gewichtsverteilung innen-außen, vorn-hinten usw.
- Beim Tracking im Stehen beobachten
- Wo und wie beeinflusst die Stellung der anderen Körpersegmente die Transmission des Gewichts in die Füße?
- Normalerweise ist eine leichte Positionsveränderung des Talus beteiligt.

Wenn ein Muskel kontrahiert, kontrahieren (durch Interneuronen) auch der Antagonist des anderen Fußes

Fußgelenksprobleme sind oft Knie- oder Hüftprobleme.

Zu wenig Beweglichkeit in Fußgelenken
Hängt häufig mit überbeweglichem Vorderfuß zusammen.

Zu wenig Beweglichkeit im Vorderfuß
Hängt häufig mit überbeweglichen Fußgelenken zusammen.

Ist die Falte vor dem **oberen Sprunggelenk** horizontal?

Dorsalflexion eingeschränkt
- M.Triceps surae
- Mm.Peroneus longus und brevis
- M.Tibialis posterior
- M.Flexor digitorum longus und M.Flexor hallucis longus

Plantarflexion eingeschränkt
- M.Extensor hallucis longus und M.Extensor digitorum longus
- M.Tibialis anterior
- M.Peroneus tertius

Innenrotierte Gehweise der Füße
Kann herrühren von:

- nach innen rotiertem Vorderfuß (Sichelfuß) und/oder
- einer Torsion der Tibia nach innen
- innenrotierter Tibia und/oder
- innenrotiertem Femur

Sie wird manchmal durch ein Gehen über das äußere Fußgewölbe kompensiert

Außenrotierte Gehweise der Füße
Kann herrühren von:

- einer Torsion der Tibia nach außen
- außenrotierter Tibia und/oder
- außenrotiertem Femur
- Evtll. Kompensation eines innenrotierten Femurs

Sie wird manchmal durch ein Gehen über das innere Fußgewölbe kompensiert

Fußadduktion/-innenrotation
Es handelt sich um eine Rotation im *Knie*gelenk, meist in Verbindung mit einer kongruenten Rotation im Hüftgelenk.

Ausnahme: Einwärts gedrehter Fuß im Verhältnis zur Tibia

- M.Tibialis anterior und M.Tibialis posterior
- M.Extensor hallucis longus
- M.Flexor hallucis longus und M.Flexor digitorum longus
- M.Triceps surae
- Evtll. hat die Tibia eine Torsion nach innen

Fußabduktion/-außenrotation
Es handelt sich um eine Bewegung im *Knie*gelenk, meist in Verbindung mit einer kongruenten Rotation im Hüftgelenk.

Ausnahme: Auswärts gedrehter Fuß im Verhältnis zur Tibia

- Mm.Peronei (bes. brevis) und laterales Band der Plantarfaszie
- M.Extensor digitorum longus
- Evtll. hat die Tibia eine Torsion nach außen
- Evtll. auch M.Abductor digiti minimi
- Evtll. Kompensation eines innenrotierten Femurs

Supinationsstellung oder Pronationsstellung?

Ob beim unteren Sprunggelenk eine Supination oder Pronation vorliegt, kann man besser im Stehen entscheiden. Denn im Liegen sind die Füße der meisten Klienten supiniert. Grund: der Ansatz des M.Triceps an der Ferse liegt medial von der Supinations-Pronations-Achse und zieht den Fuß aufgrund seines recht hohen Ruhetonus in die Supination.

Testen im Liegen: proximales Gliedmaß halten, distales bewegen.

Hohlfuß (varus)

- Charakteristika:
  - Unteres Sprunggelenk: Supination
  - Oberes Sprunggelenk: manchmal Dorsalflexion
  - Calcaneus: zu weit anterior, nach lateral gekippt
  - Fußwurzelknochen nach lateral gekippt und hochstehend
  - Vorfuß oft Innenrotation (Adduktion)
  - Manchmal durch Haltung maskierter Senkfuß
  - Manchmal einhergehend mit zu flachem Quergewölbe
- Locked short:
  - Fußinnenseite
  - M.Tibialis anterior
  - M.Tibialis posterior
  - M.Triceps surae
  - M.Extensor hallucis longus
  - M.Flexor digitorum longus und M.Flexor hallucis longus
  - M.Quadratus plantae
  - Plantarfaszie am Calcaneus
  - Mm.Peroneus longus und brevis
  - Der querverlaufende Kopf des M.Adductor hallucis
  - Lig. plantaris longus
  - Ligg. calcaneo-naviculare
  - Ligg. talocalcanea interossea
  - Bänder des inneren Fußknöchels
- Außerdem beachten:
  - Wenn das Fußgewölbe eines Fußes höher ist als das andere: nicht selten ist L 2 zur Seite des höheren Fußes rotiert
  - Adduktoren des Oberschenkels (bes. M.Adductor magnus) sind oft locked short
  - Evtll. Hypertonie von Beckenboden und/oder Zwerchfell

Spreizfuß (Quergewölbe flach)

- Charakteristika:
  - Die Metatarsalknochen sind abgesunken.
  - Vorderfuß in Pronation
  - Fixierung zwischen Os Cuboideum und Os Naviculare
  - Geht oft einher mit einem Senkfuß

Senkfuß (valgus)

- Charakteristika:
  - Stellt meist ein Entwicklungsdefizit dar.
  - Unteres Sprunggelenk: Pronation
  - Fußwurzelknochen tiefstehend (bes. Os Naviculare)
  - Gelenkrestriktionen zwischen Ossa Cuneiformia und Metatarsales behindern Plantarflexion
  - Calcaneus zu weit hinten und meist medial gekippt (Knick-Senk-Fuß)
  - Os Cuboideum zu hochstehend und medial fixiert
  - Fibula an beiden Enden oft unbeweglich
  - Plantarfaszie verhärtet
  - Verdickte Retinacula
  - Undifferenzierte Unterschenkelvorderseite zwischen Tibia und Fibula.
  - Mangelnde Durchlässigkeit der Unterschenkelfaszien behindert die Hebearbeit der Muskeln.
  - Geht meist einher mit zu flachem Quergewölbe (Senk-Spreiz-Fuß)
- Locked short:
  - Fußaußenseite (laterales Band der Plantarfaszie) zu kurz
  - Mm.Peronei
  - M.Extensor digitorum longus
  - Achillessehne verkürzt. Grund: Die Achillessehne ist beim Senkfuß lateral versetzt. Dies zieht den Calcaneus noch mehr in die Kippung nach innen.
  - Nervus tibialis (Schienbeinnerv) und Nervus suralis
- Außerdem beachten:
  - Evtll. Hypertonie von Beckenboden und/oder Zwerchfell
  - Evtll. zu steil gestellte WS

Eversion (Pronation, Abduktion und Dorsalflexion)
- Die Fußaußenseite ist verkürzt.
- Mm.Peronei
- M.Extensor digitorum longus
- Viele Charakteristika des Senkfußes
- Test: Fuß passiv bewegen in Eversion: Sind Naviculare und/oder Cuboideum beweglich?

Inversion (Supination, Adduktion/Innenrotation u. Plantarflexion)
- Das Naviculare bewegt sich auf dem Talus abwärts und medial.
- Das Cuboideum bewegt sich auf dem Calcaneus medial und rotiert nach innen.
- M.Tibialis anterior
- M.Tibialis posterior
- M.Flexor hallucis longus
- M.Flexor digitorum longus
- M.Triceps surae
- Test: Fuß passiv bewegen in Inversion: Sind Naviculare und/oder Cuboideum beweglich?

Sichelfuß
- Charakteristika:
  - Vorfuß: Adduktion (Innenrotation)
  - Calcaneus: laterale Kippung
- Locked short:
  - Hinterer Teil der Fußaußenseite verkürzt
  - M.Adductor hallucis
- Außerdem beachten:
  - Flexibler Sichelfuß: L 4-5 Verbindung blockiert; Probleme der atlantooccipitalen Verbindung, des Os Temporale oder/und des Iliosacralgelenks
  - Rigider Sichelfuß: Einige Muskeln sind an falschen Knochen ansetzend. OP nötig.
  - Adduktoren des Oberschenkels

Spitzfuß
- Charakteristika:
  - Oberes Sprunggelenk: Plantarflexion
- Locked short:
  - M.Soleus
  - Achillessehne
  - Mm.Peronei

Klumpfuß

- Charakteristika:
  - Oberes Sprunggelenk in Plantarflexion
  - Unteres Sprunggelenk in Supination
  - Vorfuß in Adduktion (Innenrotation)
- Locked short:
  - Fußrücken
  - Achillessehne
  - Im Liegen (d.h. ohne Belastung): M.Tibialis posterior
  - Tonus des Fasziensystems des ganzen Körpers zu hoch (I.Rolf)

Mediale Kippung des Fußes und Außenrotation (Abduktion) des anderen Fußes

Kann Bestandteil eines weit verbreiteten Strukturensembles sein: Mediale Kippung des rechten (linken) Fußes – Außenrotation (Abduktion) des linken (rechten) Fußes – Kippung des Beckens nach rechts (links)– Verschiebung des Brustkorbs nach links (rechts) – Rotation des Brustkorbs nach rechts (links) und Kippung der rechten (linken) Schulter nach vorn – Rotation des Nackens nach links (rechts).

Einschätzung der verschiedenen Fußknochen

Die Klientin geht ein paarmal auf der Stelle. Der dann eingenommene Stand der Füße zeigt die entspannte Position des Calcaneus. Dann bringt der Behandler gegebenenfalls den Calcaneus in eine normale Position. Nun kann die strukturelle Abweichung der anderen Fußknochen deutlicher eingeschätzt werden.

Calcaneus

- Bei der Positionsbestimmung auf den Knochen selbst schauen, nicht auf die Kontur der Achillessehne darüber.
- Calcanei lateral verschoben:
  Sitzknochen oft zu eng beieinander
- Calcanei medial verschoben:
  Sitzknochen oft zu weit auseinander
- Calcaneus nach vorn verschoben:
  - Achillessehne, M.Soleus, Mm.Gastrocnemii und Plantarfaszie.
  - oft flache BWS
- Calcaneus nach hinten verschoben:
  Oft Hyperkyphose der BWS

- Calcaneus nach lateral gekippt (Supination):
  - Mm.Gastrocnemii und Plantarfaszie unorganisiert
  - Talus ist nach innen gekippt.
- Calcaneus nach innen gekippt (Pronation):
  - Mm.Gastrocnemii und Plantarfaszie unorganisiert.
  - Talus ist nach außen gekippt.

Talus
- Jede Torsion von Tibia und Fibula bringt den Talus aus dem Gleichgewicht.
- Talus nach medial verschoben: Flache Tibiavorderseite

Os Metatarsale 1 nach innen oder außen rotiert
Evtll. kleben M.Tibialis anterior und M.Extensor hallucis zusammen.

Flexion und Extension der Zehen testen:
Ida Rolfs Fußübung: Zehen aufwärts – Fuß aufwärts – Fuß abwärts – Zehen abwärts. Zehen unabhängig vom Fuß beweglich? (Siehe Handbuch 1, S. 208 f.)

Hammerzehen
- Faszienwulst des Fußballens ist zu den Zehen hochgezogen
- M.Adductor hallucis
- Mm.Flexor digitorum longus und brevis
- M.Flexor hallucis longus
- M.Flexor digiti minimi brevis
- Mm. Lumbricales
- Mm. Interossei dorsales und plantares
- Gewebe unter der Metatarsalbasis
- M.Tibialis posterior

Hallux valgus (Abb. VII 2)
- Metatarsus 1 ist flach und nach außen rotiert
- Phalanx der Großzehe ist nach außen rotiert
- M.Extensor digitorum longus
- M.Flexor digitorum longus
- M.Adductor hallucis zieht den proximalen Anteil des großen Zehs zu den anderen Zehen. Der große Zeh dreht dabei etwas nach innen und unten.
- M.Abductor hallucis
- M.Extensor hallucis brevis und M.Flexor hallucis brevis

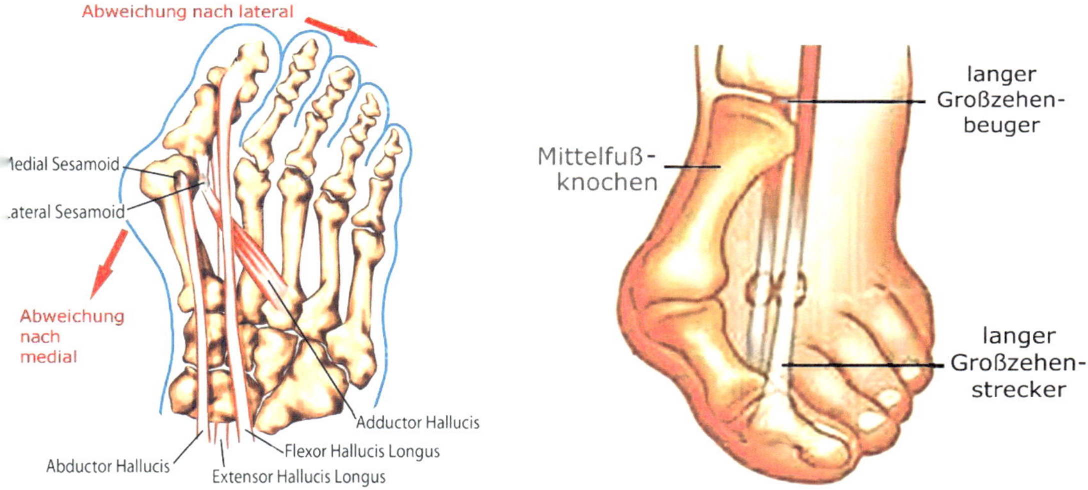

Abb. VII 2

Fersensporn (Abb. VII 3)

- Häufig eingenommene Plantarflexion des Fußes oder Überstreckung der Plantarfaszie
- Chronische Verkürzung der Achillessehne
- Überbeanspruchung bzw. Überdehnung der Unterschenkelmuskeln der Waden (Antigravitationsmuskeln.

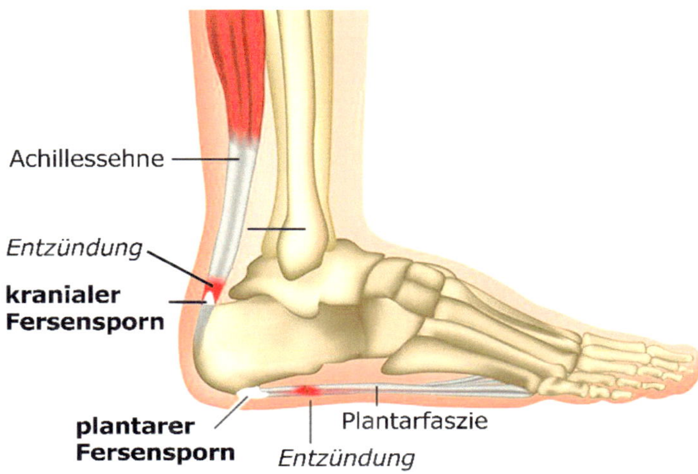

Abb. VII 3

Viszerale Zusammenhänge

- Fuß: evtll. Blase
- Senkfuß: evtll. Darm
- Schwellungen um die inneren Malleoli bei Frauen: Urogenitalbereich
- 5.Metatarsalknochen: evtll. Leber, Galle
- Hammerzehen: evtll. Zahn-Kiefer

Checkliste

		rechts	*links*
Fuß	*Fußform*		
	Rotation (Adduktion, Abduktion)	innen ☐ außen ☐	innen ☐ außen ☐
	Innengewölbe	hoch ☐ flach ☐	hoch ☐ flach ☐
	Außengewölbe	hoch ☐ flach ☐	hoch ☐ flach ☐
	Quergewölbe	hoch ☐ flach ☐	hoch ☐ flach ☐
	Hallux valgus	ja ☐ nein ☐	ja ☐ nein ☐
Calcaneus	*Verschiebung*	vorn ☐ hinten ☐	vorn ☐ hinten ☐
	Kippung	innen ☐ außen ☐	innen ☐ außen ☐

b) Beine

Infos und Palpationshilfen

Hauptfunktion der Fibula
Sie fängt Stöße vom Erdboden ab, leitet sie ab. Dadurch werden Gelenke der oberen Skelettpartie, besonders der WS, geschont.

Myofasziale Leitbahnen: Siehe S. 25-37, 44-46 und 53

Tractus iliotibialis
Er kann als gemeinsame Sehne von M.Glutaeus maximus und M.Tensor fasciae latae angesehen werden, die den „M.Deltoideus des Beckens" bilden. Er besitzt, unabhängig von der Fascia lata, eine eigene Faszienhülle.

M.Iliopsoas verbindet die WS mit den Beinen.

Ischiocrurale Muskeln balancieren Adduktoren und Abduktoren des Oberschenkels aus.

Rechtsbeinigkeit und Linksdrall
- Die meisten Menschen sind Rechtsbeiner. Daher ist das rechte Bein meist muskulöser als das linke. Meist ist es auch das kürzere Bein.
- Beim Gehen gibt es einen Linksdrall. Die Ursache hierfür ist ungeklärt.

Zugang zum kleinen Trochanter (wo M.Iliopsoas und M.Pectineus ansetzen)
- Er liegt medial und ein wenig posterior vom femoralen Dreieck
- Er liegt zwischen M.Psoas und M.Pectineus
- Er liegt zwischen M.Gracilis und M.Adductor magnus
- Ertasten durch das femorale Dreieck (Abb. VII 5): vom M.Pectineus her kommend unter das Gefäßbündel gehen Richtung Femurrückseite.

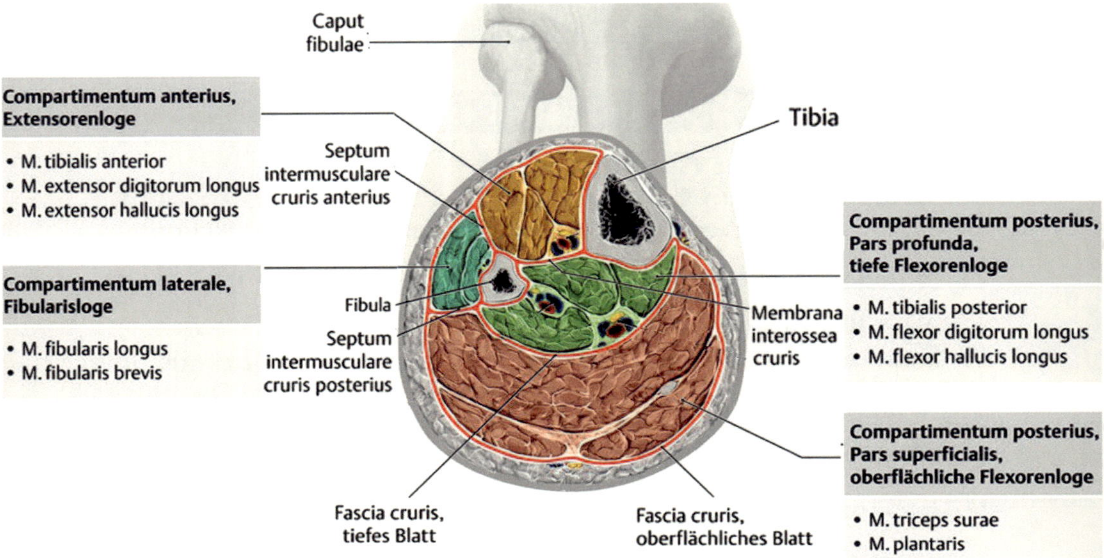

Abb. VII 4 *Fascia cruris und Septi des Unterschenkels (Querschnitt)*

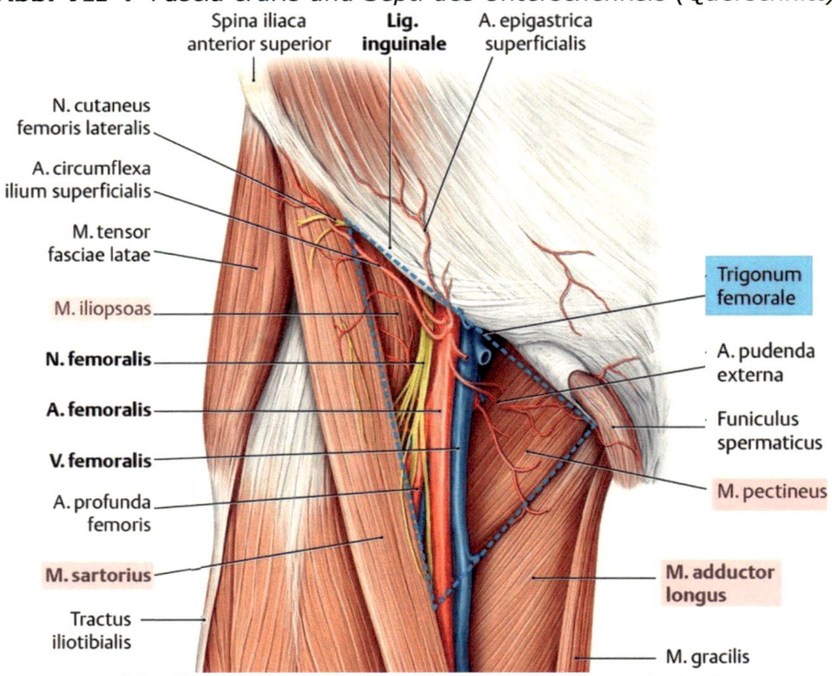

Abb. VII 5 *Muskeln im Bereich des Leistendreiecks*

Intermuskuläre Septen des Oberschenkels (Abb. VII 6)

- Mediales Septum: zwischen M.Vastus medialis und M.Sartorius sowie den Adduktoren
- Laterales Septum: zwischen M.Vastus lateralis sowie M.Vastus intermedius und M.Biceps femoris
- Hinteres Septum: zwischen M.Adductor magnus und M.Semimembranosus

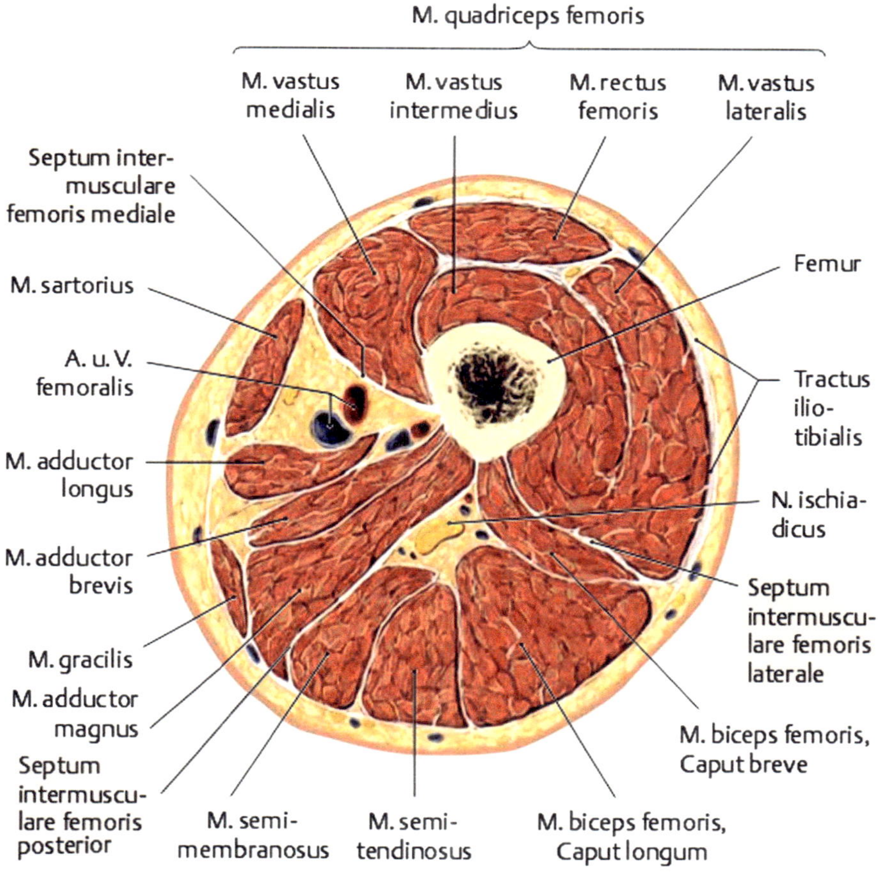

Abb. VII 6 *Querschnitt durch den rechten Oberschenkel (von proximal aus gesehen)*

Ischiocrurale Muskeln ertasten

Bauchlage. Der Klient hebt das Bein oder bewegt es in Seitenlage nach hinten.

M.Piriformis finden: Der Klient dreht in Bauchlage den Femur nach außen

M.Sartorius ertasten
Rückenlage, Bein aufgestellt. Der Klient dreht das Bein nach außen.

M.Rectus femoris an Leiste ertasten
Rückenlage mit gestrecktem Bein. Mit dem Finger in die Höhle zwischen M.Tensor fasciae latae und M.Sartorius einsinken. Es ist hilfreich, wenn der Klient den Oberschenkel nach innen dreht, was den M.Tensor kontrahieren lässt.

Adduktoren ertasten (Abb. VII 5, VII 6 und VII 7)
- Seitenlage. Unteres Bein gestreckt, oberes Bein angewinkelt.
  - M.Gracilis: ertasten bei aktivem Abheben des Beins
  - M.Adductor brevis: Er liegt tiefer als der M.Adductor longus
  - M.Adductor magnus: Er liegt unter und hinter dem M.Gracilis
- Rückenlage. Bein aufgestellt.
  - M.Pectineus: Er liegt lateral vom Adductor longus. Wenn die Klientin das Knie zur Schulter der anderen Seite bewegt, springt der M.Pectineus dem Behandler entgegen.
  - M.Adductor longus: Die Klientin bewegt das Knie gegen Widerstand nach medial, was den Muskel herausspringen lässt.

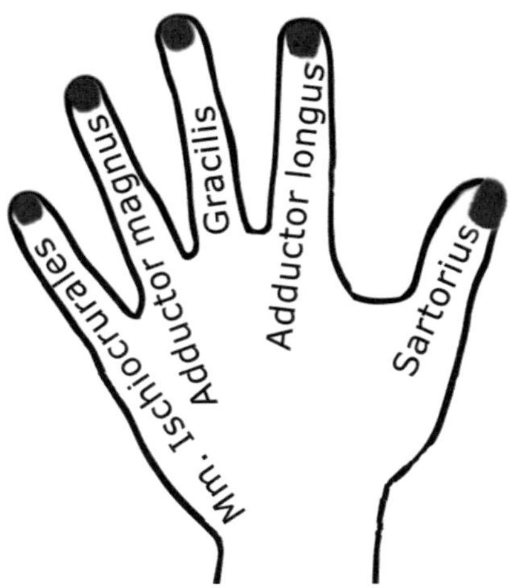

Abb. VII 7 *Lage der Adduktoren, des M.Sartorius und der Ischiocruralen Seitenlage; das untere Bein liegt gestreckt; die Fingerspitzen befinden sich ca. 3 cm unterhalb der Sitzknochen*

Analyse

Strukturelle Muster können durch Haltung überlagert sein
Bei Tänzern im Stehen z.B.: Strukturell innenrotierte Femori werden überlagert von haltungsbedingter Außenrotation beim Tanz.

Spiralige Muster
Vom unteren Beckenrahmen (Ramus ischii) über das Knie bis hin zu den Fußknöcheln schauen.

Verhältnis Beckengürtel - Schultergürtel
Beckengürtelprobleme können in einem Zusammenhang stehen mit Schultergürtelproblemen.

Faszienspannung in Beinen: Flache WS-Kurven

Hüft-, Knie- und Fußgelenke
Sie kompensieren sich oft gegenseitig in Bezug auf Stabilität und Beweglichkeit (z.B. instabiles Knie bei unbeweglichem Hüftgelenk).

Hüftgelenk - Schultergelenk

Verhalten der Knie und der Hüften
Tracking im Stehen (siehe S. 65): Wenn der Muskeltonus bei der Abwärtsbewegung abnimmt, geht der Körper zunächst mehr in die strukturellen Abweichungen und im weiteren Verlauf der Bewegung in die Kompensationen.

Hüftgelenk-Beweglichkeit testen
- Rückenlage. Das Bein im Hüftgelenk passiv langsam kreisen. Wo sind Dellen = Restriktionen im Kreis? Welche Richtung ist eingeschränkt?
- Die Behandlerin hebt das Bein an und testet passiv Beugung und Streckung sowie Adduktion und Abduktion.

Wenn ein Muskel kontrahiert, kontrahiert (durch Interneuronen) auch der Antagonist des anderen Beins

Beinachse nach vorn gekippt: Oft ist der Calcaneus zu weit vorn.

Bein ist im Stehen in der Hüfte oder im Knie gebeugt oder ein Bein ist abduziert
Kompensation für ein hochstehendes Ilium auf der kontralateralen Seite (Beckenschiefstand)

Bein abduziert (beim Gehen): M.Sartorius, M.Iliacus

Ein Bein steht vor (und die LWS ist anterior)
M.Psoas auf der Seite ist zu kurz.

Die Knie bewegen sich beim Gehen nicht horizontal nach vorn, sondern auf und nieder (wellenförmig)
Der M.Quadriceps ist überaktiv und der M.Psoas ist inaktiv.

Enge Leistengegend
Häufig sind die Schultern nach vorn verschoben und die Unterarme gebeugt.

Tests für verschiedene Oberschenkelmuskeln (Thomas-Test)

Rückenlage, Gesäß nah am Liegenrand. Zunächst beide Beine zum Brustkorb anziehen, dann ein Bein herabhängen lassen vom Liegenrand (Abb. VII 8).

- Wenn der Oberschenkel nicht herabhängt, sind die Hüftflexoren verkürzt (M.Tensor fasciae latae, M.Quadriceps, M.Iliopsoas).
- Wenn der Winkel des Unterschenkels zum Oberschenkel weniger als 90° beträgt, ist der M.Quadriceps verkürzt.
- Wenn das Bein abduziert liegt, ist der M.Tensor fasciae latae verkürzt. Weitere Zeichen: das Auftreten eines Grübchens an der Außenseite des Oberschenkels und eine Lateralabweichung der Patella.
- Wenn das Bein adduziert liegt, sind die Adduktoren verkürzt
- Wenn das Bein außenrotiert liegt, sind der M.Sartorius und die anderen Außenrotatoren des Oberschenkels verkürzt
- Wenn das Bein innenrotiert liegt, sind die Innenrotatoren des Oberschenkels verkürzt

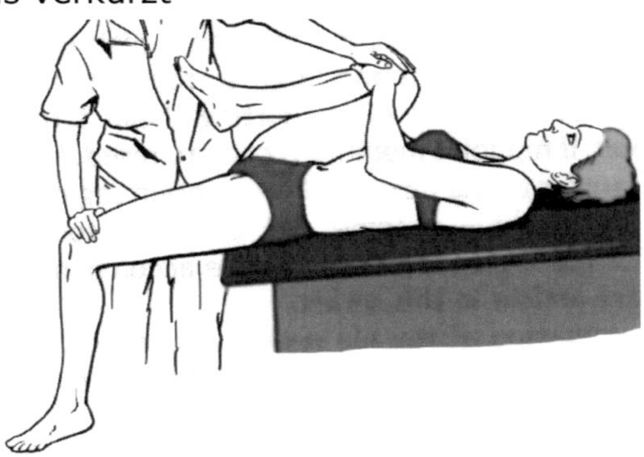

Abb. VII 8 *Thomas-Test*

Beinlängendifferenz

- Seitkippung und Seitverschiebung des Beckens sind auf der Seite des kürzeren Beins.
- Die Mittellinie des Rumpfes verläuft konvex auf der Seite des kürzeren Beins, weil der Oberkörper sich kompensatorisch zur Seite des längeren Beins lehnt. Dies kann auf der Lumbal- oder auf der Thoraxebene geschehen.
- Der Längenunterschied wird oft durch eine x-Stellung des Knies kompensiert
- Mögliche Ursachen des Längenunterschieds:
  - Femur und/oder Tibia eines Beines sind länger als beim anderen Bein (inklusive spiraliger Verwringung eines Knochens)
  - Intrasegmentale Beckenprobleme (ein Ilium nach oben verschoben durch Fixierung in LWS oder als Kompensation für eine Skoliose; Torsion des Beckens)
  - Myofasziale Kompression eines Hüft- und/oder Kniegelenks
  - Das kürzere Bein ist ein x-Bein
  - Hohlfuß beim längeren oder Senkfuß beim kürzeren Bein
  - Das Knie des kürzeren Beins ist gebeugt.
  - Adduktoren nahe dem Ramus ischii sind verkürzt.
  - Unterschiedlich lange Mm. Iliopsoas
  - Ein verkürzter M.Glutaeus medius zieht das Bein hoch ins Hüftgelenk.
- Tests, ob und welche Beinlängendifferenz vorliegt:
  - Vorn und hinten die Höhe der rechten und linken Crista iliaca vergleichen. Ist das Ergebnis vorn und hinten gleich, ist der Test eindeutig.
    Ist die Crista einer Seite vorn tiefer, hinten jedoch höher, liegt eine Torsion des Beckens (siehe S. 126 f.) vor. Das Bein auf der Seite des nach vorn torsierten Ilium ist kürzer. Ist die Crista vorn auf einer Seite tiefer, sind hinten jedoch beide Cristae gleich hoch, so liegt ebenfalls eine Torsion vor, die Beine sind jedoch gleich lang.
  - Tracking im Stehen (siehe S. 65). Der Behandler fühlt, welche Leistengegend mehr, leichter und früher nach hinten geht. Das ist die Seite des längeren Beins.
  - Tracking im Stehen. Zu welcher Seite drückt der Oberkörper beim Falten das Becken raus? Das ist die Seite des kürzeren

Beins, weil diese Beckenbewegung das Gewicht des Oberkörpers kompensierend auf die Seite des längeren Beins schiebt.

- Der Klient sollte so stehen, dass das Becken nicht nach vorn verschoben ist. Der Behandler legt seine Hände auf die Hüften des Klienten, damit die Beine sich nicht nach lateral bewegen. Der Klient lässt das Gewicht erst aufs eine, dann aufs andere Bein sinken. Die Bewegung wird auf der Seite des kürzeren Beins abwärts gehen, auf der Seite des längeren Beins aufwärts. Außerdem beobachten (oder den Klienten fragen), auf welche Seite die Gewichtsverlagerung einfacher ist.
- Meist ist das Standbein kürzer. Standbein ist das Bein, das *nicht* die erste Stufe einer Treppe (oder auf einen Hocker) nimmt.

• Beim kürzeren Bein: Femur oder Tibia kürzer?
  - Wenn in Rückenlage bei aufgestellten Beinen (Füße und Oberschenkel parallel und beide Hüftgelenke in gleicher Position) das Knie - vom Fußende her betrachtet - niedriger steht, ist die Tibia kürzer. Der Test ist nur zuverlässig, wenn im Becken keine Torsion und keine Verschiebung des Ilium bestehen.
  - In Rückenlage bei aufgestellten Beinen (Füße und Oberschenkel parallel gestellt und beide Hüftgelenke in gleicher Position) wird – von den Seiten her – die Länge beider Femora beurteilt. Der Test ist nur zuverlässig, wenn im Becken keine Torsion und keine Verschiebung des Ilium bestehen.

o-Bein (Genu varum)

• Generell:
  - Femur und Tibia sind nach außen gebogen. Die Kniescheibe zeigt geradeaus.
  - Die Knieinnenseiten sind verkürzt
  - Die Faszie der tiefen Vorderseitenlinie (S. 30 ff.) wird nach oben ins Becken gezogen.
  - Die Tibia ist relativ innenrotiert.

• Variationen
  - Außenrotation des Femur plus Flexion des Knies: Die Kniescheibe zeigt nach außen.
  - Außenrotation des Femur plus Überstreckung des Knies täuschen ein o-Bein vor.
  - Der Femur ist innenrotiert

- Der Femur ist verdrillt (Innenrotation der Femurkondylen in Relation zum außenrotierten Femurhals).
- Eine prominente laterale Kondyle eines innenrotierten Femur täuscht ein o-Bein vor.

x-Bein (Genu valgum)

- Generell:
  - Verkürzung der Knieaußenseiten und der Mm.Peronei. Die Kniescheibe zeigt geradeaus
  - Die Tibia ist relativ außenrotiert.
  - Adduktorenfaszien werden nach unten gezogen.
- Variationen
  - Knochenform verändert: Die Kniescheibe zeigt geradeaus.
  - Innenrotation des Femur plus Flexion der Knie: Die Kniescheibe zeigt nach innen.
  - Außenrotation des Femur plus normal gestrecktes Knie täuschen ein o-Bein vor.
  - Der Femur hat keinen vertikalen Schaftverlauf, sondern einen nach innen geneigten. Der mediale Meniskus ist dicker und täuscht daher manchmal ein x-Bein vor.
  - Der Femur ist verdrillt (Innenrotation der Femurkondylen in Relation zum außenrotierten Femurhals).

Femur: innen- oder außenrotiert?

- Patellastellung
- Außenrotation: Mediale Femurkondylen sind prominent.
  Innenrotation: Laterale Femurkondylen sind prominent.
- Beintracking im Stehen (siehe S. 65): Die Innenrotation lässt die Trochanter herausstehen und die mediale Epikondyle lässt sie nach hinten verschwinden.
- Beintracking im Stehen (siehe S. 65). Dabei mit beiden Händen von hinten auf beide großen Trochanter fassen. Wohin drehen die Femora, wenn der Klient in die Knie geht?
- Beide Epikondylen mit einem Finger ertasten und schauen, ob sich eine innen- oder außenrotierte Querachse ergibt.
- Übertriebene Femurstellungen probieren lassen. Die Füße dabei relativ nah beieinander stehen lassen, weil die Abduktion des Femur eine gewisse Außenrotation mit sich bringt. Die Knie sollten nicht gebeugt sein, weil bei einer Flexion der Knie eine Außendrehung des Femur normal ist. Die Übertreibung, die sich natürlicher anfühlt für den Klienten, ist die strukturelle Präferenz.

- Bauchlage. Unterschenkel anheben und nach innen sowie nach außen schwenken (Schwenk nach außen = Femur rotiert nach innen; Schwenk nach innen = Femur rotiert nach außen). Ist ein Schwenk nach außen um mehr als 35° möglich: Femur innenrotiert. Ist ein Schwenk nach innen um mehr als 45° möglich: Femur außenrotiert.
- Ein im Stehen einwärts rotierter Femur kann in Wahrheit eine außenrotierte Tibia sein, besonders wenn der Fuß geradeaus steht.
- Femur rotiert nach innen, wenn beim Gehen das Knie gestreckt angehoben wird.
- Wenn die Beine in Rückenlage nach außen fallen, obwohl im Stehen die Femora innenrotiert sind, dann ist die Ursache: im Stehen ziehen die Adduktoren und die medialen Ischiocruralen die Beine nach innen. (Die Innenrotation kann Folge einer vom Rücken her bedingten Beckenstellung sein.) Das liegende Bein wird aus seiner Kompensationsstellung herausgenommen, weil die Schwerkraft, die aktive Muskelspannung und die oberen Segmente fehlen. Maßgebend für die Analyse ist das Muster im Stehen, weil dann der relevante Schwerkrafteinfluss vorhanden ist.

Femurrotation nach innen

- Charakteristika:
  - Geht oft einher mit einem nach vorn gekippten Becken
  - Geht oft einher mit einem Senkfuß mit nach innen gekipptem Calcaneus
  - Eventuell liegt eine Torsion des Femurs vor: der Hüftkopf steht neutral, aber der Knochen ist in sich nach innen rotiert
  - Ein innenrotierter Femur erscheint manchmal als außenrotiert (z.B. bei extremen o-Beinen) wegen der starken Abduktion, die die Innenrotation überlagert.
  - Evtll. ist eine entsprechende Beckenrotation die Ursache.
  - Bei gleichzeitig überstrecktem Knie ist dieses das primäre Problem
  - Hypertonus des M.Vastus lateralis durchs Gehen
- Locked short:
  - M.Glutaeus minimus, M.Glutaeus medius (ventrale Anteile)
  - M.Tensor fasciae latae bei nach vorn-unten gekipptem Becken
  - M.Semitendinosus und M.Semimembranosus
  - Adduktoren
  - Lig. iliofemorale, Lig. pubofemorale

Femurrotation nach außen

- Charakteristika:
  - Geht oft einher mit einem nach hinten gekippten Becken
  - Geht oft einher mit einem hohen Fußinnengewölbe
  - Evtll. ist eine entsprechende Beckenrotation die Ursache.
  - Kann eine Kompensation sein für verkürzten M.Soleus; besonders bei überstreckten Knien. Kennzeichen: Gewicht ist von der dorso-lateralen Seite der Ferse zur ventral-medialen Seite des Vorfußes verlagert.
  - Hypertonus der Adduktoren und des M.Vastus medialis durchs Gehen
- Locked short:
  - Beckenrotatoren
  - M.Glutaeus maximus, M.Glutaeus medius (dorsale Anteile)
  - M.Biceps femoris caput longus
  - M.Iliopsoas
  - M.Pectineus
  - Proximaler Anteil des M.Adduktor magnus
  - Lig. Ischiofemorale

Ein Femur anterior: Anteriortorsion des Ilium

Tibiarotation

- Innen- oder Außenrotation?
  - Wohin zeigt die Tuberositas der Tibia? Zu sehr nach innen = Innenrotation; zu sehr nach vorn (Tibia wirkt sehr breit) = Außenrotation
  - Position der Kniescheibe ist kein zuverlässiger Indikator, denn sie sitzt auf dem *Femur*ende
- Kongruenz mit Femurrotation?
  Die Verbindungslinie zwischen medialem Malleolus und medialer Epikondyle des Femur anschauen. Geht die Verlängerung dieser Linie mehr oder weniger Richtung Hüftgelenk, dann ist die Rotation kongruent. Geht diese Verlängerung aus dem Körper heraus oder auf die andere Körperseite, dann ist die Rotation inkongruent.

  Test: Seitenlage, unteres Bein gestreckt. Bei einer Rotation des Femur und/oder einer Rotation der Tibia steht die Ferse von der Liege ab. Wenn das Knie dann passiv gebeugt wird und die Ferse nun nicht mehr absteht, handelt es sich um eine Femurrotation. Wenn sie hingegen bei gebeugtem Knie immer noch absteht, handelt es sich um eine Rotation der Tibia.

Außenrotierte Tibia

- M.Biceps femoris
- M.Tensor fasciae latae
- Die Membrana interossea ist komprimiert und die Fibula zieht die Tibia in die Außenrotation
- Es kann auch eine Verdrillung der Tibia vorliegen.
- Hypertonus des M.Vastus medialis durchs Gehen

Innenrotierte Tibia

- M.Sartorius
- M.Semimembranosus und M.Semitendinosus
- M.Gracilis
- M.Popliteus
- Evtll. verkürzte Adduktoren (besonders M.Adductor magnus)
- Evtll. kompensiert die Innenrotation eine Außenrotation des Fibulaköpfchens.
- Es kann auch eine Verdrillung der Tibia vorliegen.
- Evtll. ist das Subtalargelenk proniert.
- Die Leiste ist oft eng, die Ilia sind vorn zusammengezogen.

Verschiebung der Tibia nach hinten (Abb. VII 9)

- Ischiocrurale Muskulatur
- Mm.Gastrocnemii
- Die Unterschenkelvorderseite ist verkürzt
- Der Calcaneus ist oft nach vorn verschoben

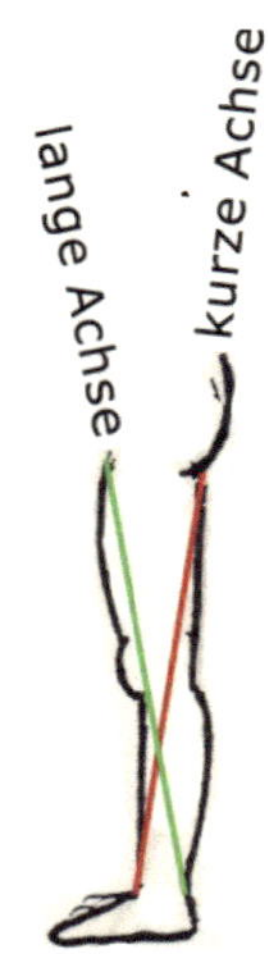

Abb. VII 9 *Beinlemniskate bei nach hinten verschobener Tibia*

Laterale Verschiebung der Tibia (im Verhältnis zum Femur)

M.Popliteus

Fibula

- Sind Fibulakopf und Malleolus der Fibula frei oder unfrei? Beim leichten Falten sollte der Fibulakopf nach vorn kommen und der Malleolus der Fibula nach hinten.
- Eine Innen- oder Außenrotation der Fibula erzeugt Stress in der Membrana interossea und den Muskeln des Unterschenkels.
- Fibula posterior:
  - Talusstellung
  - Mm.Gastrocnemii ziehen die Fibula nach hinten
- Fibula nach unten abgesunken:
  Gewöhnlich liegt eine leichte Rotation der Fibula nach außen und der Tibia nach innen vor.
- Manchmal kompensiert die Fibula eine Außenrotation mit einer Gegentorsion, d.h. der Fibulakopf ist nach vorn verschoben, der Malleolus der Fibula ist nach hinten verschoben.

Knie

- Knieprobleme sind oft Fußgelenks- oder Hüftprobleme.
- Überstrecktes Knie
  - Verschiebung des Knies nach hinten im Verhältnis zum Ober- und Unterschenkel
  - Der Calcaneus ist oft nach vorn verschoben
  - Gewebe, das das Kniegelenk hinten kreuzt, ist zu kurz (bes. der kurze Kopf des M.Biceps femoris).
  - M.Quadriceps oberhalb der Knie, M.Tibialis anterior
  - Unterschenkelvorderseite ist verkürzt
  - oft verkürzte Achillessehne
- Gebeugtes Knie
  - Ischiocrurale Muskulatur
  - Mm.Gastrocnemii
  - M.Sartorius
  - M.Popliteus
  - M.Gracilis
- Verdicktes Gewebe an der Knieinnenseite:
  - Eine Knieschwellung ist eventuell das Symptom einer Überlastung durch von lateral her kommendes Gewicht.
  - Evtll. ziehen ischiocruale Muskeln die Tibia nach hinten.
  - Evtll. ist der M.Adductor magnus vorn am Femur verkürzt.

- Kniescheibenprobleme:
  - Oft besteht eine Dysbalance zwischen M.Quadriceps femoris und Ischiocruralen
  - Kniescheibe nach lateral oder medial verschoben: Dysbalance zwischen M.Vastus medialis und M.Vastus lateralis.
  - Kniescheibe fixiert und schmerzhaft: Evtll. ist der Gaumen hochgezogen (z.B. beim Singen).

Adduktoren

- M.Sartorius gleitet oft nicht frei von den Adduktoren.
- M.Sartorius und M.Gracilis sind an Knieinnenseite oft verklebt.
- Die Adduktoren können mit dem M.Quadriceps verklebt sein und von ihm nach anterior gezogen werden
- Die Adduktoren können mit den medialen Ischiocruralen verklebt sein und von diesen nach posterior gezogen werden.
- Hypertone Adduktoren: evtll. hypotoner Beckenboden
  Hypotone Adduktoren: evtll. hypertoner Beckenboden

Adduktoren verkürzt? Wenn ja, welche?

Rückenlage. Behandler abduziert das Bein, während er mit der anderen Hand die SIAS fixiert.

- Adduktoren sind verkürzt, wenn das Bein weniger als 45° abduziert werden kann, ohne dass das Becken zur Seite mitgeht.
- Der Behandler führt den Test nochmals durch, wobei er diesmal das Knie des Klienten leicht beugt und dadurch eine potentielle Erweiterung der Abduktion erlaubt. Ergibt jedoch auch diese Variante keine Erweiterung der Abduktion, dann sind es vor allem die eingelenkigen Adduktoren (M.Pectineus, Mm.Adductor longus und brevis, M.Adductor magnus), die verkürzt sind.

Längenvergleich der ischiocruralen Muskulatur beider Beine

Rückenlage. Der Klient zieht abwechselnd das rechte und linke Bein zum Brustkorb hin an. Welches Bein kommt dem Brustkorb am nächsten?

Wadenmuskeln (M.Triceps surae, M.Tibialis posterior, M.Plantaris, Fuß-Flexoren)

- Sie sind oft verklebt, mangelnde Differenzierung
- M.Triceps surae: Mm.Gastrocnemii und/oder M.Soleus verkürzt?

  2 Tests:
  - Rückenlage, Bein gestreckt. Den Fuß mit einer Hand in eine Winkelstellung von 90° zum Unterschenkel bringen, während mit der anderen Hand der Calcaneus etwas gezogen wird. Wenn diese leichte Dorsalflexion nicht mühelos *ohne Kraftanstrengung* erreichbar ist, dann ist entweder der M.Triceps insgesamt verkürzt, oder es sind nur die Mm.Gastrocnemii verkürzt. (Abb. VII 10)
  - Rückenlage, ein Kissen unter das Knie legen, sodass dieses leicht gebeugt ist. Auf diese Weise kann der M.Soleus isoliert getestet werden. Vorgehen wie oben. Wenn die Dorsalflexion auch jetzt nicht mühelos erreichbar ist, dann ist der M.Soleus verkürzt.

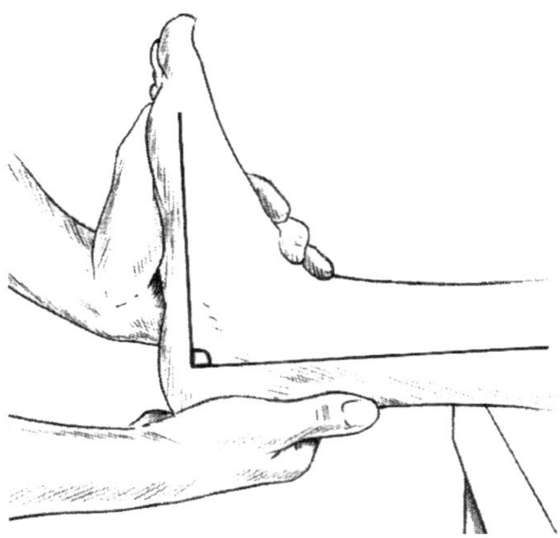

Abb. VII 10 *M.Triceps insgesamt oder nur Mm.Gastrocnemii verkürzt?*

Viszerale Zusammenhänge

- Symptome auf der lateralen Seite des rechten Beins: evtll. Leber, Galle
- Tibiofibulargelenke: evtll. Leber, Galle, Niere
- Knie- und Hüften: evtll. Caecum, Colon Sigmoideum, Blase
- Knie: evtll. Geschlechtssystem
- Knieaußenrotation: evtll. Niere
- rechte Wade: evtll. Herz

Checkliste

		rechts	*links*
Beinform	*o-Bein* *x-Bein*	☐ ☐	☐ ☐
Femur	*Rotation*	innen ☐ außen ☐	innen ☐ außen ☐
Knie	*Flexion/* *Extension*	überstreckt ☐ gebeugt ☐	überstreckt ☐ gebeugt ☐
Tibia	*Rotation*	innen ☐ außen ☐	innen ☐ außen ☐
	Verschiebung	nach hinten ☐	nach hinten ☐
Fibula	*Rotation*	innen ☐ außen ☐	innen ☐ außen ☐
	Kopf	vorn ☐ hinten ☐	vorn ☐ hinten ☐
	Malleolus	vorn ☐ hinten ☐	vorn ☐ hinten ☐

2. Becken und Kreuzbein/Steißbein

a) Becken

Infos und Palpationshilfen

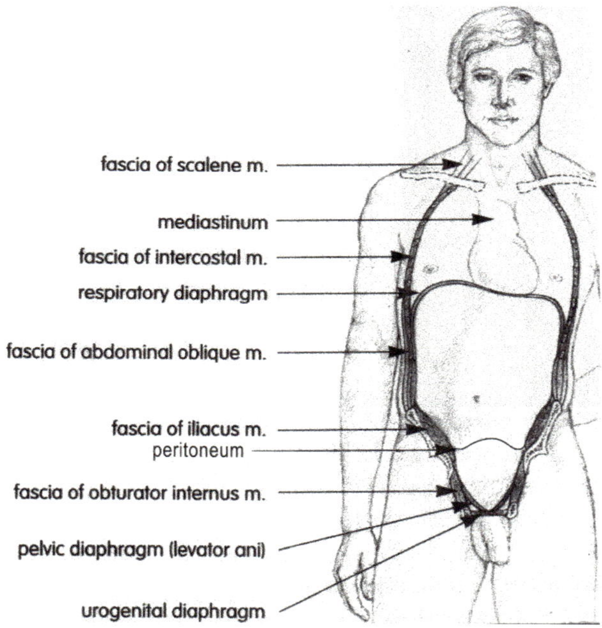

Abb. VII 11 *Horizontale (Diaphragmen) und vertikale Faszienverbindungen*

Myofasziale Leitbahnen: Siehe S. 25f, 30-37, 44-49 und 53

Weitere Faszienkontinuitäten

- Siehe Abb. VII 11
- M.Obturator internus - Beckenbodenfaszien - M.Rectus abdominis. Letzterer ist zwar der oberflächlichste Bauchmuskel, ab der Gegend unterhalb des Bauchnabels befindet er sich jedoch *hinter* den Faszien aller anderen Bauchmuskeln
- Hinteres intermuskuläres Septum und M.Adductor magnus - M.Obturator internus - Beckenboden (M.Levator ani)
- M.Piriformis und M.Obturator internus hängen nerval eng mit dem Beckenboden zusammen.

- Zusammenhang zwischen Beckenboden und Membrana interossea der Unterschenkel.
- Zusammenhang zwischen Beckenboden und Mundboden: Der M.Ischiococcygeus entspricht dem M.Mylohyoideus des Mundbodens, der M.Pubococcygeus entspricht dem M.Genohyoideus des Mundbodens. In der Mitte des Mundbodens kommen die Faszien der beiden Mundbodenmuskeln zusammen.
- Das Ligamentum inguinale ist die aufgerollte Faszie der schrägen Bauchmuskeln und kann recht breit sein, aus mehreren „Bändern" bestehend.

M.Piriformis finden
Klient rotiert in Bauchlage den Femur nach außen

Die SIAS als Referenzpunkte zur Beckenbestimmung sind nicht immer zuverlässig, da sie unterschiedlich geformt sein können.

Analyse

Abweichungen des Beckens zum Vorschein bringen

- Füße hüftbreit parallel stehen lassen. Das kann Abweichungen (z.B. Rotationen) des Beckens zum Vorschein bringen.
- Tracking (siehe S. 65): Verhalten des Beckens (Rotationen, Kippungen)?
- Wenn sich eine ursprünglich unterschiedliche Beinlänge durch Behandlung ausgleichen lässt, wird u.U. eine kompensierte Beckenrotation sichtbar.

Wenn ein Muskel eines Ilium kontrahiert, kontrahiert (durch Interneuronen) auch der Antagonist des anderen Ilium.

Gewebeverklebungen
Bei Männern ist das Gewebe meist an der Oberseite der Schambeinfuge angeklebt, bei Frauen meist an der vorderen Innenseite der Ilia (vor den Sitzhöckern bis zum unteren Rand der Schambeinfuge).

Beckenkippung nach vorn oder hinten?
Beckenverschiebung nach vorn oder hinten?

Tests:

- Klient steht in neutralem Stand (d.h. ohne zu große Verschiebung des Beckens nach vorn). Mit Unterarmen (nicht Händen) Klienten (sanft oder federnd) nach unten drücken. Klient soll nachgeben (außer in Knien). Beobachten, ob Becken sich nach vorn oder hinten verschiebt, und ob es nach vorn oder hinten kippt.
- Klient kippt aus neutralem Stand heraus (d.h. ohne zu große Verschiebung des Beckens nach vorn) das Becken nach vorn, kehrt wieder in die neutrale Position zurück und kippt von dort aus das Becken nach hinten. Welche Richtung fällt ihm leichter und geht weiter?
- Behandler übernimmt die unter 2) ausgeführte Bewegung für den Klienten, indem er dessen Becken bewegt. Was geht leichter und weiter?
- Klient verlagert sein Gewicht von den Fußgelenken her etwas nach hinten. Geht das Becken dabei in eine Kippung nach vorn oder nach hinten?

Becken nach hinten verschoben (im Verhältnis zum Femurschaft)

- Leistengegend
- M.Iliopsoas

Becken nach vorn verschoben (im Verhältnis zum Femurschaft; bei überstreckten Knien im Verhältnis zu den Füßen)

- Locked short:
  - Beckenrückseite und ischiocrurale Muskulatur
  - untere Lumbalgegend
  - Mm.Obliqui interni des Bauchs sind beteiligt
- Kompensierungsmöglichkeiten dieser Verschiebung:
  - Kippung des Brustkorbs nach vorn und Verschiebung der Schultern nach vorn oder
  - Kippung des Brustkorbs nach hinten und Verschiebung der Schultern nach hinten verbunden mit einer Kippung der Schultern nach vorn.

Beckenkippung nach vorn aufgrund verkürzter Beckenflexoren oder aufgrund einer verkürzten LWS-Gegend?

Tests:

- Stehender Klient beugt die Knie. Nähert sich dabei das Becken einer mehr horizontalen Ausrichtung, sind die Beckenflexoren für die Kippung verantwortlich. Bleibt es nach vorn gekippt, ist die LWS-Gegend verantwortlich.
- Bauchlage. Behandler hebt den Unterschenkel hoch in 90° Position zum Oberschenkel. Wenn das Ilium nach vorn kippt, ist der M.Rectus femoris beteiligt.
- Thomas-Test (Abb. VII 12): Rückenlage. Zunächst beide Beine zum Brustkorb anziehen, dann ein Bein herabhängen lassen vom Liegenrand Wenn die LWS dadurch flach aufliegt, ist die Hüftbeugemuskulatur (M.Iliopsoas, M.Tensor fasciae latae, M.Quadriceps femoris) verkürzt. Liegt die LWS nicht flach auf, ist auch oder ausschließlich die LWS für die Kippung verantwortlich.

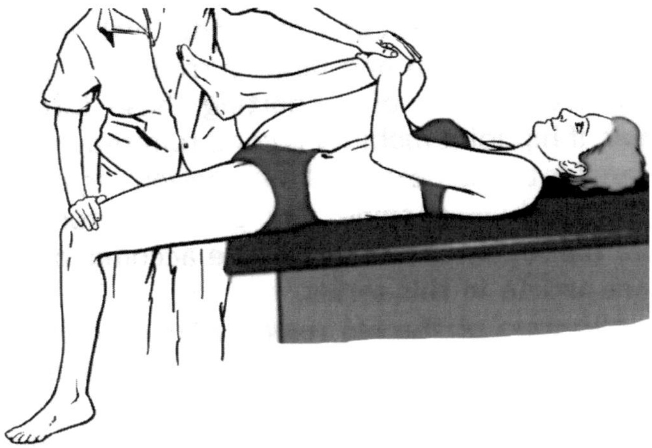

Abb. VII 12 *Thomas-Test*

Becken nach vorn gekippt

- Locked short:
  - Der vordere Teil des Beckenbodens
  - M.Iliacus und distales Ende des M.Psoas (die Fasern, die den hinteren und medialen Aspekt des Psoas bilden).
  - M.Sartorius
  - M.Rectus femoris
  - M.Tensor fasciae latae

- Hilfsweise: M.Pectineus, Mm.Adductor longus und brevis, M.Gracilis, vordere Anteile der Mm.Glutaei medialis und minimus.
- Das vordere intermuskuläre Septum (zwischen Adduktoren und M.Quadriceps) ist verkürzt und mit den benachbarten Muskeln verklebt.
- Lig. Iliolumbale, Lig. Iliosacrale und Lig. Sacrospinale
- Der untere Rücken ist zu kurz (und zieht das Becken hinten nach oben).
- Evtl. M.Latissimus dorsi.

- Dies ist oft verbunden mit einem Inflare des Beckens, bei dem die Sitzknochen zu weit auseinander stehen. (siehe S. 123 f.)
- Die Adduktoren sind zu weit hinten und mit den Ischiocruralen verklebt.

Becken nach hinten gekippt

- Locked short:
  - Tiefe Rotatoren des Beckens
  - Ischiocrurale Muskeln
  - langer Teil des M.Adductor magnus
  - hinterer Teil von Mm.Glutaeus maximus und medius
  - M.Rectus abdominis, Mm.Obliqui externi und interni
  - proximaler Teil des M.Psoas (die langen Fasern, welche den vorderen und lateralen Aspekt des Psoas bilden)
  - Das hintere intermuskuläre Septum (zwischen Adduktoren und Ischiocruralen) ist verkürzt und verklebt mit dem Beckenboden sowie mit den tiefen Außenrotatoren.
  - Der hintere Teil des Beckenbodens
  - Lig. Sacrotuberale, Lig. Sacrospinale
- Dies ist oft verbunden mit einem Outflare des Beckens, bei dem die Sitzknochen zu eng stehen. (siehe S. 123 f.)
- Die Adduktoren sind zu weit vorn und mit dem M.Quadratus femoris verklebt.
- Evtl. ist die Coccyxspitze nach vorn gebogen.
- Evtl. existieren Druck-Kräfte, die von gestörter Ausrichtung zwischen intraperitonealem, retroperitonealem und subperitonealem Raum ausgehen.

Beckenseitkippung

- Tests:
  - Crista iliaca (und Spina iliaca superior) vorn *und* hinten auf einer Seite höher stehend? Dann liegt eine Beckenseitkippung vor. Ist die hintere Christa iliaca auf einer Seite höher, die SIAS derselben Seite vorn jedoch niedriger, liegt eine Beckentorsion mit dieser Seite nach anterior vor. (Beckentorsion: siehe S. 126 f.)
  - Weicht das Becken zur Seite aus, kann es im Stehen horizontal erscheinen, obschon es in Wirklichkeit schräg steht. Deshalb: Becken vor der Beurteilung exakt über der Standfläche einmitten.
  - Eine höhere Gesäßfalte auf einer Seite kann durch Beckenkippung zur anderen Seite verursacht sein, kann aber auch durch verkürzte Beckenrotatoren bedingt sein
- Locked short:
  - Gewebe um den großen Trochanter der tiefstehenden Seite (M.Tensor fasciae latae, Mm.Glutaeus maximus und medius)
  - Die Abduktoren auf der niedrigeren Seite und die Adduktoren auf der höheren Seite
  - Auf der höherstehenden Seite: Mm.Obturatores interni und externi, Mm.Gemelli, M.Quadratus lumborum
  - M.Psoas auf der höheren Seite
  - M.Piriformis auf der niedrigeren Seite
- Ein Beckenschiefstand kann Bestandteil eines verbreiteten Strukturensembles sein:
  Mediale Kippung des rechten (linken) Fußes – Außenrotation des linken (rechten) Fußes – Kippung des Beckens nach rechts (links) – Verschiebung des Brustkorbs nach links (rechts) – Rotation des Brustkorbs nach rechts (links) und Kippung der rechten (linken) Schulter nach vorn – Rotation des Nackens nach links (rechts).
- Ein hochstehendes Ilium (Beckenschiefstand) wird häufig kompensiert durch ein in Hüfte oder Knie gebeugtes oder abduziert stehendes Bein und/oder durch einen Senkfuß.

Beckenseitverschiebung

- Davon spricht man nur, wenn Brustkorb und Beine/Füße nicht seitlich verschoben sind. Es kann ja auch sein, dass in Wahrheit der Brustkorb verschoben ist, nicht das Becken.
- Beinlängen vergleichen (siehe S. 105 f.), weil die Beckenseitverschiebung bei einer Beinlängendifferenz normalerweise zur Seite

des kürzeren Beins geht. Das längere Bein drückt das Becken auf die Seite des kürzeren Beins.

- Locked short:
  Adduktoren des Beins, zu dem das Becken verschoben ist; Abduktoren des anderen Beins.

Rotation des gesamten Beckens um Vertikalachse

- Charakteristika:
  - Das Becken ist häufiger nach rechts als nach links rotiert.
  - Häufig findet sich eine Gegendrehung des Schultergürtels.
  - Neben myofaszialen Verkürzungen (siehe unten) kommen auch folgende Ursachen in Frage: Unterschiedliche Längen der Körperseiten oder Rotationen in der WS oder in den Beinen oder einseitig verkürzte Rückenerektoren.
  - Rotation von Becken und Sacrum: Oft kompensierend gegenläufig (z.B. Becken nach links, Sacrum nach rechts).
- Locked short:
  - Auf der Seite, zu der das Becken gedreht ist: Innenrotatoren (Mm.Gluteus medius und minimus, ischiocrurale Mm., M.Tensor fasciae latae, M.Adductor magnus distal)
  - Beckenrotatoren der Seite, zu der das Becken gedreht ist.
  - Auf der anderen Seite: tiefe Außenrotatoren zwischen Femur und Sacrum, M.Iliopsoas
- Tests:
  - Daumen auf die beiden Spinae iliacae posterior superior legen, während Finger auf der Crista iliaca ruhen. Von oben her schauen: Befinden sich die SIPS parallel zu den Fersen oder sind sie im Verhältnis zu den (parallel stehenden Füßen) nach rechts bzw. links gedreht?
  - Falls der Klient in der Körpermitte nach vorn durchhängt (Bananenstand), zunächst durch Rückführung des nach vorn geschobenen Beckens in einen freien Stand kommen. Die Knie sollten normal gestreckt sein. Nun soll sich der Klient gegen den Boden hin ausdehnen (Ausdehnung also nicht durch Hochziehen der Segmente).
    Hinter dem Klienten stehend Hände auf die Cristae iliacae legen. Leicht und rhythmisch das Becken des Klienten um seine vertikale Achse drehen. Die Drehung wird in die Richtung seiner strukturellen Rotation leichter und weiter sein als in die andere Richtung.

_Intra_segmentale Dysfunktionen (iliosacrale Fixierungen)

- Sie sind häufig mehr Ligament- als Muskelprobleme.
- Drei intrasegmentale Dysfunktionen:
  - Torsion = Verwringung der Ilia
  - Flare = Rotation um die Sagittalachse
  - Shear, Slip = Verschiebung nach oben oder unten entlang einer Schrägachse

Tests, ob eine _intra_segmentale Dysfunktion vorliegt

- Vorlauf-Test im Sitzen:

  Der Behandler legt seine Daumen rechts und links auf den unteren Rand der Spina iliaca posterior superior (SIPS). Der Klient beugt sich weit vor.
  Wenn der Daumen auf einer Seite nach oben geht („Vorlauf"), dann liegt eine einseitige iliosacrale Fixierung vor.
  Wenn die Daumen auf beiden Seiten nach oben gehen, dann liegt eine bilaterale iliosacrale Fixierung vor.
  Beachten: Ein verkürzter M.Quadratus lumborum derselben Seite oder verkürzte ischiocrurale Muskeln der anderen Seite können das Ergebnis beeinflussen.

- Storch-Test:

  Der Klient steht mit dem Gesicht zur Wand und stabilisiert sich mit den Händen an der Wand. Der Behandler legt den Daumen der einen Hand auf die SIPS dieser Seite und den anderen Daumen auf die Mittellinie des Sacrum. Der Klient hebt nun das Bein dieser Seite um mindestens 90°. Wenn der Daumen auf der SIPS (also die SIPS selbst) *nicht* nach inferior geht, dann liegt eine iliosacrale Fixierung auf dieser Seite vor. Dann die andere Seite ebenso testen und schauen, ob dort (auch) eine Fixation vorliegt. Wenn der Test auf beiden Seiten „positiv" ist, dann liegt eine bilaterale iliosacrale Fixierung vor.

Wenn mindestens einer der beiden Tests „positiv" war, dann testen, ob die iliosacrale Fixierung ein in-flare oder out-flare, ein anterior oder posterior shear, ein up-slip oder down-slip, eine anterior oder posterior Torsion oder eine Kombination ist. Oft liegt nämlich eine Kombination zweier Dysfunktionen vor.

Generell gilt: Wenn man unsicher ist, welche Dysfunktion vorliegt, erst eine testen und korrigieren. Falls erneute Tests immer noch ein „positives" Ergebnis bringen, die nächste Dysfunktion testen und behandeln. Beginnen sollte man mit Flare- und Shear-Mustern.

Rotation eines Ilium oder beider Ilia um die Sagittalachse (flare)

	SIAS	**Oberer Beckenrand**	**Ramus ischiadicus**	**Wenn nur auf einer Seite, dann...**
Inflare = Innenrotation	medial	medial	lateral	kürzerer Abstand zwischen SIAS und Bauchnabel
Outflare = Außenrotation	lateral	lateral	medial	größerer Abstand zwischen SIAS und Bauchnabel

- Ein Flare beider Ilia ist verbunden mit einer Weitung oder Verengung zwischen den beiden.
- Outflare: ist meist verbunden mit einer Kippung nach hinten. Inflare: ist meist verbunden mit einer Kippung nach vorn.
- Inflare – Outflare – Test:

  Klient in Rückenlage. Mit den Daumen beide Spinae Iliacae Anterior Superior (SIAS) ertasten und schauen, ob die Entfernung zwischen rechter SIAS und Nabel gleich groß ist wie die Entfernung zwischen linker SIAS und Nabel. Wenn nicht: wahrscheinlich liegt ein Inflare des einen Ilium oder ein Outflare des anderen Ilium vor. Der stehende Vorlauftest (siehe S. 122) und der Storchtest (siehe S. 122) geben die Seite der Fixation an. Daraus ergibt sich dann, ob ein Inflare der einen Seite oder ein Outflare der anderen Seite vorliegt.
  Beispiel: Entfernung zwischen rechter SIAS und dem Nabel ist kleiner als zwischen linker SIAS und Nabel. Wenn der Storchtest und der Vorlauftest eine Fixierung rechts ergeben, liegt rechts ein Inflare vor, wenn die Tests eine linke Fixierung ergeben, liegt links ein Outflare vor.

- Locked short beim Becken-Flare:

	auf der Seite der Rotation	auf der anderen Seite
Rotation nach innen	Mm.Glutaeus medius und minimus	M.Gluaeus maximus
	M.Tensor fasciae latae	Adduktoren
	M.Sartorius	Mm.Obturatores externi und interni
	M.Piriformis	Mm.Gemelli
	M.Quadriceps	Ischiocrurale Mm.
	M.Transversus abdominis	
	M. Iliacus	M.Ischiococ-cygeus
Rotation nach außen	umgekehrt	

Verschiebung eines Iliums nach anterior/posterior (anterior/posterior shear)

- Eine Verschiebung ist im allgemeinen Resultat einer traumatischen Einwirkung.
- Test, ob eine Verschiebung nach anterior bzw. posterior vorliegt (In der Regel ist die Verschiebung nach posterior):

  Mit dem Daumen spüren, ob eine Schambeinseite nach anterior prominent ist. Wenn ja, können Vorlauf-Test und Storchtest (siehe S. 122) Auskunft darüber geben, ob eine Verschiebung der einen Schambeinhälfte nach anterior oder eine Verschiebung der anderen Seite nach posterior vorliegt: Wenn beide Tests eine Fixierung auf der Seite der Prominenz nach anterior angeben, liegt eine Verschiebung dieser Seite nach anterior vor. Wenn die Tests eine Fixierung der nichtprominenten Seite ergeben, ist diese nach posterior verschoben.

Verschiebung eines Ilium entlang einer Schrägachse nach oben oder unten (superior shear = up-slip; inferior shear = down-slip)

	SIAS	SIPS	Sitz-knochen	Schambein
nach oben (up slip)	kranial	kranial	kranial	kranial
nach unten (down slip)	kaudal	kaudal	kaudal	kaudal

- Ein Shear ist meist Resultat einer traumatischen Einwirkung.
- Ein down-slip ist unwahrscheinlich, da dieser sich durch Gehen selbst korrigiert.
- up-slip / down-slip – Tests:
  - Bauchlage: Wenn Crista iliaca und Sitzknochen derselben Seite superior sind, liegt eine Schrägverschiebung nach oben vor (up- slip).
  - Zur Verifizierung den Vorlauf-Test und den Storch-Test (siehe S. 122) machen, um zu sehen, ob eine Fixierung auf der Seite vorliegt, wo Crista iliaca und Sitzknochen höher stehen. Denn eine LWS, die zu dieser Seite seitgeneigt ist, kann einen up-slip vortäuschen.
  - Dann in Bauchlage die Höhen der SIPS und in Rückenlage die Höhen der SIAS vergleichen. Wenn SIAS und SIPS derselben Seite höher sind als SIAS und SIPS der gegenüberliegenden Seite, ist ein up-slip wahrscheinlich.
  - Dann in Bauchlage die Ligg. sacrotuberalia vergleichen. Auf der Seite eines up-slip ist das Band laxer und auf der andern Seite fester.
  - Schließlich in Rückenlage die Höhen der Schambeinhälften vergleichen.
  - Man kann auch noch die Leistenbänder tasten. Auf der Seite des up-slip ist das Leistenband berührungsempfindlicher.

Beckentorsion (Verwringung der Ilia)

	auf der Seite der anterior-Torsion	*auf der anderen Seite*
SIAS	lateral, inferior, anterior	medial, superior, posterior
SIPS	lateral, superior, anterior	medial, inferior, posterior
Crista iliaca	hinten superior, vorn inferior	hinten inferior, vorn superior
Tuber ischiadicum	medial, superior, posterior	lateral, inferior, anterior
Lig. inguinale	flacher Verlauf	steiler Verlauf
Becken als Ganzes	rotiert häufig um die Vertikalachse zur Seite der Anterior-Torsion	

- Wenn von Becken-Torsion einer Seite nach vorn die Rede ist, heißt dies immer gleichzeitig, dass das andere Ilium nach posterior torsiert ist.
- Tests:
  - Im Stehen jeweils ein Knie leicht beugen lassen. Der Oberkörper sollte der entstehenden Drehung des Beckens folgen dürfen. Danach schauen, ob und welches Ligamentum inguinale horizontaler und weiter ist. Das ist die Seite der anterior Torsion.
  - Rückenlage. Steht eine SIAS anterior zur anderen SIAS bzw. eine SIAS posterior zur anderen? Flare und up-slip bzw. down-slip durch Tests ausschließen. Wenn dann der Vorlauf-Test und der Storch-Test (siehe S. 122) eine Fixierung auf der Seite der anterior SIAS ergeben, liegt eine anterior Torsion dieser Seite vor. Wenn die Tests eine Fixierung auf der Seite der posterior SIAS ergeben, liegt eine posterior Torsion dieser Seite vor.
- Beckentorsion und Beinlänge: Normalerweise ist das Bein der Torsionsseite kürzer. Es kann aber auch sein, dass beide Beine gleich lang sind. Wenn jedoch auf der Torsionsseite die Crista

iliaca vorn und die SIAS nicht tiefer stehen als auf der anderen Seite, ist das Bein der Torsionsseite länger als das andere Bein.

- Das Sacrum rotiert mit dem anterior torsierten Ilium um seine Vertikalachse.
- Beckentorsion bei gleichzeitiger Seitkippung des Sacrum:
  - Wenn das Sacrum *höher* ist auf der Seite der Anterior-Torsion des Beckens: Beckentorsion behandeln.
    Begründung: Bei gleichlangen Beinen steht das Sacrum auf der Seite der Anteriortorsion höher und eine Beseitigung der anterior Torsion des Beckens bringt das Sacrum in die rechts-links-Balance zurück.
  - Wenn das Sacrum *niedriger* ist auf der Seite der Anterior-Torsion des Beckens: Beckentorsion nicht behandeln (außer bei Schmerzen des Iliosacralgelenks).
    Begründung: Bei ungleich langen Beinen sind Becken und Sacrum zur Seite des kürzeren Beins gekippt. Das Becken geht dann auf dieser Seite in eine anterior Torsion, um das Sacrum vor einem weiteren Absinken zu bewahren (Kompensation). Dies stabilisiert den Rumpf in der Mitte. In diesem Fall würde eine Beseitigung der Beckentorsion das Sacrum noch mehr in die Schieflage bringen.
- Häufig liegt auch eine HWS-Problematik vor.
- Anterior Torsion eines Ilium: evtll. geht die LWS in Seitneigung zur ipsilateralen Seite und rotiert zur kontralateralen Seite.
- Der M.Psoas auf der Seite des nach vorn gekippten Ilium ist aktiv, medial und rund; der M.Psoas auf der Seite des nach hinten gekippten Ilium ist passiv, lateral und flach.

- Primäre Verkürzungen bei der Beckentorsion:

auf der Seite der anterior-Torsion	auf der anderen Seite
M.Iliacus	M.Quadratus femoris
M.Tensor fasciae latae	M.Obturator internus
Mm.Glutei medius. u. minimus	M.Gluteus maximus
M.Quadriceps	Ischiocrurale Muskeln
M.Adductor longus	(M.Piriformis)
	M.Psoas
Ligg. iliolumbale	Ligg. sacrotuberale, sacrospinale

Sitzknochen

- Wenn der Klient mehr auf einem Sitzbein als auf dem anderen sitzt: Entweder liegt eine Gewichtsverlagerung vom Rumpf her vor, oder der Sitzknochen ist dort mehr lateral (in-flare des Beckens)
- Sitzknochen zu eng beieinander stehend:
  - Evtll. Out-flare des Beckens
  - Locked short: Lig. Sacrospinale, Lig. Sacrotuberale, oft der M.Obturator internus.
    Das Lig.Sacrotuberale kann mit dem M.Glutaeus maximus verwachsen sein.
  - Häufig sind Calcanei nach lateral verschoben
- Sitzknochen zu weit auseinander stehend:
  - Evtll. In-flare des Beckens
  - Locked short: Lig. Iliolumbale, Lig. Sacrolumbale, Lig. Iliosacrale
  - Häufig sind die Calcanei nach medial verschoben

Verkürzte Beckenrotatoren

Dies ist häufig eine Reaktion darauf, dass der M.Psoas und die Adduktoren das Bein/die Beine nach vorn bzw. in eine Adduktion ziehen.

Beckenboden

- Ist Atembewegung zwischen den Sitzknochen spürbar/sichtbar?
- Unelastischer Beckenboden: Das Becken ist nach hinten gekippt und die LWS ist flach. Denn dann richtet sich der Druck des Zwerchfells beim Einatmen gegen den Beckenboden. (Normalerweise geht der Druck Richtung Unterbauchgegend.) Die Folge: Der Beckenboden ist schlaff oder kompensatorisch hypertonisiert.
- Zu fester Beckenboden: Kiefergelenke sind oft verkrampft.
- Beckenboden hyperton: Adduktoren hypoton
- Beckenboden hypoton: Adduktoren hyperton
- Anusgegend zu fest: Mund und Zunge sind zu fest.
- Evtll. ist eine andere horizontale Gewebestruktur (z.B. das Zwerchfell) kompensierend zu fest oder zu schlaff.
- Eingezogener Beckenboden, nach vorn gezogener Anus und nach vorn gezogene Vagina/Prostata:
  - Evtll. sind die Nasengänge verengt
  - M.Coccygeus, M.Iliococcygeus und M.Pubococcygeus
- Eingezogener Beckenboden, Penis in Rumpf hochgezogen:
  - Der M.Rectus femoris zieht den Penis über die Aufhängungsbänder nach oben, und der M.Levator ani zieht ihn nach innen.
- Vorderer Teil des Beckenbodens ist kontrahiert:
  - Femora evtll. innenrotiert
  - Wahrscheinlich ist das Becken nach vorn gekippt
- Hinterer Teil des Beckenbodens ist kontrahiert:
  - Test, ob der hintere Teil des Beckenbodens einen zu hohen Tonus hat:
    Seitenlage, unteres Bein gestreckt. Den M.Obturator internus aufsuchen (Abb. VII 13) und den Klienten zu An- und Entspannung des Beckenbodens auffordern.
  - Femora sind evtll. außenrotiert
  - M.Levator ani
- Beckenboden abgesunken:
  - Evtll. ist die Bauchatmung unzureichend.
  - Evtll. sind die ersten Rippen abgesunken.
  - Die Adduktoren sind zu fest.
  - M.Levator ani ist hypoton.

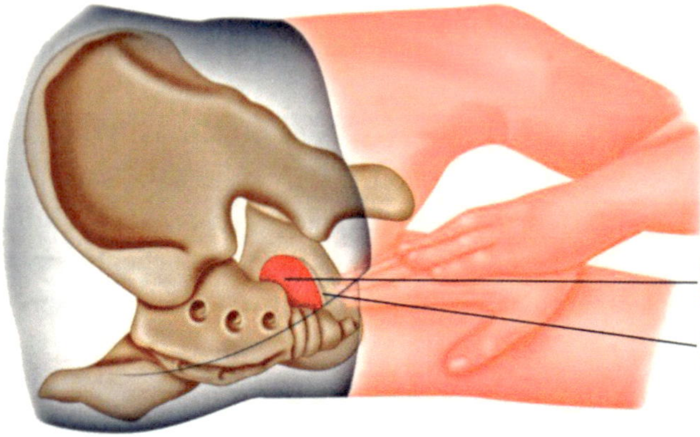

Abb. VII 13

Enge Leistengegend

- Häufig sind die Schultern anterior verschoben und die Unterarme sind gebeugt.
- Locked short: Beckenvorderseite, Adduktoren

Viszerale Zusammenhänge

Urogenitale Organe; Becken rechts anterior torsiert: evtll. Caecum

Checkliste

		rechts	*links*
Becken	*Rotation*	nach rechts ☐	nach links ☐
	Kippung um Querachse	nach vorn ☐	nach hinten ☐
	Seitliche Kippung	nach rechts ☐	nach links ☐
	Seitliche Verschiebung	nach rechts ☐	nach links ☐
	Verschiebung nach vorn/hinten	nach vorn ☐	nach hinten ☐
	Torsion	nach vorn ☐ nach hinten ☐	nach vorn ☐ nach hinten ☐
	Superior/inferior Verschiebung um Schrägachse (up-slip, down-slip)	nach oben ☐ nach unten ☐	nach oben ☐ nach unten ☐
	Anterior/posterior Verschiebung um Schrägachse (anterior/posterior shear)	nach vorn ☐ nach hinten ☐	nach vorn ☐ nach hinten ☐
	Rotation um die Sagittalachse (Flare)	nach innen ☐ nach außen ☐	nach innen ☐ nach außen ☐

b) Kreuzbein und Steißbein

Infos und Palpationshilfen

Myofasziale Leitbahnen: Siehe S. 25 f., 30-37, 44-49 und 53

Weitere Faszienkontinuitäten:

- Die iliosacralen Gelenke stehen in enger Beziehung zum Übergang zwischen C 7 und T 1, zur 1.Rippe sowie zum Occiput.
- Sacrum und Membrana interossea der Unterschenkel korrespondieren miteinander.

Ganglion „Impar" des vegetativen Nervensystems
Laut Ida Rolf befindet es sich an der Vorderseite des Coccyx, welches sich polar zum Ganglion „Ribes" (im Sinus major der Nase) verhält. Arbeit an der Vorderseite des Coccyx kann Energie stimulieren, indem eine Reaktion des ANS ausgelöst wird.

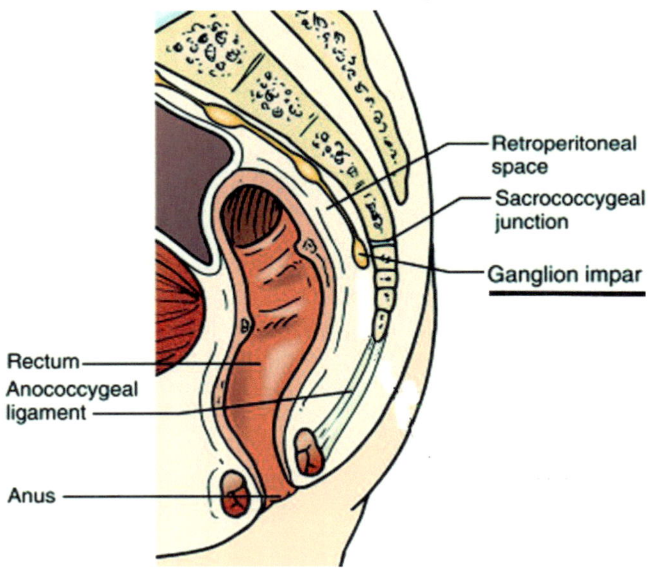

Abb. VII 14

Sacrumpalpation

- Rückenlage: Mit Ring- und Zeigefinger die Rinnen lateral der Dornfortsätze ertasten. Wenn man vermutet, dass die Hand eine Ungleichheit beider Sacrumseiten vortäuscht, zur Kontrolle die andere Hand benutzen.

- Eine abweichende Stellung des Sacrum ist oft schwer bestimmbar wegen des dicken Gewebes auf dem Sacrum.
- Palpation der Sacrumbasis: Sie befindet sich zwischen den SIPS.
- Palpation der Processi transversi von S 5: Processi spinosi des Sacrum abwärts zum Hiatus ertasten, von dort lateral ca. 1,5 cm die Processi transversi von S 5 spüren. Der Unterrand der Processi dient als Referenzpunkt für Tests.

Analyse

Beweglichkeit des Sacrum

In Bauchlage eine Hand aufs Sacrum legen und spüren. Das Sacrum sollte sich mit der Atmung bewegen (beim Einatmen in posterior Kippung, beim Ausatmen in anterior Kippung).

Iliosacralprobleme generell

- Die Freiheit des Sacrum ist oft abhängig von der Freiheit der Calcanei, wenn ein Teil der Spirallinie (M.Biceps femoris und Mm.Peronei) einen Zug auf das Sacrum ausübt.
- Die Blockierung eines Iliosacralgelenks ist meist auf der dem Schmerz entgegengesetzten Seite.
- Destabilisiertes Iliosacralgelenk: Eine mangelnde Dorsalflexion des großen Zehs (und des 1.Metatarsalkonochens) beim Gehen und eine mangelhafte Plantarflexion des Sprunggelenks und/oder eine nicht streckbare Beinrückseite können die Hüftextension reduzieren. Dies führt auf der kontralateralen Seite zu einer Destabilisierung des Iliosacralgelenks.
- Tractus iliotibialis beider Seiten checken.
- Iliosacralgelenke sind komprimiert: M.Psoas kann beteiligt sein
- Auf der Schmerzseite findet sich oft ein Hypertonus des M.Glutaeus maximus, auf der anderen Seite ein Hypertonus des M.Latissimus dorsi.

Sacrumstellung

- Die Balance zwischen den tiefen Beckenrotatoren beider Seiten ist wichtig.
- Becken und Sacrum rotieren oft kompensierend gegenläufig (z.B. Becken nach links, Sacrum nach rechts).
- Das Coccyx kann durch seitliches Gebogensein zu einer falschen Einschätzung der Sacrumausrichtung verleiten.
- Das Sacrum kann trotz nach hinten gekipptem Becken nach vorn verschoben sein.

Kippung des Sacrum nach vorn oder hinten

(um die Transversalachse bei S 2)

- Bei einer posterior LWS ist L 5 trotzdem oft anterior und das Sacrum ist evtll. nach vorn gekippt (dickes Gewebe auf L 5 und auf Sacrum täuscht u.U. ein steilstehendes Sacrum vor).
- Test 1:
  Normalerweise ist es so, dass die Sacrumbasis beim Vorwärtsbeugen im Sitzen nach hinten/unten kippt. Beim Rückwärtsbeugen im Sitzen oder in Bauchlage mit aufgestützten Ellbogen kippt die Sacrumbasis nach vorn/oben.
  Die Daumen rechts und links auf die Sacrumbasis des Klienten legen, der sich nach vorn und hinten beugt. Wenn bei der Vorbeugung die Sacrumbasis nicht nach hinten kippt, ist das Sacrum nach vorn gekippt. Wenn die Sacrumbasis bei der Rückwärtsneigung nicht nach vorn kippt, ist das Sacrum nach hinten gekippt.
- Test 2:
  Bauchlage. Am Kopfende stehend eine Hand auf das Sacrum legen. Beim Einatmen sollte das Sacrum nach hinten kippen, beim Ausatmen nach vorn.
- Sacrum nach vorn gekippt:
  - M.Psoas
  - Lig. sacroiliacum anterius
  - Evtll. LWS-Probleme
- Sacrum nach hinten gekippt:
  - M.Piriformis zieht die Sacrumbasis nach posterior.
  - Ligg. sacrospinale und sacrotuberale ziehen die Sacrumspitze nach anterior.
  - Evtll. LWS-Probleme

Einseitige Fixierung des Iliosacralgelenks)
Unspezifischer Vorlauf-Test:

Die Klientin sitzt. Die Behandlerin platziert ihre Daumen rechts und links auf dem unteren Rand der SIPS. Die Klientin beugt sich nach vorn. Wenn dabei ein Daumen (also eine SIPS) nach kranial geht, liegt auf dieser Seite eine Fixierung des Iliosacralgelenks vor.

Sacrum um Schrägachse gekippt (Torsion) (Abb.VII 15)

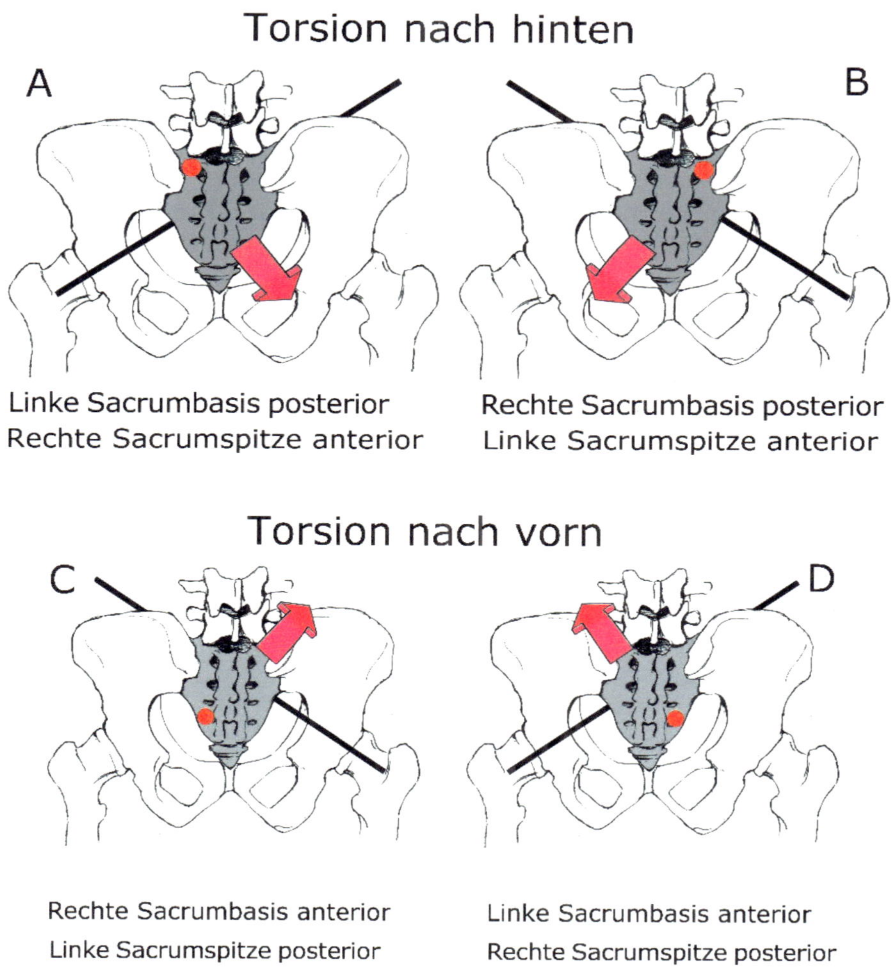

Abb. VII 15: *Sacrumtorsionen*

	Linke Torsion auf rechter Achse **A**	**Rechte Torsion auf linker Achse** **B**	**Linke Torsion auf linker Achse** **C**	**Rechte Torsion auf rechter Achse** **D**
Bezeichnung	Torsion nach hinten	Torsion nach hinten	Torsion nach vorn	Torsion nach vorn
Seitneigung	rechts	links	rechts	links
Rotation	nach links	nach rechts	nach links	nach rechts
Sacrumbasis	links posterior	rechts posterior	rechts anterior	links anterior
Processi transversi von S 5	links posterior	rechts posterior	rechts anterior	links anterior

- Rotation und Seitneigung erfolgen nach entgegengesetzten Seiten (Typ 1 Fixierung)
- Test, ob anterior oder posterior fixierte Torsion vorliegt:
  Daumen auf die beiden Seiten der Sacrumbasis legen und Klient (sitzend) nach vorn und (sitzend oder in Bauchlage) nach hinten beugen lassen.
  Wenn die Rotation beim Vorwärtsbeugen zunimmt und beim Rückwärtsbeugen abnimmt, ist die anterior stehende Basisseite anterior fixiert.
  Wenn die Rotation beim Rückwärtsbeugen zunimmt und beim Vorwärtsbeugen abnimmt, ist die posterior stehende Basisseite posterior fixiert.
- Die Sacrumspitze wird einseitig nach anterior gezogen:
  Lig. sacrospinale und Lig. Sacrotuberale locked short
- Die Sacrumbasis ist seitlich gekippt:
  M.Piriformis der Seite, zu der das Sacrum geneigt ist, locked short
- Die Sacrumbasis ist um die Vertikalachse rotiert:
  M.Piriformis der der Rotationsrichtung entgegengesetzten Seite locked short (Beispiel: Rotation nach links, rechter M.Piriformis)
- Oft ist auch das Os Sphenoideum torsiert.

Verschiebung des Sacrum parallel zur Ebene des Kontakts zu den Ilia (shear)

- Diese Dysfunktion ist selten (Ursachen: Trauma, chronische LWS-Lordose, Skoliose)
- Sacral shear = Sacrum gleitet mit seinen (L- oder C-förmigen) Gelenkoberflächen parallel zur Ebene des Kontakts zu den Ilia.
- Es gibt zwei Arten des shear:
  - Anterior Fixierung = einseitige Kippung des Sacrum nach vorn
  - Posterior Fixierung = einseitige Kippung des Sacrum nach hinten (selten)

  Wie bei der Torsion ist also eine Seite der Sacrumbasis anterior, die andere posterior.

  Unterschied zur Torsion: Der Processus transversus von S 5 einer Seite verhält sich wie die Basis der anderen Seite (während bei Torsion der Processus transversus von S 5 sich wie die ipsilaterale Basis verhält). Also: Wenn eine Seite der Sacrumbasis anterior fixiert ist, ist der Processus transversus von S 5 auf derselben Seite posterior. Wenn eine Seite der Sacrumbasis posterior fixiert ist, ist der Processus transversus von S 5 auf derselben Seite anterior.
- Wenn der Torsions-Test „positiv" war, testen, ob Torsion oder Shear vorliegt, also den Torsions-Test wiederholen und dabei die Stellung der Processi transversi von S 5 beachten.
  - Ein Shear nach vorn liegt vor, wenn eine Seite der Sacrumbasis *anterior* ist, der Processus transversus von S 5 derselben Seite aber mehr *posterior* und (vor allem) niedriger ist als der Processus der gegenüberliegenden Seite.
  - Ein Shear nach hinten liegt vor, wenn eine Seite der Sacrumbasis *posterior* ist, der Processus transversus von S 5 derselben Seite aber mehr *anterior* und (vor allem) höher ist als der Processus der gegenüberliegenden Seite.

Steißbein

- Coccyx seitlich gebogen bzw. fixiert:
  M.Levator ani einseitig locked short, Lig. Sacrotuberale und Lig. Sacrospinale einseitig unelastisch
- Coccyx nach vorn abgeknickt (sehr häufig):
  M.Levator ani hyperton; Lig. Anococcyx unelastisch
- Coccyx nach hinten gebogen (sehr selten):
  M.Levator ani hypoton; Lig. longitudinale posterior unelastisch.

Tests, zu welcher Seite das Coccyx fixiert ist:

- Test 1:
  Die Klientin sitzt mit leicht nach hinten gebogenem Rumpf, die Arme vor dem Brustkorb locker verschränkt. Es ist darauf zu achten, dass die Füße baumeln, also keinen Bodenkontakt haben. Der Behandler steht seitlich und bringt Zeige- und Mittelfinger jeweils zwischen Steißbein und Sitzknochen der linken und rechten Seite. Auf diese Weise ertastet er auf beiden Seiten den Zwischenraum zwischen Steißbein und Sitzknochen. Im Fall einer seitlichen Fixierung wird der Zwischenraum einseitig verengt sein.
- Test 2:
  Die Klientin sitzt wie beim Test 1. Der Behandler steht seitlich vom Klienten und bringt Zeige- und Mittelfinger jeweils zwischen Steißbein und Sitzknochen der linken und rechten Seite.
  Mit dem anderen Arm umfasst er die Schultern der Klientin und bringt den Rumpf des Klienten mehrmals in Seitneigung nach rechts und links. Normalerweise bewegt sich das Steißbein jeweils erst zur kontralateralen Seite (Abb. VII 16, links) und kehrt am Ende der Seitneigungsbewegung zur Seite der Seitneigung zurück (Abb. VII 16, rechts).
  Fehlt die anfängliche Bewegung des Steißbeins zur kontralateralen Seite, so liegt eine Fixierung auf der ipsilateralen Seite vor. Beispiel: Seitneigung des Rumpfes nach rechts. Bewegt sich das Steißbein in der Anfangsphase nicht zur linken Seite, so ist es rechts fixiert.

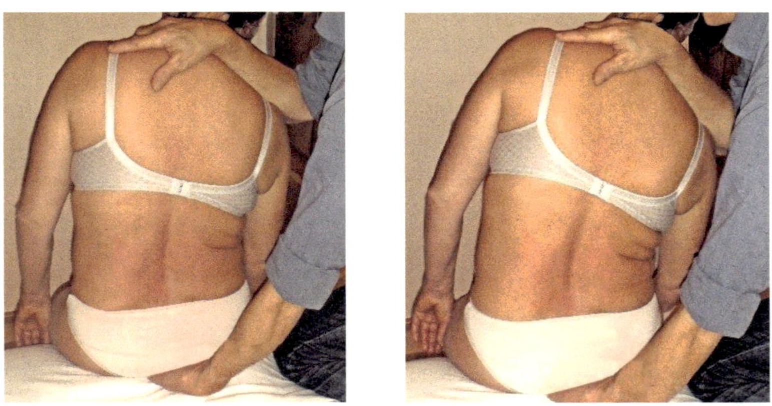

Abb. VII 16

Viszerale Zusammenhänge

- ISG-Restriktionen: evtll. Colon, Pankreas, Ileocecale Verbindung, Niere, Blase, Rectum
- linkes ISG-Gelenk ist symptomatisch: evtll. Magen, Sigmoid colon
- Coccyx: evtll. Rectum, Anus, Niere oder Blase

Checkliste

		rechts	*links*
Sacrum	*Rotation*	nach rechts ☐	nach links ☐
	Kippung um Querachse	nach vorn ☐	nach hinten ☐
	Seitliche Kippung	nach rechts ☐	nach links ☐
	Torsion	nach vorn ☐ nach hinten ☐	nach vorn ☐ nach hinten ☐
	Verschiebung um Schrägachse (Shear)	nach oben ☐	nach unten ☐
Coccyx	*Fixierung*	nach rechts ☐	nach links ☐
	Biegung	nach rechts ☐ nach vorn ☐	nach links ☐ nach hinten ☐

3. Rumpf

a) Allgemein

Infos

Myofasziale Leitbahnen: Siehe S. 27-49 und 53

Weitere Faszienkontinuitäten (Abb.VII 17)

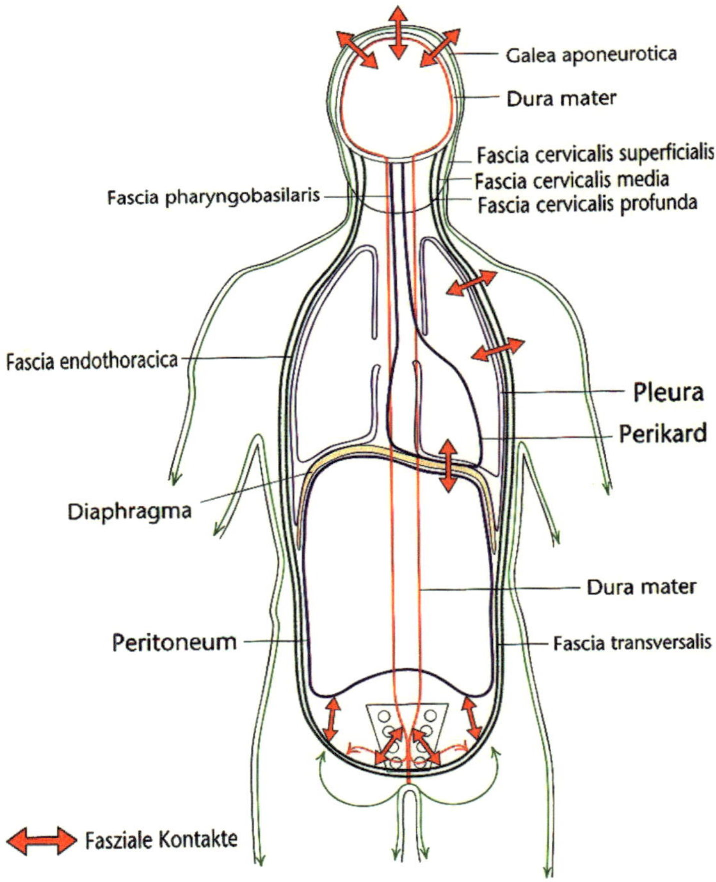

Abb. VII 17

- Die Fascia endothoracica kleidet den Thorax von innen aus und trennt die Organe des Thorax von den Rippen und den Zwischenrippenmuskeln.
  Kopfwärts geht sie in die mediale und tiefe Halsfaszie über, kaudal in das Zwerchfell, bzw. in die Fascia transversalis. Ventral, am Brustbein, und dorsal, an der Wirbelsäule, hat die Faszie durch die Ligamenta Sternopericardiaca einen Übergang zum Mediastinum
  In der hier beschriebenen Definition meint die Fascia endothoracica den bindegewebsartigen Bereich *zwischen* der Fascia thoracica interna und der Pleura, andere Definitionen sehen in der Fascia endothoracica dagegen das *gesamte* Gewebe zwischen Brustwand und Pleura.
- Übergänge zwischen M.Transversus abdominis, endothorakaler Faszie und Lungenfell (Pleura)
- Verbindung zwischen Zwerchfell und M.Psoas: Die Psoasfaszie reicht hoch bis T 12, die Zwerchfellfaszie hinunter bis L 3.

Der lumbodorsale Übergang ist wichtig, denn die Faszien von M.Psoas und Zwerchfell setzen dort an. Außerdem treffen dort der Unterdruck des Thorax und der Überdruck des Abdomens aufeinander.

Analyse

Rotation des Rumpfes um die Vertikalachse auf dem Becken

- Tests:
  - Der Klient verlagert sein Gewicht von einem Sitzknochen auf den anderen. Gibt es eine Rotation, wenn der Rumpf sich zu einer Seite verlagert?
  - Der Bauchnabel ist zu der Seite versetzt, zu der der Rumpf sich gedreht hat.
- Die Rotation kann durch eine diagonale Verkürzung der Rumpf*vorder*seite von einer Schulter zur kontralateralen Hüfte bewirkt werden. Dann sind verkürzt:
  - der untere Rand des M.Pectoralis major
  - M.Serratus anterior
  - M.Obliquus internus der Seite, zu der Rumpf sich dreht, M.Obliquus externus der anderen Seite

  - beidseitige laterale Scheide des M.Rectus abdominis
  - M.Psoas auf der der Rotation entgegengesetzten Seite
  - gegebenenfalls M.Adductor longus

  Eine Verkürzung der Spirallinie zwischen M.Serratus anterior und der kontralateralen Spina iliaca anterior superior ist allerdings selten die Ursache, denn sie kompensiert oft tiefere Wirbelsäulenseitneigungen und –rotationen. Wenn z.B. die BWS rotiert ist, gibt es häufig eine kompensierende Verkürzung der kontralateralen Spirallinie.

- Die Rumpfrotation kann außerdem durch eine diagonale Verkürzung der Rumpf*rück*seite von einer Schulter zur kontralateralen Hüfte bewirkt werden. Dann sind verkürzt:
  - M.Latissimus dorsi
  - Lumbodorsalfaszie
  - sacrale Faszie
  - gegebenenfalls M.Gluteus maximus, M.Vastus lateralis und die Sehne unterhalb der Kniescheibe

Rumpf nach hinten gekippt (Abb. VII 18)

- Kurze Achse der Lemniskate: vom oberen Beginn des Sternums bis zum oberen Beginn des Sacrum

  Lange Achse der Lemniskate: von C 7 bis zum Schambein

  Wenn zusätzlich allerdings der Brustkorb vorn zusammengesunken ist, sind die Längenverhältnisse u.U. umgekehrt: Die Achse von C 7 bis zum Schambein ist verkürzt.
- Ist das Becken nach vorn verschoben?
- Besteht eine Hyperlordose der LWS?

Rumpf zu einer Seite verschoben
Ursache kann eine Beckenseitverschiebung zur anderen Seite sein. Die Rumpfseitverschiebung kompensiert dann die Beckenseitverschiebung (siehe S. 120 f.).

Rumpf nach vorn verschoben: Hyperlordose der LWS?

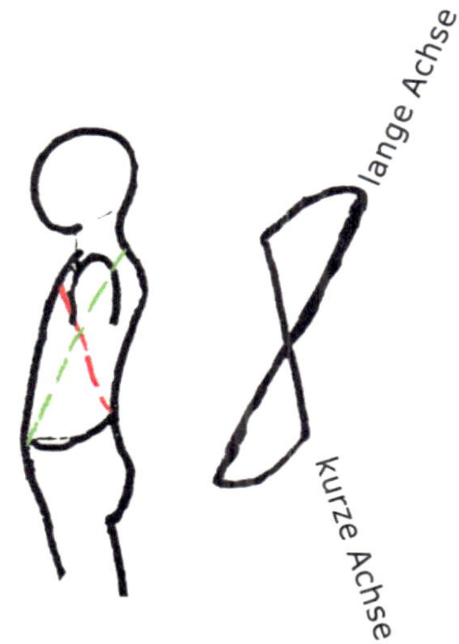

Abb. VII 18 *Rumpflemniskate*

Rumpf seitlich gekippt

- M.Psoas der konkaven Seite locked short (wenn der Rumpf zu der der Seitneigung entgegengesetzten Seite rotiert ist)
- Evtll. Nierenptosis (abgesunkene Niere). Dann ist der Rumpf gleichzeitig zu der Seite der Seitneigung rotiert.
- Siehe Skoliose, S. 193 ff

Häufiges Muster

Eine (z.B. rechte) Schulter ist nach lateral gekippt, das Becken zur anderen (linken) Seite und der Rumpf ist zur (rechten) Seite verschoben. Also sind die eine (rechte) Rumpfseite und die andere (linke) Hüft-Bein-Seite verkürzt. Außerdem verkürzt eine (die linke) Spirallinie (siehe S. 44 ff.) die rechte Seite, was den Torso verschiebt und zur seitlichen Kippung der Schulter beiträgt.

Rumpf- und Schultergürtelmuskulatur zu schwach?

Test: Im Vierfüßlerstand auf Unterarmen, Knien und Zehen aufstützen; mit den Knien eine halbe Unterschenkellänge nach hinten rutschen. Nun die Knie ein wenig vom Boden abheben. Auf gleichmäßige Atmung achten und die Rumpfstabilisation bis zum Ende aufrechterhalten. Der Oberkörper darf nicht zwischen den stützenden Armen einsinken, die Wirbelsäule sollte nicht durchhängen.

- 15-20 Sekunden = kräftige Muskeln
- weniger als 15 Sekunden = aktivierungsbedürftige Muskeln

Checkliste

Rumpf	*Kippung*	vorn	☐	hinten	☐
	Kippung	rechts	☐	links	☐
	Rotation	rechts	☐	links	☐
	Seitverschiebung	rechts	☐	links	☐

b) Brustkorb

Infos und Palpationshilfen

Siehe auch: Thema Atmung im Handbuch für Strukturelle Integration, Band 1

Faszienkontinuitäten

- Siehe Abb. VII. 11 auf S. 115 und VII 17 auf S. 140
- Fascia transversalis thoracii - tiefe Halsfaszie vor der HWS (inklusive Mm.Scaleni)
- Mediastinum – Zwerchfell - Vorderseite der WS (bei T 4-5) - Halsfaszie (Abb. VII 19)

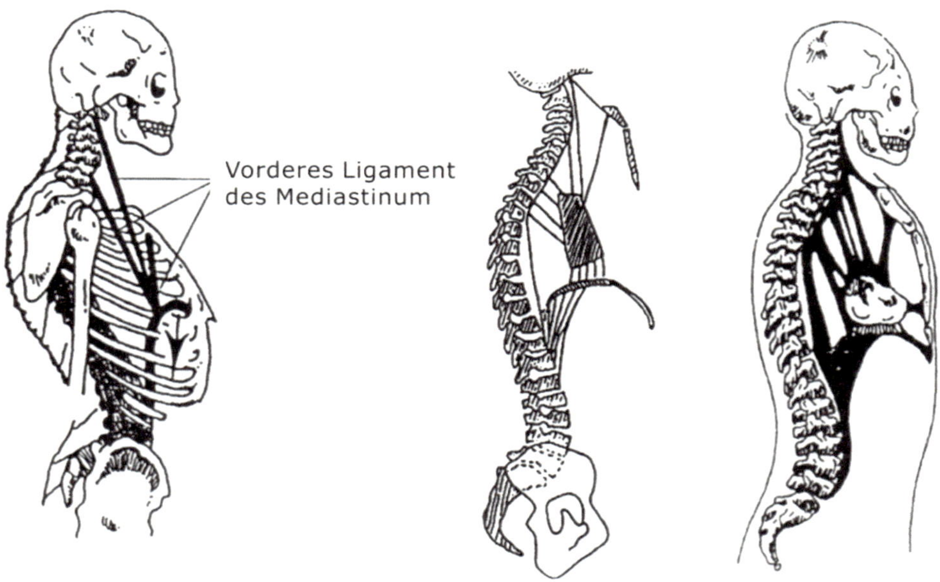

Abb. VII 19

Bindegewebsnetz, an dem das Zwerchfell aufgehängt ist.
Das Netz umgibt das Herz und hat Verbindungen zur Wirbelsäule.

- Verbindung zwischen M.Levator scapulae, Mm.Rhomboidei und M.Serratus anterior
- Verbindung zwischen Zwerchfell, Pericardium, Lungenfell und Mm.Scaleni

Das **Sternoclaviculargelenk** ist Treffpunkt folgender Faszien: des M.Pectoralis, des M.Clavipectoralis, dreier Schichten der Nackenfaszien, des M.Sternocleidomastoideus, des M.Subclavius und der Mm.Infrahyoidei.

Die obere Thoraxapertur (thoracic inlet oder outlet, Gibsons Faszie) besteht myofaszial aus den Mm.Scaleni (nebst bandartiger Abzweigung zur HWS) und anderen Halsmuskeln sowie dem oberen Lungenende mit seinen Bändern, die die Lunge an die HWS und an die Clavicula anheften. (Abb. VII 19)

Der **Rippenbogen** ist Treffpunkt folgender Faszien: des M.Pectoralis, des M.Rectus abdominis, der Mm.Obliqui, des M.Transversus abdominis und des Zwerchfells. (Abb. VII 20)

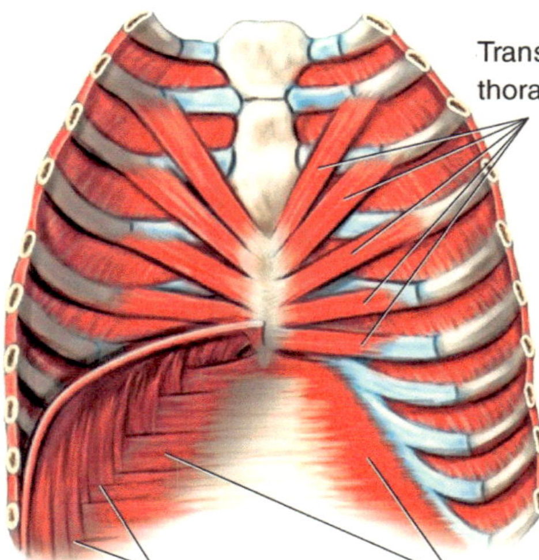

Abb. VII 20

Das **Zwerchfell** ist auch ansprechbar über den Lumbodorsalübergang (bei T 10 - L 2).

Rippenbewegung beim Einatmen
Die Rippen oberhalb des lumbodorsalen Übergangs bewegen sich nach oben, die Rippen unterhalb des Übergangs bewegen sich nach unten.

Die **Nebenniere** befindet sich in unmittelbarer Nachbarschaft zur 12.Rippe.

M.Serratus anterior klebt oft am Rippenperiost und den Faszien der Zwischenrippenmuskeln.

M.Pectoralis minor kann ein enorm dünnes Band sein und am M.Pectoralis major kleben.

Analyse

Abweichungen des Brustkorbs zum Vorschein bringen
Die Füße sollten dafür hüftbreit stehen.

Brustkorbprobleme
Sind evtl. Probleme der HWS und der unteren LWS

Brustkorbbeweglichkeit (besonders beim Atmen)

- Zusammenspiel der Verbindung von Manubrium sterni und Corpus sterni an der Vorderseite mit dem mittdorsalen Übergang an der Rückseite des Brustkorbs.
- Mangelnde intrinsische Beweglichkeit des Brustkorbs: u.a. Fixierungen im Raum T 4 und T 5
- Stellen an der Rückseite des Brustkorbs werden durch Atmung kaum bewegt: örtliche Restriktionen des Zwerchfells
- Klient kann Brustkorb schlecht heben: Rippen-Brustbein-Ver-bindung versteift

Volumenveränderungen des Brustkorbs

- Brustkorb rund statt oval: wenig Vitalität
- Flacher Brustkorb:
  - Oft Restriktionen auf beiden Seiten
  - Evtll. Lungenprobleme
  - Das Mediastinum ist zusammengedrückt
  - M.Transversus thoracis locked short (siehe Abb. VII 20)
  - Oft ist der M.Rectus abdominis locked short
- Enge Herzgegend: linke Achsel eng
- Eingeengter unterer Rippenabschnitt bei Frauen: evtll. schränken große Brüste die Bauchatmung ein.

- Untere Rippen sind weit und nach oben gezogen:
  Verkürzte Bauchmuskeln lassen das Zwerchfell bei der Einatmung kontrahieren (Fixpunkt: Zentralsehne des Zwerchfells), was die Rippen nach oben hebt.
- Muskulöser Brustkorb: Oft ist die Vorderseite kurz mit eingesunkenen Rippen (M.Pectoralis, M.Serratus, Achselhöhlen).
- Eine Brustkorbseite ist schmaler, und der Rippenbogen ist dort herabgezogen: evtll. Ascending colon, Mesenterium, Colon duodenum, Zwerchfell
- Intrasegmentale Probleme des Brustkorbs: Die Ursache liegt oft im Raum unterhalb des Zwerchfells.

Hochgezogener Brustkorb
Die tiefe Halsfaszienschicht (vor HWS, inklusive M.Scalenus), die mit der Fascia transversalis thoracii verbunden ist, ist locked short.

Das **Schwerkraftzentrum des Brustkorbs** befindet sich auf der Höhe der Brustwirbel 4 und 5. Es kann nach hinten oder vorne verschoben sein sowie nach rechts oder links.

Rotation des Brustkorbs

- Es kann sich um eine Kompensation der Kippung der Schulter nach vorn handeln.

  Denn ein verbreitetes Strukturensemble ist: Mediale Kippung des rechten (linken) Fußes – Außenrotation des linken (rechten) Fußes – Kippung des Beckens nach rechts (links) – Verschiebung des Brustkorbs nach links (rechts) – Rotation des Brustkorbs nach rechts (links) und Kippung der rechten (linken) Schulter nach vorn – Rotation des Nackens nach links (rechts).
- Wenn der Magen nach oben an das coronare Band anhaftet, ist seine Bewegung nach unten beim Atmen eingeschränkt, während die Leber sich frei bewegen kann. Dies führt zu einer Rotation der BWS und des Brustkorbs nach rechts.

  Wenn der Magen in seiner Bewegung eingeschränkt ist, kommt es zu einer Rotation des rechten Brustkorbs nach vorn-unten-innen sowie zu einer entsprechenden Rotation der WS und kompensierender Muskelspannung lateral auf der Magenseite des Brustkorbs.
- Wenn die Leber in ihrer Bewegung eingeschränkt ist, kommt es zu einer Rotation des linken Brustkorbs nach vorn-unten-innen sowie

zu einer entsprechenden Rotation der WS und kompensierender Muskelspannung lateral auf der Leberseite des Brustkorbs.

Wenn die Leber in der Bewegung eingeschränkt ist bei gleichzeitiger Bewegungsfreiheit des Magens, dann kommt es zu einer Rotation von BWS und Brustkorb nach links.

- Locked short:
  - Die Linie zwischen vorgedrehtem Rippenbogen (laterale Begrenzung des Brustkorbs) und der SIAS der anderen Seite.
  - M.Serratus anterior auf der nach vorn gedrehten Seite
  - M.Obliquus internus der Seite, zu der der Brustkorb rotiert ist und M.Obliquus externus der anderen Seite.
  - M.Psoas der Seite, die nach vorn gedreht ist.

Seitverschiebung des Brustkorbs

- Die Armabstände rechts und links zu vergleichen, ist oft nicht hilfreich. Besser sind folgende Tests:
  - Der Klient steht mit seitlich etwas angehobenen Armen. Wenn der Behandler von der Taillenenge ausgehend links und rechts waagerecht soweit nach außen schaut, bis beiderseits imaginär gefällte Lotlinien auf die lateralen Hüftseiten fallen: auf welcher Seite ist die seitlich von den Taillen ausgehende waagerechte Linie kürzer? Nach dieser Seite ist der Brustkorb verschoben.
  - Dieselbe Aufstellung wie oben. Der Behandler fällt von Brustkorbseiten aus imaginäre Lotlinien. Welche der beiden Lotlinien ist weiter von den großen Trochantern entfernt? Nach dieser Seite ist der Brustkorb verschoben.
- Der M.Quadratus lumborum auf beiden Seiten ist locked short. Der obere Anteil auf der Seite, von der aus der Thorax weggeschoben ist, der untere Anteil auf der Seite, zu der der Thorax geschoben ist.

Seitkippung des Brustkorbs

- Vergleiche Höhe der Brustwarzen oder des BH.
- Oft neigt sich der Brustkorb kompensatorisch zur Seite eines längeren Beins. Das Gewicht von Schultergürtel und Brustkorb ruhen also auf dem längeren Bein. Damit sich der Brustkorb wieder mehr auch aufs andere (kürzere) Bein verlagern kann, muss die Horizontalität des Beckens wiederhergestellt werden.
- Die Seitkippung des Brustkorbs kann aber auch mit der Neigung des Schultergürtels zur anderen Seite verbunden sein.
- M.Psoas ist auf der Seite locked short, zu der der Brustkorb sinkt.

Brustkorb nach vorn oder hinten gekippt

- Es gibt zwei Möglichkeiten:
  - Kippung des Brustkorbs nach vorn und Verschiebung der Schultern nach vorn.
  - Kippung des Brustkorbs nach hinten und Verschiebung der Schultern nach hinten, verbunden mit einer Kippung der Schultern nach vorn.
- Die Kippung nach hinten kann eine Kompensation für ein nach vorn verschobenes Becken sein.
- Wenn eine Seite des Brustkorbs nach vorn gekippt und die andere nach hinten:
  - Strukturen von Unterarmen, Ellbogen und Händen
  - Evtll. eine Kompensation für tiefe WS-Muster

***Intra*segmentale Struktur** (Verhältnis der beiden Brustkorbzylinder zueinander):

Es gibt folgende intrasegmentalen Muster:

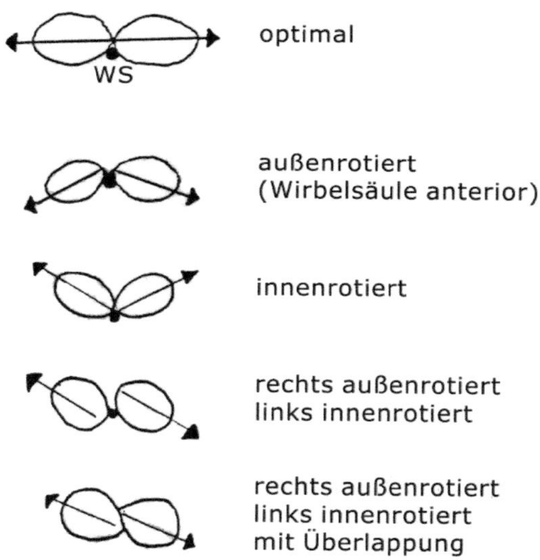

Abb. VII 21 *Intrasegmentale Muster des Brustkorbs (Blick von oben)*

Claviculae an Rippen 1 und 2 anhaftend

Horizontales Halsband (siehe S. 51 f.)

Sternum

- eingezogenes Sternum plus flache BWS: Zwerchfellrestriktionen
- Der Processus xiphoideus des Sternum kann:
  - zur Seite gebogen sein
  - nach vorn oder hinten gebogen sein
  - verdreht sein

Die **Rippenstellung** ist nicht immer kongruent. Die obersten Rippen können z.B. vorn abgesunken sein, während die unteren 5 bis 6 Rippen hochstehen. Übergang zwischen beiden Positionierungen ist oft der lumbodorsale Übergang.

Rippenfixierungen

- Drei Arten:
  - Rotation (Torsion) nach innen oder außen
  - Fixierung (Subluxation) nach vorn oder hinten
  - Fixierung nach oben (einatemfixiert) oder unten (ausatemfixiert)

    Bei einer nach oben fixierten Rippe steht der untere Rand der Rippe im Vergleich zu benachbarten Rippen nach vorn heraus. Zwischen der Rippe und der nächsthöheren Rippe ist der Raum verengt. Bei nach unten fixierter Rippe erscheint der untere Rand weniger weit nach vorn heraus als bei benachbarten Rippen. Zwischen der Rippe und der nächsttieferen Rippe ist der Raum verengt.

  - Rippenfixierungen rühren oft von BW-Rotationen und deren Typ II-Dysfunktionen (Rotation und Seitneigung zur selben Seite) her. Daher erst BWS-Fixierungen behandeln, dann Rippenfixierungen.
  - Sind obere Rippen unbeweglich: evtll. Schleudertraume
  - Sind obere Rippen hochstehend: HWS ist evtll. stehend
  - Bei den Rippen 2-12 ist es nicht nötig, die verschiedenen Arten von Rippenfixierung (Torsion oder Fixierung nach vorn/hinten) zu unterscheiden. Hier gilt: eine Behandlungsart für beides. Während der Behandlung lässt sich dann feststellen, um welche Art Fixierung es sich gehandelt hat.
  - Die Rippen 1-10 haben gelenkige Verbindung zum Wirbel darüber und zum Wirbel auf gleicher Höhe. Beispiel: Rippe 5 hat eine Verbindung zu T 4 und zwei Verbindungen zu T 5.

Dies hat zur Folge: Wenn T 4 nach rechts rotiert auf T 5, zieht T 4 den oberen Aspekt der Rippe 5 mit sich, während der untere Aspekt der Rippe, der mit T 5 verbunden ist, durch die Rotation unbetroffen bleibt. Die Rechtsrotation von T 4 bewirkt also eine Außenrotation der rechten 5.Rippe und eine Innenrotation der linken 5.Rippe.

- Die 1. Rippe auf einer oder beiden Seiten ist hochstehend: Mm.Scaleni (mehr hinten als vorn)
- Die 2.Rippe ist blockiert: Sternum ist blockiert.
- Die 4., 5. und 6.Rippe sind zu wenig mobil: Evtll. müssen myofasziale Strukturen von dort aus einen vorstehenden Kopf halten.
- Die 4. und 5.Rippe sind in einer inkongruenten Position zu Nachbarrippen fixiert: Zwischenrippenräume, prävertebrale Faszien
- Rippe 11 und 12 haben kein Gelenk mit Querfortsätzen. Sie haben auch keine Artikulation zum Sternum, aber im Falle einer Fixierung finden sich wirbelartige Spannungen in abdominalen Muskeln.
- 11. und 12.Rippe können sehr verschieden zueinander stehen: parallel, überkreuzt, auseinanderdriftend.
- Die 12.Rippe ist nach kaudal und nach vorn gezogen: M.Quadratus lumborum und M.Iliacus sind locked short.

Unspezifische Tests für Dysfunktionen der Rippen 2-12

- Erster Spring-Test der Beweglichkeit:
  Bauchlage. Einen Daumen auf die Verbindung der Rippe zum Processus transversus des Wirbels legen. Mit festem Druck schnell nach vorn drücken und ebenso schnell loslassen. Mehrmals in schneller Abfolge. Federt die Rippe nicht, liegt eine Fixierung vor.
- Zweiter Spring-Test der Beweglichkeit (verlässlicher als der erste Test):
  Der Klient sitzt mit nach hinten gekipptem Becken. Die Hände liegen überkreuzt auf seinen Schultern. Der Behandler unterfasst mit einem Arm die Arme des Klienten, wobei dieser sein volles Armgewicht abgeben muss. Der Behandler bringt den Daumen seiner freien Hand auf die Verbindung der Rippe zum Processus transversus des Wirbels. Flüssig und schnell die Arme des Klienten heben und senken. Während der Behandler die Arme hebt, drückt er mit dem Daumen nach vorn und lässt los, wenn er die

Arme des Klienten herunterlässt. Eine Fixierung des Gelenks zwischen Rippe und Wirbelquerfortsatz oder/und des Gelenks zwischen Rippe und Wirbelkörper liegt vor, wenn beim Armheben der Daumen des Behandlers nicht nach anterior sinken kann.

- Weitere Kennzeichen einer Dysfunktion:
  - Wunde Punkte im Gewebe entlang dem medialen Rand der Scapula jeweils auf Rippenhöhe.
  - Die Rinne zwischen Rippe und Querfortsatz eines Wirbels entlang nach Unregelmäßigkeiten tasten.

Test für Torsion der Rippen 2-12

Oberen und unteren Rand der Rippe am Rippenbogen (hinten) ertasten. Achtung: Der obere Rand einer Rippe ist nicht so leicht zu ertasten wie der untere Rand.

Eine Außentorsion liegt vor, wenn der obere Rand prominenter ist als normal bzw. der untere Rand weniger prominent ist als normal; und wenn der Intercostalraum oberhalb der Rippe weiter als normal, unterhalb der Rippe enger als normal ist.

Eine Innentorsion liegt vor, wenn der untere Rand prominenter ist als normal bzw. der obere Rand weniger prominent ist als normal; und wenn der Intercostalraum oberhalb der Rippe enger als normal, unterhalb der Rippe weiter als normal ist.

Tests für Fixierung der Rippen 2-12 nach vorn oder hinten (Subluxation)

- Den Rippenkopf vorn an der Verbindung Rippe-Knorpel und den Rippenbogen hinten ertasten. Vergleichen mit der Rippe der anderen Seite.
  Eine anterior/posterior Fixierung liegt vor, wenn hinterer Rippenbogen und Rippenkopf vorn weiter anterior oder posterior sind als bei der Rippe der anderen Seite.
- Test zur Verifizierung einer *anterior* Fixierung:
  Der Klient sitzt mit etwas nach hinten durchhängendem Rumpf. Der Behandler steht seitlich vom Klienten und legt eine Hand auf die von ihm entferntere Brustkorbvorderseite. Die Spitzen von Zeige- und Mittelfinger palpieren das Gelenk zwischen Rippe und Rippenknorpel und drücken die Rippe leicht nach lateral und posterior. Mit dem anderen Arm umfasst der Behandler den Brustkorb von hinten und dreht ihn nach hinten.
  Eine anterior Fixierung liegt vor, wenn die Rippe die Bewegung nach hinten nicht mitmacht.

- Test zur Verifizierung einer *posterior* Fixierung:
  Der Klient sitzt mit etwas nach hinten durchhängendem Rumpf. Der Behandler steht seitlich vom Klienten und legt Finger auf die von ihm entferntere Brustkorbrückseite. Die Spitzen von Zeige- und Mittelfinger tasten den hinteren Rippenbogen jeweils einer Rippe und drücken dabei die Rippe leicht nach lateral und vorn (also in Richtung der nun folgenden Thoraxrotation). Mit dem anderen Arm umfasst der Behandler den Brustkorb von vorn und dreht ihn nach vorn, indem er die Schulter des Klienten nach vorn zieht.
  Eine posterior Fixierung liegt vor, wenn die Rippe die Bewegung nach vorn nicht mitmacht.

Rippenrotation nach hinten eingeschränkt

- Eingeschränkte Amplitude *einer* Rippe:
  M.Transversus thoracis (Abb. VII 14) locked short
- Eingeschränkte Amplitude *zweier* benachbarter Rippen:
  vordere Mm.Intercostales locked short

Rippenrotation nach vorn eingeschränkt

- Eingeschränkte Amplitude *einer* Rippe:
  M.Levator costae oder Mm.Intercostales locked short
- Eingeschränkte Amplitude *zweier* benachbarter Rippen:
  hintere Mm.Intercostales locked short

Tests für Fixierung der 1.Rippe nach oben

- Spring-Test der Beweglichkeit:
  Der Klient sitzt mit nach hinten gekipptem Becken. Der Behandler legt seine Daumen oben auf das Gelenk zwischen 1.Rippe und T1. Nach kaudal federnd testen.
- Atem-Test der Beweglichkeit:
  Der Klient sitzt mit nach hinten gekipptem Becken. Der Behandler platziert die Finger seiner Hände über den 1.Rippen, mit den Zeigefingern sehr nahe am Gelenk zwischen 1.Rippen und T 1. Der Klient atmet tief ein. Wenn sich die Rippen dabei nicht bewegen, sind sie fixiert. Dies kann natürlich auch nur eine der beiden Rippen betreffen.
- Weitere Kennzeichen einer Fixierung:
  - Die Mm.Scaleni auf der Seite einer fixierten 1.Rippe sind hyperton.
  - Ein wundes Gefühl in der Gegend des oberen Aspekts der 1.Rippe nahe dem Gelenk zu T 1.

M.Pectoralis Minor verkürzt: Inaktiver M.Serratus anterior

Zwerchfell

- Das Zwerchfell ist zu schlaff oder zu fest:
  Evtll. ist eine andere horizontale Gewebestruktur (z.B. der Beckenboden) kompensierend zu fest oder zu schlaff.
- Vertikale Einzugskerben rechts und links im Bauchraum:
  Zwerchfelleinzug nach innen.
- Das Zwerchfell ist behindert: Evtll. M.Psoas, Arme (bes. Ellbogen)

Gleitfähigkeit zwischen Brustkorb (Rippengefüge mit Muskulatur) und Pleura (Lungenfell)

Vorbemerkung: Die Lunge verlängert sich nach kranial und kaudal, während sich das Zwerchfell beim Einatmen nach kaudal absenkt.

Tests der Gleitfähigkeit (Abb. VII 22):

Global: In Rücken- und Seitenlage mit der flachen Hand den Brustkorb nach kranial schieben während der Einatmung. Diese Verschiebbarkeit einschätzen.

Lokal: Dasselbe mit dem Handballen machen.

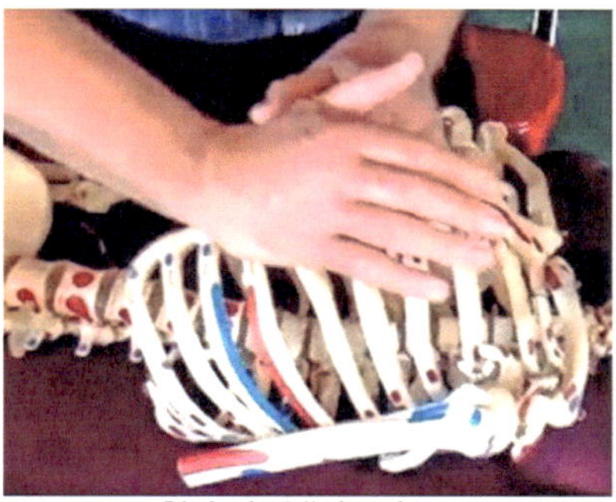

Global, Rückenlage

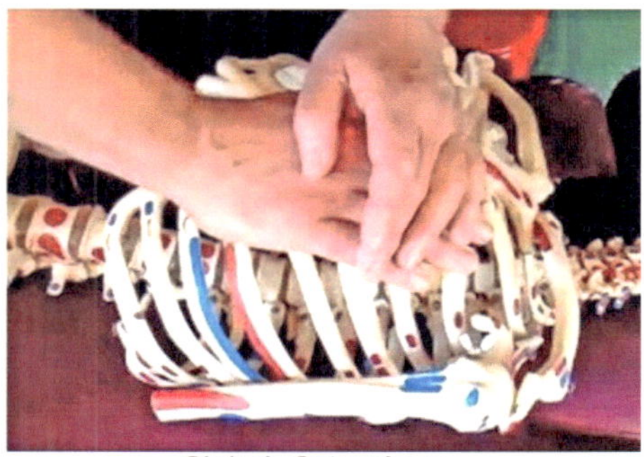

Global, Seitenlage

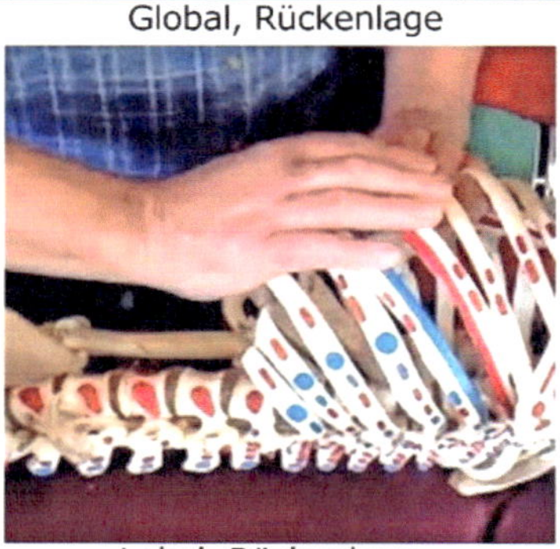

Lokal, Rückenlage

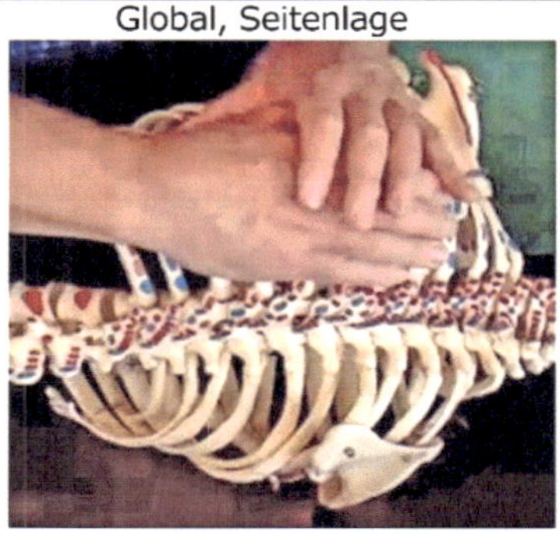

Lokal, Seitenlage

Abb. VII 22

Gleitfähigkeit zwischen Lunge und Zwerchfell

Vorbemerkung: Das Zwerchfell befindet sich auf der Höhe der 5.Rippe

In Rücken- und Seitenlage die Hände kranial und kaudal der 5.Rippe positionieren (Abb. VII 23, oben) und am Brustkorb Scherbewegungen während der Atmung durchführen (Abb. VII 23, unten). Diese Verschiebbarkeit einschätzen.

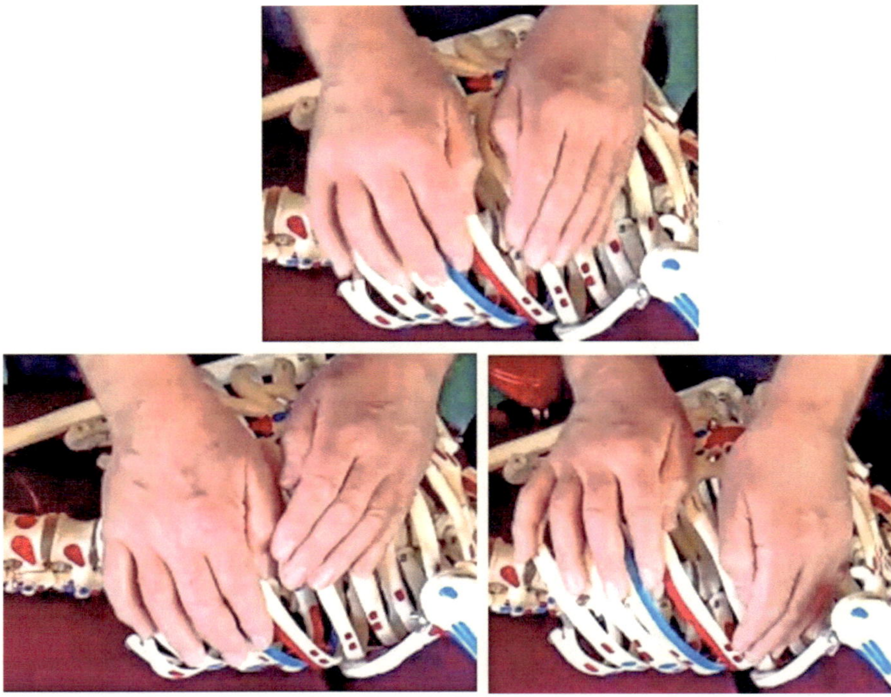

Abb. VII 23

Zusätzliche viszerale Zusammenhänge

- Der Viszeralbeutel funktioniert wie ein hydrostatisches Kissen, welches LWS und Thorax stützt.
- Rechte Seite des Brustkorbs sinkt mit der Schulter nach unten: Der Eingeweidehohlraum hat mehr hydrostatischen Druck als der obere Brustkorb. Wegen dieses Druckunterschiedes „schwimmt" die Leber zwischen beiden Hohlräumen. Wenn die Leber nach oben Anhaftungen hat, dann verstärkt der Druck von unten die Anhaftung.

- Restriktionen zw. Clavicula und Sternum: evtll. Lunge
- Restriktionen zw. Sternum und Rippen: evtll. Lunge
- Gelenke zwischen Rippen und Wirbelkörpern: evtll. Lunge
- Rechte Gelenke zwischen Rippen und Wirbelkörpern: evtll. Leber, Galle
- 1.Rippe: evtll. Magen, Duodenum
- Rippen 5-11: evtll. Leber, Galle
- 5.Rippe: evtll. Leber, Pericardium, Zwerchfell, Lungen
- 6. linkes Gelenk zwischen Rippe und Wirbelkörper: evtll. Magen
- 6. rechtes Gelenk zwischen Rippe und Wirbelkörper: evtll. Duodenum
- Gelenke zwischen Rippen und Wirbelkörpern von T 11/12: evtll. Niere
- untere Rippen: evtll. Leber, Galle

Checkliste

Brustkorb	*Kippung nach vorn/hinten*	vorn	☐	hinten	☐
	Kippung seitlich	rechts	☐	links	☐
	Rotation	rechts	☐	links	☐
	Seitverschiebung	rechts	☐	links	☐
Rippen	*Besonderheiten:*				

c) Bauch

Infos und Palpationshilfen

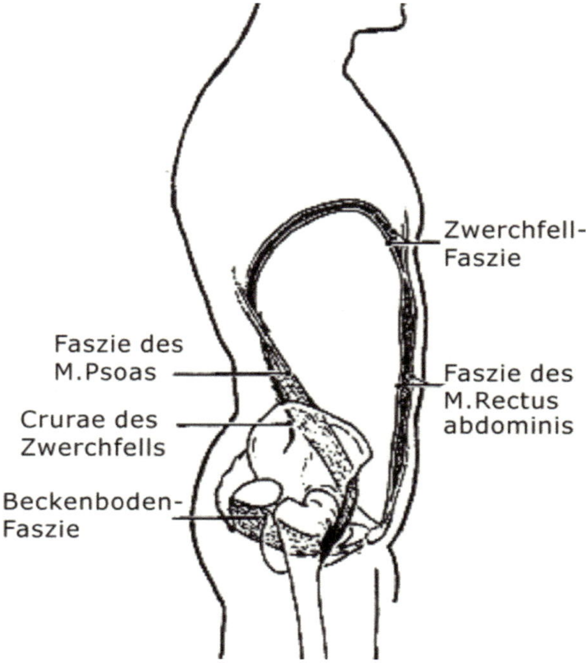

Abb. VII 24 *Relevante myofasziale Strukturen des Bauchraums*

Faszienkontinuitäten

- M.Obliquus externus - M.Latissimus - M.Serratus anterior - M.Pectoralis major
- Niere - M.Psoas - Zwerchfell
- M.Transversus abdominis - endothorakale Faszie - Lungenfell
- Rückseiten der Mm.Scaleni - Lungenspitzen
- Es gibt ein Ligament, das von einem Processus transversus der HWS in die endothorakale Faszie führt.

Vertikaler Gürtel der Bauchmuskulatur

M.Rectus abdominis, Crura des Zwerchfells, Ligamentum longus anterior der Wirbelsäule, M.Pubococcygeus. (Abb. VII 24)

Horizontaler Gürtel der Bauchmuskulatur:

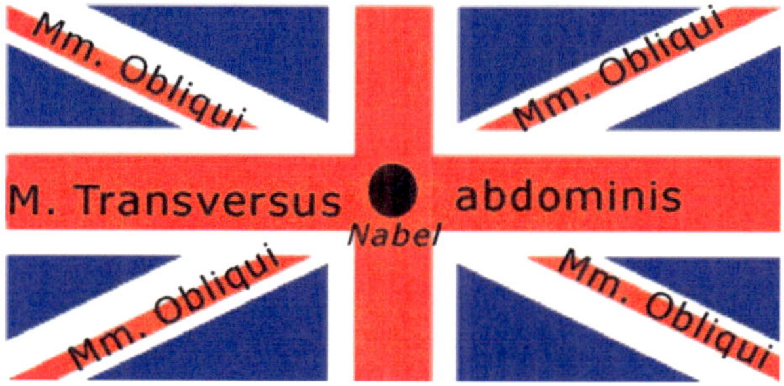

Abb. VII 25 *Bauchmuskelverläufe*
von M.Transversus abdominis, Mm.Obliqui externi und interni

M.Rectus abdominis

- Er ist zwar der oberflächlichste Bauchmuskel, ab der Gegend unterhalb des Bauchnabels befindet er sich jedoch *hinter* den Faszien aller anderen Bauchmuskeln, und seine Faszie geht über in die Beckenbodenfaszien.
- Die Gegend um den Bauchnabel ist bei ihm besonders wichtig, denn sie hat zahlreiche fasziale Verbindungen in alle Richtungen (Abb. VII 25). Meist ist es das *hintere* Blatt (Lamina) der Muskelfaszie, das das Zentrum des Haltens ist.
- M.Sternocleidomastoideus und M.Rectus abdominis sind „ein" Muskel. (H.Godard)

M.Iliopsoas

- Brücke zwischen Ober- und Unterkörper
- Abstandhalter zwischen Brust- und Bauchraum
- Unterstützer der LWS zusammen mit den Antagonisten (Erektoren des Rückens und Mm.Multifidii)
- Abstandhalter zwischen Lendenwirbeln
- Bedeutung für Tonus und Funktion der Bauchmuskeln, da in den M.Psoas eingebettete Spinalnerven die Bauchmuskeln innervieren
- Bedeutung für Verdauung, Stoffwechsel
- Pumpe für Flüssigkeit im Lumbalnervenplexus, da dieser in den M.Psoas eingebettet ist
- Bindeglied zwischen ANS und Spinalnerven, die ebenfalls in den M.Psoas eingebettet sind

Die **Mm.Rhomboidei** verbinden die WS mit den Armen; die beiden **Mm.Iliopsoas** verbindet die WS mit den Beinen.

Beim Gehen äußert sich eine optimale Balance zwischen dem M.Iliopsoas der einen Seite mit dem M.Rhomboideus der anderen Seite so:

Der M.Rhomboideus der Seite, auf der der Arm vorn ist, ist gedehnt. Dadurch treten der untere M.Trapezius und der M.Latissimus dorsi der anderen Seite in Aktion, um die LWS zu dehnen. Dies wiederum dehnt den M.Iliopsoas auf der zum M.Rhomboideus kontralateral gelegenen Seite. Diese Dehnung löst den Dehnungs-Reflex aus, wodurch der M.Iliopsoas das Bein nach vorn bewegt.

M.Obliquus externus und internus gehen – von einer Sehnenplatte in der Mitte unterbrochen – ineinander über, und zwar in den jeweils anderen auf der kontralateralen Seite. Rechter M.Obliquus externus geht in linken M.Obliquus internus über und linker M.Obliquus internus geht in rechten M.Obliquus externus über.

Die **Faszie des M.Transversus abdominis** erreicht man über das Trigonum lumbale und über die Gegend zwischen T 10 und L 2 (lumbodorsaler Übergang). Der Muskel ist für einen selbst spürbar, wenn man seine Hände auf seine Flanken auflegt und hustet.

Viszerale Gesichtspunkte

- Drei Innenräume sind wichtig: der intraperitonale Raum (also innerhalb des Bauchfells), der retroperitonale (Psoas, Nieren, Nierenfett) und der subperitonale Raum. Diese drei Räume sollten funktionieren wie der innere Raum eines vertikal orientierten Akkordeons.
- Wenn die inneren Organe einer strukturellen Veränderung der äußeren Form nicht folgen können, gibt es einen Konflikt. Umgekehrt ist die Befreiung der Organe nicht möglich, solange von außen nicht genügend Raum geschaffen ist.
- Innere Organe: Der Sogeffekt des Zwerchfells hält die schweren Organe oben, verhindert ihr Absinken.
- Der Bauchnabel ist durch das Peritoneum via Lig. falciforme mit der Leber verbunden sowie mit Blase und Gedärmen.
- Sowohl das Jejunum als auch das Ileum sind in ihrer ganzen Länge an einem fettreichen, bindegewebigen Aufhängeband befestigt: dem Mesenterium. Das Mesenterium ist an der hinteren Bauchwand in einer Linie befestigt, die von der Flexura

duodenojejunalis nach schräg rechts abwärts bis zum Übergang des Dünndarms in den Dickdarm reicht. Diese Befestigungslinie wird auch als Mesenteriumwurzel bezeichnet. Da Jejunum und Ileum zusammen ca. 20mal länger sind als die Mesenteriumwurzel, legt sich das Mesenterium in leicht verschiebbare Falten.

- Die Milz befindet sich hinter dem horizontalen Abschnitt des Dickdarms.

Analyse

Waschbrettbauch
Oberflächliche Faszienhülle des M.Rectus abdominis (also vor dem Muskel) und hoher Tonus im Muskel selbst

Vorgewölbter Bauch
- Tiefe Faszienhülle des M.Rectus abdominis (hinter dem Muskel) verkürzt und hoher Tonus im Muskel selbst. Dadurch entsteht Schlaffheit in der oberflächlichen Schicht)
- evtll. viszerale Gründe innerer Organe

Harte Stellen im Bauchraum
- evtll. Problem des L 3
- oder evtll. Nierenprobleme
- oder evtll. Krebsverkapselung

Fettansammlung in Flankengegend
- Mm.Obliqui abdominis
- M.Transversus abdominis
- M.Glutaeus medius (Faszienkontinuität)

Der **M.Psoas:** Fühlt er sich voll und flexibel an oder sehnig und hart?

M.Iliopsoas locked short?
- Wenn die Schrittlänge unverhältnismäßig klein ist
- Seitenlage. Das untere Bein gestreckt, das obere Bein angewinkelt. Der Behandler zieht das untere – gestreckte - Bein nach hinten und schaut, ob die LWS nach vorn ausweicht, weil der M.Iliopsoas verkürzt ist.
- Rückenlage. Klient lässt Fersen (vom unteren Rücken her) lang werden. Wenn der Bauch einsinkt, ist das ein Zeichen dafür, dass der M.Psoas sich verlängern kann.

Welcher M.Iliopsoas ist locked short?

- Rückenlage, Beine ausgestreckt. Der Behandler zieht vom Kopfende her leicht an den ausgestreckten Armen. Auf der Seite des kürzeren Arms ist der M.Iliopsoas verkürzt.
- Bauchlage. Verkürzter M.Iliopsoas auf der Seite, auf der die Gesäßhälfte/das Becken höher steht.
- Rückenlage mit aufgestellten Beinen. Klient lässt ein Bein durch Wegschieben des Fußes in die Streckung gehen. Der M.Psoas, der dem Behandler im Bauchraum sehnig entgegenspringt, ist locked long (kompensatorisch aktiv). Es handelt sich also *nicht* um den strukturell verkürzten (locked short) Muskel.

M.Iliopsoas locked short

- Die Mm.Rhomboidei sind zu inaktiv
- Mögliche viszerale Faktoren: Sigmoid, Ileocaecalverbindung, abgesunkene Niere drückt auf den Muskel, Pankreas

M.Iliopsoas inaktiv

- Kennzeichen für einen inaktiven M.Iliopsoas sind: LWS pendelt von einer Seite zur anderen; stampfender Schritt; das Becken (oder ein Ilium) ist beim Gehen vorgeschoben.
- Der M.Rectus femoris ist verkürzt und übernimmt die Funktion des M.Iliopsoas beim Gehen.
- Die Mm.Rhomboidei sind oft locked short
- Der M.Iliopsoas atrophiert bei mangelndem Gebrauch

Bauchmuskeln stark genug?

Test: In der Rückenlage die Beine auf eine Unterlage legen, so dass zwischen Unter- und Oberschenkel sowie zwischen Oberschenkel und Becken jeweils ein Winkel von etwa 90° besteht. Mit nach vorn ausgestreckten Armen den Kopf langsam anheben und den Oberkörper nach vorne einrollen, bis die Schulterblätter vom Boden abgehoben sind. Die Position halten und gleichmäßig atmen.

Test-Variation, die mit der Raumorientierung arbeitet: Sich vorstellen, dass Stirn und Hände sich zum Hocker ausstrecken, als wenn sie ihm *etwas* näher kommen wollten.

Ergebnisse:

- 20 Sekunden bis 2 Minuten = sehr kräftige Muskeln
- 15-20 Sekunden = kräftige Muskeln
- weniger als 15 Sekunden = aktivierungsbedürftige Muskeln

Befindet sich das Bauchfett oberhalb oder unterhalb der Bauchmuskeln?
Rückenlage. Der Klient hebt Kopf und oberen Brustkorb. Die Muskulatur ertasten. Wenn der M.Rectus abdominis parallel zur Liege ist und man durch eine ziemliche Fettmenge tasten muss, dann ist das Fett oberhalb der Muskulatur. Wenn der M.Rectus abdominis jedoch bogenförmig verläuft und man ihn durch wenig Fettmenge tasten kann, dann ist das Fett unterhalb der Muskulatur. In letzterem Fall hilft kein Bauchmuskeltraining.

M.Rectus abdominis

- Wenn locked short: Welches Ende ist verkürzt? Zieht er die Rippen nach unten oder das Schambein nach oben/innen?
- M.Rectus abdominis hyperton: evtll. ist die HWS zu gerade.

Viszerale Diagnostik nach F.X.Mayr und Cordelia Alber-Klein

- Im Stehen:
  - Beziehung von Bauch und Wirbelsäule
  - Bauchformen:
    - Gasbauch (oberhalb des Nabels): aufsteigende Gase drücken auf das Zwerchfell (Hochstand). Kurzatmige Bauchatmer.
    - Kotbauch (unterhalb des Nabels): Darmwand ist verändert und evtll. entzündet. Sie zieht die LWS nach vorn und Rippen/Sternum nach unten. Angestrengte Brustatmer.
  - Nach vorn/unten fallende Bauchorgane: evtll. *hypo*tone Bauchmuskeln
  - Komprimierte Bauchorgane: evtll. *hyper*tone Bauchmuskeln
  - Eine Bauchhälfte kleiner als die andere: Jejunum oder Ileum auf dieser Seite ist kontrahiert oder auf der anderen Seite erweitert.
  - „Dach" über dem Bauchnabel: Blase und Dünndarm
  - Gewebe auf dem Sacrum aufgequollen? (Blase, Dünndarm, Gebärmutter, Prostata)
- Humoraldiagnostik (Zustand der Körpersäfte):
  - Zunge: sollte rosig sein, ohne große Risse bzw. Furchen, ohne Zahneindrücke
  - Haut- und Sklerenfarbe (Farbe der Lederhaut)
  - Atrophie/Vitalitätsprobe des Gewebes
  - Tränenstraße

- Messungen (im Liegen):
  - Der epigastrischer Winkel sollte nicht mehr als 40 Grad betragen
- Tastbefund:
  - Der Dünndarm sollte sich leicht und schmerzfrei in verschiedene Richtungen verschieben lassen.
  - Bei leichtem Druck im rechten Unterbauch sollte das Gewebe nachgeben, schmerz- und spannungsfrei sein; ebenso im rechten Oberbauch.
  - Der Dickdarm sollte sich gut umgreifen lassen.
- Concussions (Erschütterungen):
  - Leichte Schläge gegen Leber, linke Colonflexur, Nierenlager usw. sollten nicht schmerzhaft sein.
- Schutzbuckel
  - Harte Verquellungen lokal am Brustkorb. Die Lokalisation weist auf die zugehörige Problemzone hin.
- Harter Bauch
  - evtll. muskuläre Abwehrspannung zum Schutz innerer Organe.

4. Wirbelsäule, Rücken und Nacken

a) Allgemein

Infos und Palpationshilfen

Myofasziale Leitbahnen: Siehe S. 25 f, 30-49 und 53

Primäre und sekundäre Kurven in der Sagittalebene
- Primäre Kurven (kyphotisch): Occiput, BWS, Sacrum
- Sekundäre Kurven (lordotisch): HWS, LWS

Die **Dura** hat Anhaftungen:
- an Knochen: C 1-3 und S 2
- an myofaszialem Gewebe: Ohren und Beckenboden (via Vorderseite des Sacrum)

Für Beweglichkeit und Form der Wirbelsäule sowie die Stellung von Wirbeln sind auch die **Interkostalnerven** mit ihren bindegewebigen Hüllen wichtig.

Die **Druckbelastung** auf die Wirbelsäule besteht vor allem im Bereich der Facettengelenke. Dort ist daher die Knochensubstanz dichter ist als im Wirbelkörper.

Bandscheibenprobleme treten eher bei einer zu flachen Wirbelsäule auf, weil diese Konstellation die Bandscheiben gegen den Nervenkanal drückt.

Allgemeine Grundlagen der *normalen* WS-Dynamik
- Die Positionsveränderung und Bewegung eines Wirbels wird immer in Relation zu dem *darunter* befindlichen Wirbel beschrieben.
- Bei einer Vorwärtsneigung gleitet ein Wirbel etwas nach vorn und nach oben (im Verhältnis zum Wirbel darunter). Bei einer Rückwärtsneigung gleitet er etwas nach hinten und nach unten.
- Keine Rotation ohne Seitneigung, keine Seitneigung ohne Rotation
- Typ I Bewegung = Seitneigung und Rotation zu entgegengesetzten Seiten
- Typ II Bewegung = Seitneigung und Rotation zur selben Seite
- Bei der Einschätzung von Wirbelpositionen oder -fixierungen werden nicht-neutrale Haltungen des Klienten genutzt: vorwärts oder rückwärts gebeugte Haltung.

- Übersicht über Typ I und Typ II Bewegungen in den verschiedenen Wirbelsäulenabschnitten:

	in neutraler Position	*in nicht-neutraler Position – also nach vorn oder hinten geneigt*	
Occiput	Typ I Bewegung	Typ I Bewegung	
HWS (C 2 - 7)	Typ II Bewegung	Typ II Bewegung	
BWS	Typ I Bewegung	Typ II Bewegung	Rotation stärker als Seitneigung
LWS	Typ I Bewegung	Typ II Bewegung	Seitneigung stärker als Rotation
Sacrum	Typ I Bewegung	Typ I Bewegung	

Fehlpositionen und Fixierungen von Wirbeln

- Das Problem ist nicht so sehr die Fehlposition eines Wirbels, das kann individuell sogar normal sein. Das Problem sind damit verbundene *Fixierungen* der Facettengelenke.

  Ein – in Relation zum Wirbel darunter - (in Bezug auf Rotation und Seitneigung) eingeschränkter Wirbel bewegt sich beim Vor- und beim Rückwärtsbeugen um die Facettengelenkfixierung wie um einen Angelpunkt. Die Einschränkung darin besteht, dass das Querfortsatz-Facettengelenk der einen Seite fixiert offen, also anterior ist, oder darin, dass das Querfortsatz-Facettengelenk der anderen Seite fixiert geschlossen, also posterior ist (Abb. VII 26). Möglich ist es auch, dass die Gelenke beider Seiten fixiert offen oder fixiert geschlossen sind.
- Oft werden Einschränkungen der Facettengelenke erst schmerzhaft, wenn durch bestimmte Bewegungen die Einschränkung ein kritisches Maß überschreitet.

Typ II-Fixierung in Vorneigung (Flexion)
durch fixiert offenes Facetten-Gelenk

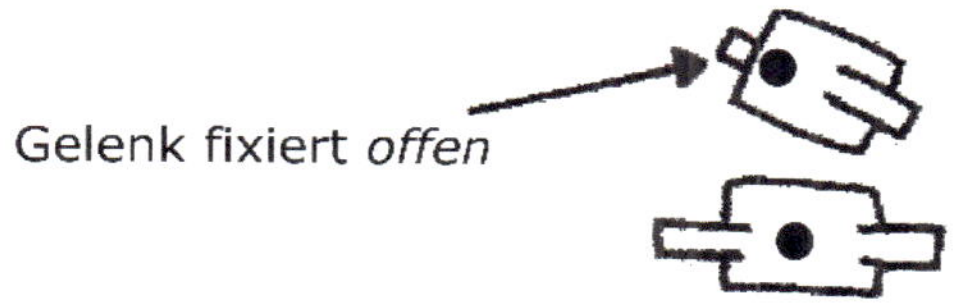

Seitneigung nach links ist eingeschränkt,
besonders bei *Rückwärts*neigung

Typ II-Fixierung in Rückwärtsneigung (Extension)
durch fixiert geschlossenes Facetten-Gelenk

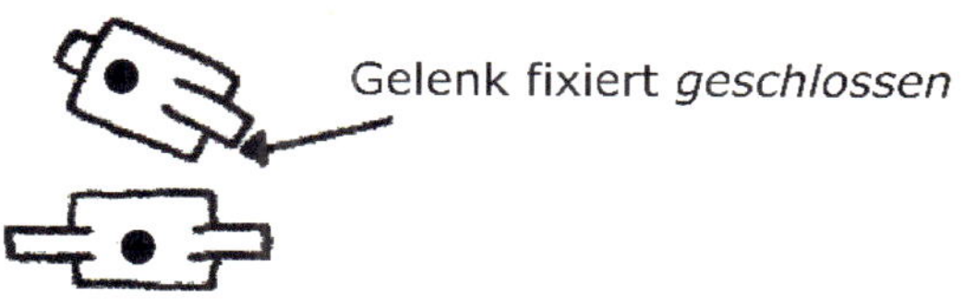

Seitneigung nach links ist eingeschränkt,
besonders bei *Vorwärts*neigung

Entsprechende Muster
bei Seitneigungseinschränkungen nach *rechts*

Abb. VII 26 *Fixiert offene und fixiert geschlossene Facetten-Gelenke*

Palpieren von Wirbeln
Sanft, aber fest und konstant drücken bis zum Anschlag. Dabei das Gewebe nicht verschieben.

Analyse

Tieferliegende Strukturmuster der Wirbelsäule

- Sie kommen u.U. erst zutage, wenn Kompensationen in Beinen/Füßen und Unterarmen/Händen bearbeitet sind.
- Das Tracking im Stehen (siehe S. 65) kann Hinweise geben.

Tests zur Beweglichkeit der WS

- Klient steht. An der Basis des Cranium den Kopf leicht nach oben ziehen und die Verbindung Cranium-WS minimal bewegen (kreisförmig, rechts, links, vor, zurück). Die WS entlang abwärts anschauen: Welche Wirbel nehmen nicht teil an der Bewegung?
- Klient sitzt aufrecht mit ausgestreckten Armen. Der Behandler versetzt die Wirbelsäule abschnittweise mit einer Hand in wippende Extensionsbewegungen, während die andere Hand vorn am Brustkorb die Haltung stabilisiert.
- Rückenlage: Kopf mit WS rechts und links sanft rütteln und schauen, wie weit die Bewegung durchgeht und wo sie behindert ist.
- Klient neigt den Rumpf sitzend oder stehend nach beiden Seiten: Bestehen Einschränkungen in einem Abschnitt auf einer Seite?

Primäre Kurven (Kyphosen von Occiput, BWS und Sacrum) und sekundäre Kurven (Lordosen von HWS und LWS)

- Sind sie zu sehr oder zu schwach ausgeprägt oder gar ihrem normalen Verlauf entgegengesetzt?
- Klient beugt sich sitzend oder stehend Klienten vor: Wo ist die WS zu flach, wo öffnen sich Zwischenräume zwischen Dornfortsätzen zu wenig oder zu sehr? Die Beobachtung erfolgt von der Seite aus.
- Bauchlage: Klient geht in Extension des Rumpfes. Wo ist die Bewegung eingeschränkt (z.B. kein Abflachen der BWS-Kyphose)? Wo bilden sich zum normalen Verlauf gegenläufige WS-Kurven aus (z.B. Kyphose in LWS statt Lordose)?
- Wie flexibel sind die Übergänge zwischen den primären und sekundären WS-Kurven, also beim atlanto-occipitalen Übergang, beim Übergang zwischen HWS und BWS, beim lumbodorsalen Übergang und beim Übergang zwischen LWS und Sacrum?
- Sind die WS-Übergänge gegebenenfalls zu sehr kaudal oder zu sehr kranial angesiedelt?

WS-Probleme generell

- WS-Muster haben Entsprechungen in den tiefen Membranen von Unterarm und Unterschenkel.
- Rezeptoren der Kiefergelenke registrieren, ob der Körper eine horizontale Basis abgibt für die Kopfstellung. Das bedeutet, dass die Wirbelsäule u.U. eine Dysbalance der Kiefergelenke kompensiert.

Sind einzelne Wirbel blockiert?

- Vor spezifischer Rückenarbeit an WS-Dysfunktionen müssen alle iliosacralen Restriktionen, lumbosacrale Restriktionen, atlantooccipitale und dysfunktionale Muster des Cranium gelöst werden. Bei der spezifischen Rückenarbeit ist die Reihenfolge: erst alle Typ I und Typ II Einzel- und Gruppendysfunktionen ermitteln. Dann alle Typ II Restriktionen lösen und derotieren. Und am Ende alle Typ I Dysfunktionen bearbeiten.
- Wenn Muskelgewebe in bestimmten Rückenabschnitten nicht nachgibt, liegt wahrscheinlich eine Wirbelblockierung vor, die durch den Muskelhartspann geschützt wird. Erst die Wirbelblockierung lösen.

  Test: Mit den Daumen lateral der Wirbelsäule gleichzeitig federnd drücken. Wo es nicht federt, sondern stockt, liegt eine Blockierung vor.

Ist ein Wirbel rotiert oder besteht eine anormale Form des Processus spinosus?

Test: Wenn ein Druckschmerz lateral des Wirbels besteht, dann liegt eine Rotation vor; bei fehlendem Druckschmerz handelt es sich eher um eine anormale Form.

Seitneigung und Rotation zu entgegengesetzten Seiten

Die seitneigungsbedingte seitliche Abweichung der Processi spinosi von der Mitte reduziert sich durch die Rotation. Denn die Rotation eines Wirbels lässt den Processus zur Mitte hin tendieren.

Rückenerektoren

- Klient beugt sich stehend oder sitzend vor. Sind die Erektoren zu nah an der Wirbelsäule bzw. weichen sie zu weit nach außen aus?
- Ein nach hinten gekipptes Becken führt zu einem Absinken der unteren Bauchorgane, was den Tonus der Erektoren erhöht, die so die Organe aufzufangen suchen.

Checkliste

HWS	*Flexion/Extension*	Extension	☐	Flexion	☐
	Seitneigung	links	☐	rechts	☐
	Seitverschiebung	links	☐	rechts	☐
	Verschiebung nach vorn	☐			
	Steilstellung	☐			
	Rotation	links	☐	rechts	☐
BWS	*Flexion/Extension*	Extension	☐	Flexion	☐
	Seitneigung	links	☐	rechts	☐
	Seitverschiebung	links	☐	rechts	☐
	Rotation	links	☐	rechts	☐
LWS	*Flexion/Extension*	Extension	☐	Flexion	☐
	Seitneigung	links	☐	rechts	☐
	Seitverschiebung	links	☐	rechts	☐
	Rotation	links	☐	rechts	☐

Besonderheit einzelner Wirbel:

b) Halswirbelsäule

Infos und Palpationshilfen

Das **Ligamentum nuchae** ist dick, reicht also weit in die Tiefe.

Myofasziale Verbindungen der Halswirbelsäule zur Pleurakuppel (Abb. VII 27, links) und zum Pericardium (rechts):

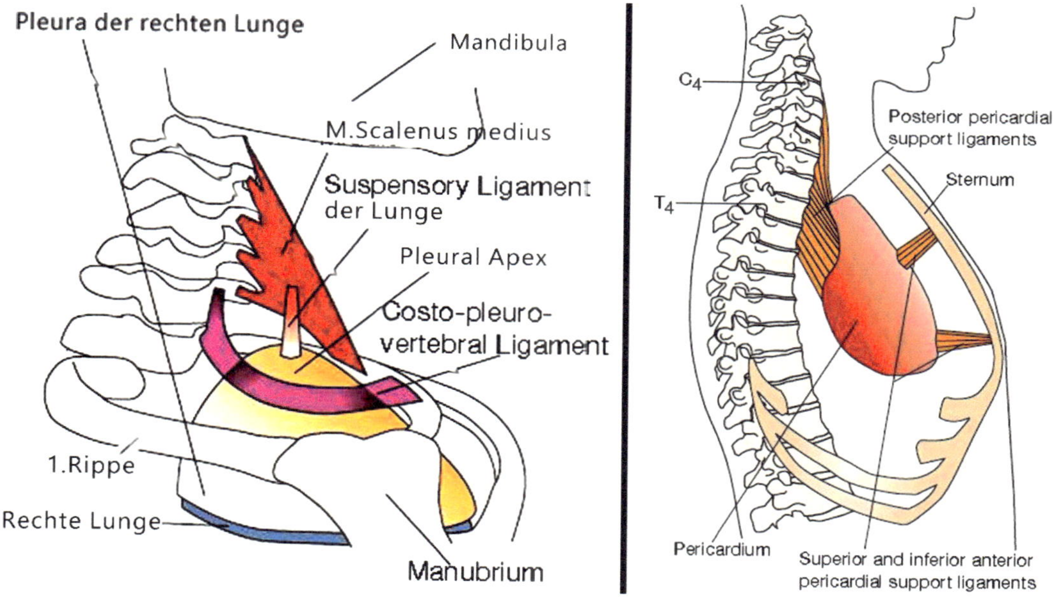

Abb. VII 27

Die **suboccipitalen Muskeln** (M.Rectus capitis posterior major und minor, M.Obliquus capitis inferior und superior, M.Interspinosus zwischen C 3 und C 2) haben keinen Strechreflex und beeinflussen stark den Tonus der anderen Körpermuskeln.

M.Trapezius und M.Sternocleidomastoideus befinden sich auf derselben faszialen Schicht-Ebene und werden von einem gemeinsamen Nerv innerviert.

Das **Sternoclaviculargelenk** ist Treffpunkt folgender Faszien: dreier Schichten der Nackenfaszien, der Faszien von M.Pectoralis, M.Clavipectoralis, M.Sternocleidomastoideus, M.Subclavius und Mm.Infrahyoidei.

Die Bedeutung des Atlas

Im Laufe der Embryonalentwicklung entsteht als erste feste Struktur nach dem Schädel der Atlas. Von hier ausgehend entwickelt sich der Mensch nach kaudal. Im Atlasbereich entstehen also die ersten Muskeln. Seine Form definiert sämtliche nachfolgenden Muskeln. Entsteht in den ersten Muskeln um den Atlas herum eine Fehlfunktion, dann sind sämtliche weiteren Muskeln, Knochen, Bänder etc. davon betroffen und passen sich kompensierend an. Sichtbar wird dies bei der Skoliose oder bei der Fehlstellung von Zähnen.

Halswirbel ertasten

- Einseitiges Ertasten von C 2-C 6: Den Zeigefinger vom unteren Ende des Processus mastoideus in den Rand der HWS einsinken lassen. Die Finger befinden sich auf der Gelenksäule und auf dem Querfortsatz von C 2. Von da aus eine Fingerbreite nach kaudal gehen. Nun befindet sich der Finger an der entsprechenden Stelle von C 3. Jetzt die anderen Finger in einer Linie darunter anlegen (Mittelfinger auf C 4, Ringfinger auf C 5 und kl. Finger auf C 6).
- Zusätzliche Hilfen zum Ertasten einzelner Wirbel:
  - C 1: die Zeigefinger unter die Ohrläppchen (knapp unterhalb/vor dem Processus mastoideus)
  - C 1: breite Querfortsätze im Raum zwischen der Spitze des Processus mastoideus und dem Unterkieferwinkel.
  - C 2: breiter langer Dornfortsatz
  - C 3-6: zweigefiederte Dornfortsätze
  - C 3-7: Gelenkfortsätze sind groß
  - C 4: befindet sich in Höhe des Unterkieferwinkels
  - C 5: erster tastbarer Dornfortsatz
  - C 6: Dornfortsatz geht nach vorn bei Überstreckung der Halswirbelsäule
  - C 7: langer Dornfortsatz

Analyse

HWS-Probleme

- Ursache einer HWS-Instabilität ist häufig eine zu unbewegliche obere BWS.
- Die Hyper- oder Hypolordosen von LWS und HWS sind oft ähnlich.
- Die Mm.Scaleni sind wichtige Atemmuskeln, indem sie die Lungenspitzen und die oberen Rippen nach oben ziehen. Ihr funktionaler Ursprung dabei sind Halswirbel, ihr funktionaler Ansatz sind Rippen. Wenn die Mm.Scaleni chronisch verkürzt sind, werden Ursprung und Ansatz vertauscht, d.h. die Wirbel werden nach unten gezogen.
- Stress in einer Seite des Nackens: Oft findet sich Stress in der kontralateralen Seite des unteren Rückens.
- Das Problem ist nicht so sehr die Fehlposition eines Wirbels/Segments, das kann individuell sogar normal sein. Das Problem sind damit verbundene *Fixierungen* der Facettengelenke.
- Restriktionen zwischen Occiput und Atlas können verantwortlich sein für Restriktionen der HWS.
- C 3, 4 und 5 sind die beweglichsten Halswirbel, d.h. besonders prädestiniert für potentielle Instabilitäten der HWS.
- C 1 und 2 korrespondieren mit L 5.
- Gelenkrestriktionen: Rippenfixierungen checken
- Fehlstellungen des Coccyx können Ursache sein.
- Eventuell sind die Gelenke zwischen Tibia und Talus unfrei.

Akute HWS-Kompression

- Gegebenenfalls Lumbosacral-Kompensationen beachten.
- Beine, speziell die Interosseusmembranen der Unterschenkel beachten.
- Um die gestresste Augen-Hand-Koordination zu entlasten: Dekompression der Membrana interossea der Unterarme

Schiefhals (Seitneigung von Kopf und HWS; das Gesicht ist zur kontralateralen Seite gedreht)**:**

- auf der Seite der Seitneigung: oberer M.Trapezius, Mm.Scaleni und M.Sternocleidomastoideus locked short
- auf der kontralateralen Seite: M.Splenius capitis locked short.

Atlantooccipitale Fixierungen (siehe S. 232 f.)

Atlas/Axis-Probleme

Zunächst Occiput/Atlas-Probleme checken (siehe S. 232 f.).

HWS in Hyperlordose nach vorn verschoben

- Wenn ein Halswirbel beim Tasten des Processus spinosus nach vorn verschoben erscheint: Querfortsätze checken, ob diese ebenfalls anterior sind. Es kann nämlich sein, dass der Dornfortsatz kürzer ist als normalerweise. Abgesehen davon sind die Dornfortsätze nicht alle gleich lang.
- Locked short generell:
  - Oberer Teil des M.Trapezius
  - M.Levator scapulae
  - M.Splenius capitis
  - M.Splenius cervicis
  - M.rectus capitis posterior
  - M.Obliquus capitis superior
  - M.Semispinalis capitis
  - Mm.Multifidii
  - Mm.Rotatores
  - Intertransversale Muskeln
  - Interspinale Muskeln
  - mittlere und hintere Mm.Scaleni
  - Lig. supraspinale
- Locked short spezifisch:
  - Im *oberen* Teil der HWS bringen die verkürzten M.Obliquus capitis superior und M.Semispinalis den Nacken in Hyperextension. Die Mm.Scaleni ziehen den unteren Teil der HWS in Flexion.
  - *Untere* HWS nach vorn verschoben: M.Sternocleidomastoideus
  - Eventuell Mundboden. Test: Rücklage. Klient streckt Zunge raus, während der Behandler seine Hände an der Rückseite der HWS hat. Werden Wirbel nach vorn gezogen?
  - C 3 nach vorn verschoben: Zunge
- Eventuell Zwerchfelltiefstand mit paradoxer Atmung oder Zwerchfellhochstand oder Bauchhartspann. All diese Atemfehlformen führen zu gewaltsamer Brustatmung und damit zur Hyperlordose der HWS.
- HWS geht nach vorn, wenn Klient Arme seitlich horizontal anhebt: Schultergürtelprobleme.
- Stellung der oberen Rippen miteinbeziehen

HWS steil

- Die HWS kann im Liegen zu steil, im Stehen jedoch nach vorn verschoben sein.
- Locked short:
  - Halsvorderseite kurz, überlanger Nacken
  - M.Sternocleidomastoideus
  - M.Scalenus anterior
  - M.Longus capitis und M.Longus colli
  - Intertransversale Muskeln
  - Nach hinten verschobene Halswirbel (bes. C 2, C 3 und C 4): Kurze Extensoren-Muskeln des Nackens sind verkürzt und können Nackenwirbel nach hinten ziehen, wenn die langen Nackenextensoren zwischen Occiput und unteren Halswirbeln nicht verkürzt sind.

HWS seitlich geneigt

- Die Querfortsätze auf der konkaven Seite sind posterior
- Der Kopf kippt kompensierend oft zur anderen Seite
- Locked short:
  - Mm.Scaleni der konkaven Seite
  - M.Trapezius und M.Splenius cervicis
  - M.Levator scapulae
  - M.Sternocleidomastoideus
  - M.Splenius capitis
  - suboccipitale Muskeln

HWS seitlich verschoben:
Locked short: Mittlerer und hinterer M.Scalenus der anderen Seite.

Wirbelrotationen generell

- Eine Verkürzung der Spirallinie zwischen (linker) Spina iliaca anterior superior und dem kontralateralen M.Serratus anterior zieht Brustkorb und Schulter rechts nach vorn. Das zieht den oberen Rücken und/oder den unteren Nacken zu dieser Schulter.
- Rotationen können Bestandteil des folgenden - weit verbreiteten - Strukturensembles sein:
  Mediale Kippung des rechten (linken) Fußes – Außenrotation des linken (rechten) Fußes – Kippung des Beckens nach rechts (links)– Verschiebung des Brustkorbs nach links (rechts) –

Rotation des Brustkorbs nach rechts (links) und Kippung der rechten (linken) Schulter nach vorn – Rotation des Nackens nach links (rechts).

- C 7, T 1 und T 2 rotieren oft gegenläufig zueinander.
- Locked short:
  - M.Levator scapulae
  - M.Splenius capitis
  - M.splenius cervicis
  - Mittlerer und vorderer M.Scalenus.
  - Oberer Teil des M.Trapezius auf der der Rotation entgegengesetzten Seite
  - M.Sternocleidomastoideus auf der der Rotation entgegengesetzten Seite
  - Mm.Scaleni auf der der Rotation entgegengesetzten Seite
  - Rotation von C 1/2: M.Rectus capitis posterior major, M.Obliquus capitis inferior.

Rotation C 1 (Atlas auf Axis)

Zunächst eventuelle Rotation des Occiput auf dem Atlas checken (siehe S. 232 f.). Denn wenn ein rotiertes Cranium nach vorn ausgerichtet wird, fühlt es sich an, als ob der Atlas in die entgegengesetzte Richtung rotiert sei.

Test:

Rückenlage. Kopf der Klientin mit beiden Händen anheben bis zu 30°, sodass C 2-7 blockiert sind. Dadurch ist der Atlas gezwungen, sich mit dem Occiput zu bewegen. Den Kopf nach links und rechts drehen. Wenn sich der Kopf in eine Richtung leichter drehen lässt als in die andere, so ist C 1 zu dieser Seite rotiert.

Rotation und Seitneigung von

- Wenn eine Dysfunktion eines Wirbels im Abschnittt **C 2 - C 7** vorliegt, ist es immer eine Typ II-Fixierung, d.h. der Wirbel ist fixiert in Rotation und Seitneigung zur selben Seite.
- Anders als bei BWS und LWS ist eine HWS-Fixierung sehr oft bilateral: Das Gelenk einer Seite ist fixiert geschlossen, das der anderen Seite fixiert offen.
- Gewebeschichten und Wirbel können in entgegengesetzte Richtung rotiert sein. Oder: Knochen und oberflächliches Gewebe in die eine Richtung, tiefes Gewebe in die andere Richtung.

- Rotations-Test:

  Rückenlage. Zeigefingerspitzen auf einem Dornfortsatz legen, so dass sie sich berühren. (Finger müssen horizontal angeordnet sein.) Dann langsam die Fingerspitzen nach lateral voneinander weg ziehen, sodass sie in die Wirbelrinnen sinken. Jetzt kann man spüren, welcher Finger etwas mehr posterior und welcher etwas mehr anterior ist. Das zeigt an, ob und in welche Richtung ein Wirbel rotiert ist.

- Detaillierter Bewegungs-Test für C 2-7 durch Translation (zuverlässiger als Rotations-Test):

  Generelles Vorgehen:
  Rückenlage, Unterarme liegen auf der Liege. Zeige- u. Mittelfinger der Hände auf rechtem und linkem Querfortsatz des jeweiligen Wirbels. Handflächen und Daumen halten den Kopf und den oberen Teil der HWS. Jetzt Kopf und Nacken in Vorwärtsbeugung oder Rückwärtsbeugung bringen und den Wirbel strikt horizontal nach rechts und links bewegen (Translation).

  Das Vorgehen und die Schlussfolgerungen im Einzelnen:

  1. Kopf in *Vorwärts*beugung bringen und Translation des Wirbels nach rechts und links durchführen.

     Wenn die Translation nach einer Seite eingeschränkt ist, dann ist der Wirbel zu dieser Seite rotiert und geneigt, weil das Gelenk dieser Seite fixiert geschlossen ist.

     Beispiel: Translation nach rechts eingeschränkt = Seitneigung und Rotation des Wirbels nach rechts, weil sich das rechte Gelenk zu dem Wirbel darunter nicht öffnet.

  2. Kopf in *Rückwärts*beugung bringen und Translation des Wirbels nach rechts und links.

     Wenn die Translation nach einer Seite eingeschränkt ist, dann ist der Wirbel zu der Seite rotiert und geneigt, weil das Gelenk der anderen Seite fixiert offen ist.

     Beispiel: Translation nach rechts eingeschränkt = Seitneigung und Rotation des Wirbels nach rechts, weil sich das linke Gelenk zu dem Wirbel darunter nicht schließt.

3. Wenn die Translation bei Vor- *und* bei Rückwärtsbeugung zur *selben* Seite eingeschränkt ist, dann sind die Gelenke *beider* Seiten fixiert; das eine ist fixiert offen und das andere fixiert geschlossen. Also:

   Wenn die Translation nach links eingeschränkt ist, dann ist das linke Gelenk fixiert geschlossen und das rechte fixiert offen. Wenn die Translation nach rechts eingeschränkt ist, dann ist das rechte Gelenk fixiert geschlossen und das linke Gelenk fixiert offen
4. Wenn die Translation bei Vorwärts- *und* bei Rückwärtsbeugung *beidseitig* eingeschränkt ist, dann sind die Gelenke beider Seiten betroffen; entweder durch myofasziale Rigidität oder durch Arthritis.

Viszerale Zusammenhänge

- Evtll. Pleuraaufhängung, Pylorus, Oesophago-gastro-Verbindung, Duodenum, Geschlechtssystem
- HWS rechts eingeschränkt: evtll. Leber; HWS links eingeschränkt: evtll. Galle
- C 1: Gehirn, Hypophyse
- C 2: Zunge
- C 4-6: evtll. Leber
- C 7 – T 1: evtll. Magen, Duodenum, Blase
- Querfortsatz von C 4 (bes. links): evtll. Gallenblase

c) Brustwirbelsäule

Infos und Palpationshilfen

- Die Form der BWS hängt stark von der Form des Brustkorbs ab. Diese wiederum hängt stark ab vom Brustfell und vom Zwerchfell. Das Zwerchfell wiederum hängt stark ab von viszeralen Strukturen (Leber, Magen, Peritoneum).
- Die Mm.Rhomboidei verbinden (auf der Hüllen-Ebene) die WS mit den Armen; das M.Psoas-Paar verbindet die WS mit den Beinen (auf der Kern-Ebene).
- Beim Gehen äußert sich eine optimale Balance zwischen M.Psoas der einen Seite mit den M.Rhomboideus der anderen Seite so: M.Rhomboideus der Seite, auf der der Arm vorn ist, ist gedehnt. Dadurch treten der untere Anteil des M.Trapezius und der M.Latissimus dorsi der anderen Seite in Aktion, um die LWS zu dehnen. Dies wiederum dehnt den M.Psoas auf der zum M.Rhomboideus kontralateral gelegenen Seite. Diese Dehnung löst den Dehnungs-Reflex aus, wodurch der M.Psoas das Bein nach vorn bewegt.

Mittdorsaler Übergang (MDH) um T 4/5

- Die Processi spinosi sind ober- und unterhalb des dorsalen Übergangs unterschiedlich geformt/ausgerichtet.
- Die tiefen Nackenmuskeln enden hier.

Lumbodorsaler Übergang (LDH) um T 10 und L 2

- Die funktionale Lage ist auch abhängig von der Rumpflänge in Bezug zur Beinlänge.
- Ursprung von M.Psoas, Zwerchfell und M.Quadratus lumborum
- Brennpunkt der Balance zwischen Mm.Rhomboidei und Mm.Psoas. Die beiden Muskeln kontrollieren den LDH.
- Verbindung von M.Psoas (Gehen; untere Körperhälfte) und Zwerchfell (Atmen; obere Körperhälfte)
- Großer Zwei-Wege-Operator: siehe S. 83 f.
- Vor T 12 sitzen die Nervenzentren, von denen viele Systeme/Organe innerviert werden (Milz, Nieren und Nebennieren, Sexual-System, Ausscheidungssystem).
- Dort treffen der Unterdruck des Thorax und der Überdruck des Abdomen aufeinander.

Wirbel ertasten

T 1-3: Dornfortsätze befinden sich in Höhe des unteren Wirbelkörperrandes.

T 2: Dornfortsatz befindet sich auf der Höhe der suprasternalen Kerbe.

T 4-6: Dornfortsätze befinden sich ½ Wirbelkörper unterhalb des Wirbels, zu dem sie gehören.

T 7-9: Dornfortsätze befinden sich 1 Wirbelkörper unterhalb des Wirbels, zu dem sie gehören.

T 8: Dornfortsatz befindet sich in Höhe der unteren Schulterblattenden.

T 9: Dornfortsatz befindet sich in Höhe des Processus xiphoideus.

T 10-12: Dornfortsätze befinden sich in Höhe des unteren Wirbelkörperrandes.

Analyse

BWS-Probleme

- Muskeln und Ligamente sind gleich wichtig.
- Das Problem ist nicht so sehr die Fehlposition eines Wirbels/Segments, das kann individuell sogar normal sein. Das Problem sind damit verbundene *Fixierungen* der Facettengelenke.
- Occiput/Atlas-Einschränkungen können verantwortlich sein für Einschränkungen in anderen WS-Abschnitten.
- Obere BWS unflexibel: Brustkorb vorn zu unbeweglich
- Witwenbuckel:
  - sehr viel Gewebeansammlung drumherum
  - mittdorsaler Übergang um T 4/5 (MDH) eingeschränkt
- Gegend um T 4 fixiert: Mm.Scaleni
- Gelenkrestriktionen: Rippenfixierungen checken.
- Fehlstellungen des Coccyx können Ursache sein.
- WS-Muster haben Entsprechungen in den tiefen Membranen von Unterarm und Unterschenkel.
- Rezeptoren der Kiefergelenke registrieren, ob der Körper darunter eine horizontale Basis abgibt für die Kopfstellung. D.h., dass die Wirbelsäule u.U. eine Dysbalance der Kiefergelenke kompensiert.
- Evtl. sind die Gelenke zwischen Tibia und Talus unfrei.

Normales Verhalten der Brustwirbel beim Beugen

- Vorwärtsbeugen: Wirbel gleitet etwas nach anterior und superior, weil sich die Facettengelenke zum Wirbel darunter öffnen.
- Rückwärtsbeugen: Wirbel gleitet etwas nach posterior und inferior, weil sich die Facettengelenke zum Wirbel darunter schließen.

BWS flach

- Erektoren sind eng an der WS
- Das Zwerchfell zieht Wirbel nach vorn. Zusätzlich halten verkürzte Mm.Rhomboidei die Scapula eng an der BWS.
- Oft ist der Brustkorb einatemfixiert, und die Schultern sind außenrotiert oder nach hinten gezogen.
- Die Brustkorbseiten sind evtll. zu kurz.

BWS zu sehr kyphotisch

- Erektoren sind weiter weg von der WS.
- Ein oder mehrere Abschnitte der Rumpfvorderseite sind verkürzt.
- M.Serratus anterior locked short
- Einschränkungen zwischen den Rippen
- Oft ausatemfixierter Brustkorb und innenrotierte Schultern
- Witwenbuckel: Rippen 1 und 2 sind fixiert und fixieren ihrerseits T 1.
- Bei hochsitzender Kyphose sind die obersten Rippen oft auch hochstehend (Einatemfixierung). Die Gelenke zwischen Rippen und Wirbelkörpern sind fixiert.
- Bei tiefsitzender Kyphose sind außer den untersten Rippen alle Rippen oft hochstehend (Einatemfixierung). Die Gelenke zwischen Rippen und Wirbelkörpern sind fixiert.
- Enge unter dem Rippenbogen
- Untere BWS öffnet sich nicht fächerartig beim Vorwärtsbeugen: evtll. ist das Zwerchfell vorn nach oben gedrückt.

Seitneigung der BWS

- Locked short auf der Konkav-Seite:
  - M.Erector spinae
  - M.Latissimus dorsi
  - M.Trapezius
  - M.Quadratus lumborum
  - Mm.Obliqui externi abdominis
  - Mm.Intercostales
- Locked short auf der Konvex-Seite:
  - Mm.Obliqui interni abdominis

Rotation der BWS

- In der BWS ist eine Rotation leichter wahrzunehmen als in der LWS. Eine Rotation ist außerdem in Bauchlage leichter wahrzunehmen als im Sitzen. Bei einer Seitneigung die Rotation wahrzunehmen ist manchmal schwierig, weil die Erektoren ungleich ausgebildet sind.
- Referenzen für Einschätzung der Wirbelrotationen: bei der BWS die Querfortsätze inklusive Rippen (bei der LWS die Dornfortsätze und die Erektoren).
- Tests zur Rotation der BWS als Ganzes:
  1) Ganz nah hinter dem Klienten stehen. Daumen auf die beiden Spinae iliacae posterior superior legen, während die Finger auf und unter der Crista iliaca ruhen. Wenn das Becken rotiert ist, dieses so korrigierend drehen, dass die SIPS parallel zu den Fersen stehen (so werden künstlich Beinrotationen eliminiert). Nun von oben her (evtll. Stuhl benutzen) den Rücken inspizieren. Welche Seite (ca. 2 cm von den Processi spinosi entfernt) ist anterior bzw. welche posterior?
  2) Wie unter 1) gegebenenfalls die Beckenstellung korrigieren. Dann soll der Klient „über die Schulter nach hinten schauen". (Ihm nicht sagen, über welche Schulter. Spontan wird der Klient die Seite seiner Primärrotation wählen.)
  3) Wie unter 1) gegebenenfalls die Beckenstellung korrigieren. Dann soll Klient sich mit seinem ganzen Rumpf einmal nach rechts, dann nach links drehen. Zu welcher Seite ist die Drehung weiter möglich?

- Eine Verkürzung der Spirallinie zwischen (linker) Spina iliaca anterior superior und dem kontralateralen M.Serratus anterior zieht Brustkorb und Schulter rechts nach vorn. Das zieht den oberen Rücken und/oder den unteren Nacken zu dieser Schulter.
- Locked short:
  - M.Obliquus internus der Seite, zu der sich der Rumpf dreht, M.Obliquus externus der anderen Seite, transversspinale Muskeln der anderen Seite.
  - Mm.Multifidii und Mm.Rotatores auf der der Rotation entgegengesetzten Seite (also auf der Konkavseite)
  - Mm.Multifidii und Mm.Rotatores in der unteren Hälfte der Konkav-Seite und der oberen Hälfte der Konvex-Seite
  - M.Psoas auf der Konkavseite, d.h. auf der der Rotation entgegengesetzten Seite.
- Mögliche Ursache für die BWS-Rotation ist eine Destabilisierung des kontralateralen Iliosacralgelenks und des kontralateralen unteren Rückens, hervorgerufen durch Kontraktion der kontralateralen Mm.Glutaei und des kontralateralen M.Quadratus lumborum. Dies wiederum als Folge einer reduzierten Hüftextension, welche auf eine mangelnde Dorsalflexion der großen Zehe (inkl. Metatarsalknochen I) beim Gehen und eine mangelhafte Plantarflexion des Fußgelenks und/oder nicht streckbare Beinrückseiten zurückgeht.

Rotation einzelner Wirbel

- C 7, T 1 und T 2 rotieren oft gegenläufig zueinander.
- Der lumbodorsale Übergang ist besonders relevant, denn M.Psoas, Zwerchfell und M.Quadratus lumborum haben dort Ursprünge.

Wirbeldysfunktion in Form einer *beidseitigen* offenen oder geschlossenen Fixation (siehe hierzu S. 166 f.)

Test im Sitzen:

Daumen auf benachbarte Dornfortsätze legen.

- *Wenn bei Vorwärtsneigung die Entfernung nicht größer wird: bilaterale geschlossene Fixation*
- *Wenn bei Rückwärtsneigung die Entfernung nicht kleiner wird: bilaterale offene Fixation*

Wirbeldysfunktion in Form einer *einseitigen* offenen oder geschlossenen Fixation (siehe dazu S. 166 f.)

Ausgangstest:

Neutrale Sitz-Position. Die Finger auf den Querfortsätzen platzieren. Der Klient beugt die Wirbelsäule zu beiden Seiten. Wenn eine Typ II-Dysfunktion (Seitneigung und Rotation des Wirbels zur selben Seite) vorliegt, wird sich der Querfortsatz der der Seitneigung gegenüberliegenden Seite nach vorn bewegen, während der Wirbel zur Seite der Seitneigung rotiert. Ein Querfortsatz wird also posterior sein und einen Buckel bilden, der andere Querfortsatz wird anterior sein.

Test im Sitzen, ob die Einschränkung darin besteht, dass das Querfortsatz-Facettengelenk fixiert offen, also anterior ist, oder darin, dass das Querfortsatz-Facettengelenk der anderen Seite fixiert geschlossen, also posterior ist:

- *Wenn bei Rückwärtsneigung der Buckel verschwindet:*
  Das Facettengelenk dieser Seite ist fixiert geschlossen und deswegen posterior.
- *Wenn bei Vorwärtsneigung der Buckel verschwindet:*
  Das Facettengelenk der anderen Seite ist fixiert offen und deswegen anterior.

Begründung**:** Wenn das Facettengelenk auf der Buckelseite fixiert geschlossen ist, dann verschwindet beim Rückwärtsneigen der Buckel, der Wirbel entrotiert. Denn es ist normal, dass bei der Rückwärtsneigung sich die Facettengelenke schließen.
Wenn das Facettengelenk der dem Buckel gegenüberliegenden Seite fixiert offen ist, dann verschwindet beim Vorwärtsneigen der Buckel, der Wirbel entrotiert. Denn es ist normal, dass bei der Vorwärtsneigung sich die Facettengelenke öffnen.

Wenn bei Vorwärts- bzw. Rückwärtsneigung ein rotierter Wirbel nicht entrotiert, dann liegt eine Typ I-Fixierung vor, d.h. die Einschränkung besteht in der Form einer Fixierung von Rotation und Seitneigung zu *unterschiedlichen* Seiten.

Normalerweise sind Restriktionen eines einzelnen Wirbels Restriktionen des Typs II, d.h. die Dysfunktion besteht in Form einer Fixierung von Rotation und Seitneigung *zur selben* Seite. Typ I-Einschränkungen finden sich meist in Form von Gruppenrestriktionen (z.B. bei einer Skoliose) und sind dann wahrscheinlich nicht durch fixierte Facettengelenke, sondern durch myofasziale Einschränkungen und Wirbelformveränderungen verursacht/bedingt.

Innerhalb der Gruppe I–Dysfunktion können allerdings einzelne Wirbel Typ II–Dysfunktion haben. Diese sind schwer zu identifizieren; besonders, wenn die Rotation dieselbe ist wie die Typ I–Rotation der anderen Gruppen-Wirbel.

Manchmal ist ein Facettengelenk eingeschränkt, obwohl in neutraler Position die Rotation (der Buckel auf einer Seite) nicht wahrnehmbar ist.

Mögliche viszerale Zusammenhänge

- BWS-Rotation: Wenn der Magen nach oben am coronaren Band anhaftet, ist seine Bewegung nach unten beim Atmen eingeschränkt, während die Leber sich frei bewegen kann. Dies führt zu einer Rotation der BWS und des Brustkorbs nach rechts. Wenn die Leber in der Bewegung eingeschränkt ist bei gleichzeitiger Bewegungsfreiheit des Magens, dann kommt es zu einer Rotation von BWS und Brustkorb nach links.
- BWS rechts eingeschränkt: Galle
- BWS links eingeschränkt (besonders T 10): Herz
- Kyphose: Magen, Oesophagus-gastro-Verbindung
- T 1: Luft- und Speiseröhre, Lunge
- T 2: Bronchien, Herz
- T 3: Lungen, Bronchien, Lungenfell, Magen
- T 4: Galle, Herz, Bronchien, Leber
- T 5: Leber, Herz
- T 6-8: Zwerchfell, Niere, Magen, Pylorus, Magenausgang, Pankreas, Zwölffingerdarm
- T 7-9: Leber, Duodenum, Pankreas, Magen
- T 11-12: Magen, Niere, Ureters, Gallenblase, Leber Duodenum, Dünndarm
- T 10 bis L 4: Dünndarm oder Niere

d) Lendenwirbelsäule

Infos und Palpationshilfen

Stabilisatoren der LWS

- prävertebral: M.Psoas, Zwerchfell;
- postvertebral: M.Transversus abdominis, M.Quadratus lumborum, Fascia lumbalis, Erektoren

Der **Viszeralraum** ist ein hydrostatisches Kissen, welches LWS und Thorax stützt

Lumbodorsaler Übergang (LDH) um T 10 und L 2

- Die funktionale Lage ist auch abhängig von der Rumpflänge in Bezug zur Beinlänge.
- Ursprung von M.Psoas, Zwerchfell und M.Quadratus lumborum
- Brennpunkt der Balance zwischen Mm.Rhomboidei und Mm.Psoas. Die beiden Muskeln kontrollieren den LDH.
- Verbindung von M.Psoas (Gehen; untere Körperhälfte) und Zwerchfell (Atmen; obere Körperhälfte)
- Großer Zwei-Wege-Operator: siehe S. 83 f.
- Vor T 12 sitzen die Nervenzentren, von denen viele Systeme/Organe innerviert werden (Milz, Nieren und Nebennieren, Sexual-System, Ausscheidungssystem).
- Dort treffen der Unterdruck des Thorax und der Überdruck des Abdomen aufeinander.

Wirbel ertasten

- L 1-5: Breite, runde Dornfortsätze befinden sich auf der Höhe ihrer Wirbelkörper.
- L 1: Der Dornfortsatz befindet sich mittig zwischen Processus xiphoideus und Bauchnabel.
- L 4: Der Dornfortsatz befindet sich auf der Höhe der höchsten Stelle der „lateralen Linie" der Crista iliaca.

Analyse

LWS-Probleme

- Muskeln sind entscheidender als Ligamente
- Das Problem ist nicht so sehr die Fehlposition eines Wirbels/Segments, das kann individuell sogar normal sein. Das Problem sind damit verbundene *Fixierungen* der Facettengelenke.
- Die Hyper- oder Hypolordosen von LWS und HWS sind oft ähnlich
- LWS-Probleme sind oft BWS-Probleme
- Occiput/Atlas-Einschränkungen können verantwortlich sein für Einschränkungen in anderen WS-Abschnitten.
- Stress in einer Seite des unteren Rückens: korrespondiert oft mit Stress in der kontralateralen Seite des Nackens.
- Chronische Beschwerden einer Seite des unteren Rückens: Oft ist der M.Quadriceps des Beins der anderen Körperhälfte verkürzt.
- Entspannung der Lumbalregion: in der Faszie des M.Masseters (anterior Rand des Muskels) ist ein wichtiger Punkt.
- Gelenkrestriktionen: Rippenfixierungen checken
- Fehlstellungen des Coccyx können Ursache sein.
- WS-Muster haben Entsprechungen in den tiefen Membranen von Unterarm und Unterschenkel.
- Rezeptoren der Kiefergelenke registrieren, ob der Körper darunter eine horizontale Basis abgibt für die Kopfstellung. D.h., dass die Wirbelsäule u.U. eine Dysbalance der Kiefergelenke kompensiert.
- Oft bestehen Knie- oder Fußgelenkprobleme
- Gelenke zwischen Tibia und Talus evtll. unfrei

LWS überbeweglich

Evtll. sind Hüftgelenke und/oder die Iliosacralgelenke zu unbeweglich.

LWS unbeweglich

- Chronisch kontrahierte Fasern der Crura des Zwerchfells.
- Mm.Romboidei locked short

Normales Verhalten der Lendenwirbel beim Beugen

- beim Vorwärtsbeugen: Wirbel gleitet etwas nach anterior und superior (im Verhältnis zum Wirbel darunter), weil sich die Facettengelenke zum Wirbel darunter öffnen.
- Rückwärts beugen: Wirbel gleitet etwas nach posterior und inferior (im Verhältnis zum Wirbel darunter), weil sich die Facettengelenke zum Wirbel darunter schließen.

Überlange Lumbalkurve

- M.Transversus abdominis evtll. locked short
- Evtll. zieht außerdem das Zwerchfell L 1 und L 2 nach vorn/oben.

LWS steil

- Achtung: Oft ist die Kurve ausgeprägter, als die Palpation der Processi spinosi vermuten lässt.
- Die Processi spinosi sind bei Menschen unterschiedlich lang. Das erschwert die Einschätzung.
- Zwischen den Wirbeln ist zu wenig Platz.
- Wenn sofort Blockierung auftritt bei zusätzlichem Druck durch den Behandler: Fixation der Gelenke oder aufeinanderstoßende Processi spinosi
- Die Fascia thoracolumbalis ist rigide.
- Locked short:
  - Der proximale Teil des M.Psoas (die Fasern, die den vorderen und lateralen Aspekt des M.Psoas bilden) ist oft an die LWS festgeklebt und verkürzt.
  - Lig longus anterior
  - Lig. sacrotuberale
- Mittlere LWS posterior: Möglich durch Erektoren und/oder durch M.Quadratus lumborum (bes. die seitlichen Fasern)
- Bei einer posterior LWS ist L 5 trotzdem oft nach vorn verschoben und das Sacrum ist oft wie bei der hyperlordotischen LWS nach vorn gekippt (Fleisch auf L 5 und auf Sacrum täuschen ein steil stehendes Sacrum vor).

Hyperlordose der LWS

- Achtung: Oft ist die Kurve ausgeprägter, als die Palpation der Processi spinosi vermuten lässt.
- Die Processi spinosi sind bei Menschen unterschiedlich lang. Das erschwert die Einschätzung.
- Bei starker Hyperlordose der LWS erscheint der Knick im Gewebe mehr cranial, als er in der WS tatsächlich ist. In der WS befindet er sich meist auf der Höhe der unteren oder mittleren LWS, nicht in der oberen LWS, wie das Gewebe nahelegt.
- Eine *hyper*lordotische LWS ist im Sitzen oft *hypo*lordotisch, wenn die LWS hypermobil ist und die Beckenextensoren (Ischiocrurale Muskulatur, Beckenrotatoren und Mm.Glutaei) verkürzt sind.
- Locked short:
  - Beckenbeuger (siehe S. 118 f.)
  - und/oder verkürzte myofasziale Strukturen der LWS
    - M.Quadratus lumborum (bes. die hinteren Fasern)
    - M.Erector spinae
    - M.Latissimus dorsi zu kurz? Test: Klient hebt Arme über den Kopf. Nimmt die Lordose zu?
    - Ligg. intertransversarii, Ligg. interspinales, Lig. supraspinale
    - Lig. sacrospinale, Lig. sacroiliacum und Lig. iliolumbale

  Test:

  Klient beugt im Stehen die Knie. Wenn die LWS-Kurve abnimmt, sind die Beckenbeuger verkürzt; wenn die Kurve nicht abnimmt, sind die myofaszialen Strukturen der LWS verkürzt.
- Die obere LWS öffnet sich nicht fächerartig beim Vorwärtsbeugen: Evtl. ist das Zwerchfell vorn nach oben gedrückt.
- L 1 und L 2 nach vorn verschoben: eingeschränktes oder überfordertes Zwerchfell können Ursache sein.
- L 5 nach vorn verschoben: Ligamentum iliolumbale

Seitneigung der LWS

- Locked short auf der Konkav-Seite:
  - M.Erector spinae
  - M.Trapezius
  - M.Quadratus lumborum
  - Mm.Obliqui externi abdominis
  - Mm.Intercostales
  - Lig. sacrospinale, Lig. sacroiliacum und Lig. iliolumbale
  - Ligg. intertransversarii und Ligg. interspinales
- Locked short auf der Konvex-Seite:
  - Mm.Obliqui interni abdominis

Rotation der LWS

- In der LWS ist eine Rotation schwerer wahrzunehmen als in der BWS.
- Eine Rotation ist in Bauchlage leichter wahrzunehmen als im Sitzen.
- Bei einer Seitneigung die Rotation wahrzunehmen ist manchmal schwierig, weil Erektoren ungleich ausgebildet sind.
- Referenzen für die Einschätzung der Wirbelrotationen: bei der LWS die Dornfortsätze und die Erektoren (bei der BWS die Querfortsätze inklusive Rippen).
- Locked short:
  - Mm.Multifidii und Mm.Rotatores (der unteren Hälfte) der Konkav-Seite und (der oberen Hälfte) der Konvex-Seite
  - M.Psoas auf der Konkavseite, d.h. auf der der Rotation entgegengesetzten Seite (auf der konkaven Seite der Seitneigung der LWS ist der M.Psoas eher lateral, auf der konvexen Seite eher medial)
  - Ligg. intertransversaria der der Rotation entgegengesetzten Seite

Wirbeldysfunktion in Form einer *beidseitigen* offenen oder geschlossenen Fixation (siehe hierzu S. 166 f.)

Test im Sitzen: Daumen auf benachbarte Dornfortsätze legen.

- Wenn bei Vorwärtsneigung die Entfernung nicht größer wird: bilaterale geschlossene Fixation
- Wenn bei Rückwärtsneigung die Entfernung nicht kleiner wird: bilaterale offene Fixation

Wirbeldysfunktion in Form einer *einseitigen* offenen oder geschlossenen Fixation (siehe hierzu S. 166 f.)

Ausgangstest:

Neutrale Sitz-Position. Die Finger auf den Querfort-sätzen platzieren. Der Klient beugt die Wirbelsäule zu beiden Seiten. Wenn eine Typ II-Dysfunktion (Seitneigung und Rotation des Wirbels zur selben Seite) vorliegt, wird sich der Querfortsatz der der Seitneigung gegenüberliegenden Seite nach vorn bewegen, während der Wirbel zur Seite der Seitneigung rotiert. Ein Querfortsatz wird also posterior sein und einen Buckel bilden, der andere Querfortsatz anterior sein.

Test im Sitzen, ob die Einschränkung darin besteht, dass das Querfortsatz-Facettengelenk fixiert offen, also anterior ist, oder darin, dass das Querfortsatz-Facettengelenk der anderen Seite fixiert geschlossen, also posterior ist:

- *Wenn bei Rückwärtsneigung der Buckel verschwindet:*
  Das Facettengelenk dieser Seite ist fixiert geschlossen und deswegen posterior.
- *Wenn bei Vorwärtsneigung der Buckel verschwindet:*
  Das Facettengelenk der anderen Seite ist fixiert offen und deswegen anterior.

Begründung**:** Wenn das Facettengelenk auf der Buckelseite fixiert geschlossen ist, dann verschwindet beim Rückwärtsneigen der Buckel, der Wirbel entrotiert. Denn es ist normal, dass bei der Rückwärtsneigung sich die Facettengelenke schließen.
Wenn das Facettengelenk der dem Buckel gegenüberliegenden Seite fixiert offen ist, dann verschwindet beim Vorwärtsneigen der Buckel, der Wirbel entrotiert. Denn es ist normal, dass bei der Vorwärtsneigung sich die Facettengelenke öffnen.

Wenn bei Vorwärts- bzw. Rückwärtsneigung ein rotierter Wirbel nicht entrotiert, dann liegt eine Typ I-Fixierung vor, d.h. die Einschränkung besteht in der Form einer Fixierung von Rotation und Seitneigung zu *unterschiedlichen* Seiten.

Normalerweise sind Restriktionen eines einzelnen Wirbels Restriktionen des Typs II, d.h. die Dysfunktion besteht in Form einer Fixierung von Rotation und Seitneigung *zur selben* Seite. Typ I-Einschränkungen finden sich meist in Form von Gruppenrestriktionen (z.B. bei einer Skoliose) und sind dann wahrscheinlich nicht durch fixierte Facettengelenke, sondern durch myofasziale Einschränkungen und Wirbelformveränderungen verursacht/bedingt.

Innerhalb der Gruppe I–Dysfunktion können allerdings einzelne Wirbel Typ II–Dysfunktion haben. Diese sind schwer zu identifizieren; besonders, wenn die Rotation dieselbe ist wie die Typ I–Rotation der anderen Gruppen-Wirbel.

Manchmal ist ein Facettengelenk eingeschränkt, obwohl in neutraler Position die Rotation (der Buckel auf einer Seite) nicht wahrnehmbar ist.

Wirbeldysfunktionen von L 3 bis S 1

Zwei Nervenstränge, die unter Druck stehen, tragen dazu bei:

- Der Strang vom Ischiasnerv über die Fibula bis zum lateralen Fußgewölbe.
- Der Strang von den medialen Ischiocruralen bis in die Plantarfaszie.

Viszerale Zusammenhänge

- LWS: evtll. Colon, Uterus
- LWS: evtll. „Kotbauch" (nach Dr.F.X.Mayr)
- LWS-Lordose: evtll. Treitz-Muskel (von T 3 bis L 2 ziehend). Und Duodenum, weil L 1 und L 2 durch den Treitz-Muskel (M.Suspensorius duodeni) mit dem Duodenum verbunden sind.
- L 1: evtll. Duodenum, Dickdarm, Vagina
- L 2: Magen, Pylorus, Magenausgang, Nieren
- L 2/3: evtll. Blase, Appendix
- L 3 - S 1: evtll. Niere, Geschlechtssystem, Prostata, Blase, Colon
- Evtll. Uterus-Sacrum-Fixierung

e) Skoliose

Infos

Allgemeine Grundlagen der *normalen* WS-Dynamik
siehe S. 165 f

Skoliosearten (Abb. VII 28)

1) „idiopathisch"

- Eine Hüfte prominent, Beckenseiten gleich hoch
- Ursachen:
  - Geburt (Skoliose beginnt im Cranium und wandert nach unten)
  - Kind musste zu schnell erwachsen werden (Folge: Knochen wuchsen schneller als Muskeln und WS verbog sich dadurch)
  - Schielen der Augen
  - Organprobleme (z.B. Magen hat sich in Embryonalzeit nicht von der Mitte nach lateral bewegt und bewirkt so BWS-Seitneigung nach links)
  - Verspannungen in der Dura
  - Brustkorbentzündung in Kindheit.
  - Was geschah alle 7 Jahre?

2) statisch

- Durch Beckenschiefstand, d.h. durch Beckenkippung zur Konvexseite der LWS mit einer scheinbaren oder tatsächlichen Beinverkürzung
- Lumbosacrale Krümmung an der Basis
- Kaum Rotation der Wirbel, kaum Rippenbuckel
- Evtll. Hüftdysplasie oder Thoraxprobleme

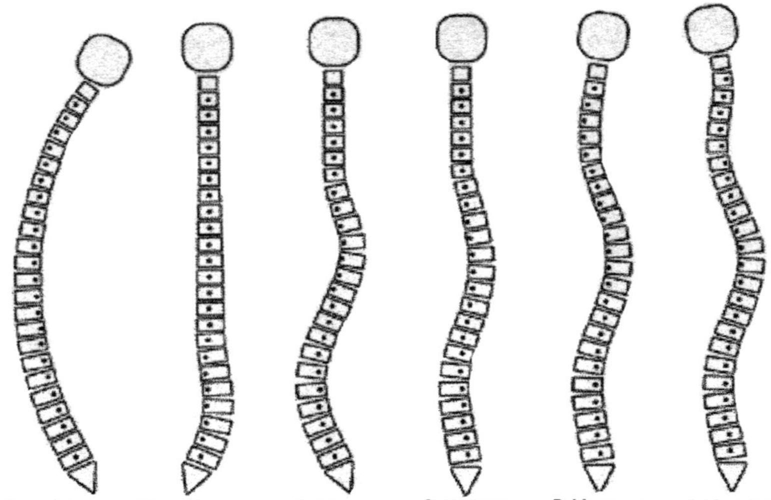

Abb. VII 28 *Skoliosearten*

Einfache oder zusammengesetzte Skoliose (Abb. VII 28)

- einfach (seitliche Kurve und Gegenkurve)
  - Eher große Lordosen
  - Meist nach vorn gekipptes Becken
  - Eher schmerzfrei
- zusammengesetzt (vielkurvig)
  - Eher abgeflachte Lordosen
  - Rippenbuckel fehlt oft
  - Brustkorb eher nach vorn verschoben
  - Meist nach hinten gekipptes Becken
  - Eher schmerzhaft

Biomechanik der idiopathischen Skoliose (Abb. VII 29 und 30)**:**

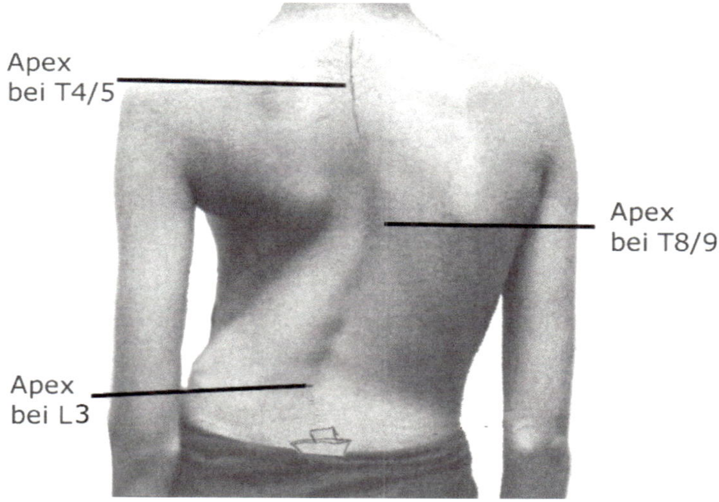

Abb. VII 29 *Idiopathische Skoliose*

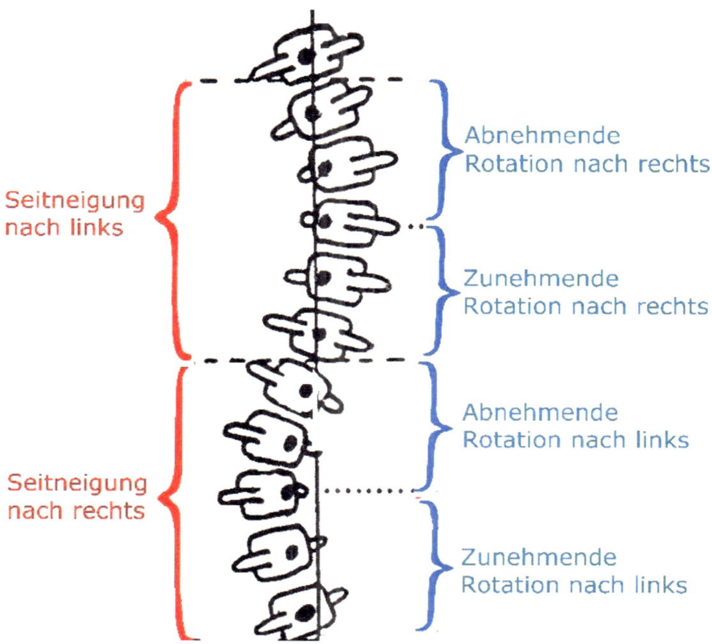

Abb. VII 29 *Seitneigung und Rotation bei der idiopathischen Skoliose*

- Die Gruppen-Restriktionen der Skoliose sind solche des Typs I (siehe S. 165 f.): Seitneigung und Rotation sind entgegengesetzt (außer bei der HWS). Innerhalb der Gruppe I–Dysfunktion können allerdings einzelne Wirbel Typ II–Dysfunktion (siehe S. 165 f.) haben.
- Trauma kann die Gesetzmäßigkeit der Wirbelrotationen verändern.
- Wenn die WS insgesamt sehr gerade ist: oft vielkurvige Skoliose. Das Verhalten der Lendenwirbel ist dann oft komplexer als bei einer kypholordotischen (mit weniger Kurven).
- Auf der Konkavseite einer Kurve sind die Erektoren weiter weg von der WS, auf der Konvexseite sind sie näher an der WS.
- Dort, wo Seitkrümmungen die Mitte kreuzen, sind besonders viele Spannungen (Übergänge lumbosacral, lumbodorsal, cervicodorsal, atlanto-occipital).
- Die LWS geht mehr in Seitneigung als in Rotation, die BWS geht mehr in Rotation als in Seitneigung.
- Kopf und HWS rotieren meist in entgegengesetzte Richtung
- meist abgeflachte BWS
- In 90% der Fälle ist die BWS nach *links* geneigt.
- Schultergürtel und BWS rotieren meist in entgegengesetzte Richtung.
- Meist sind Sacrum und LWS (besonders L 5) in dieselbe Richtung rotiert.
- Das Becken ist häufig rechts nach vorn torsiert (d.h. linker M.Piriformis und rechter M.Iliacus sind locked short).
- Schultergürtel und Becken rotieren meist zur gleichen Richtung.
- Mal ist der Thorax nach lateral verschoben, mal das Becken.
- 11. und 12.Rippe rotieren meist in die gleiche Richtung wie das Becken.
- Das Os Sphenoidale ist meist mitbetroffen.
- Skoliose bewirkt Spiralen / Kompensationsmuster durch den ganzen Körper hindurch. Die Beine kompensieren eine Rotation/Seitneigung der LWS (z.B. Femora rotieren *entgegen* die Rotation der LWS). Die Arme kompensieren eine Rotation/Seitneigung der BWS (Humeri rotieren *entgegen* die Rotation der BWS). Bei vielkurvigen Skoliosen sind Kompensationsmuster weniger ausgeprägt.

Innere Organe bei idiopathischer Skoliose

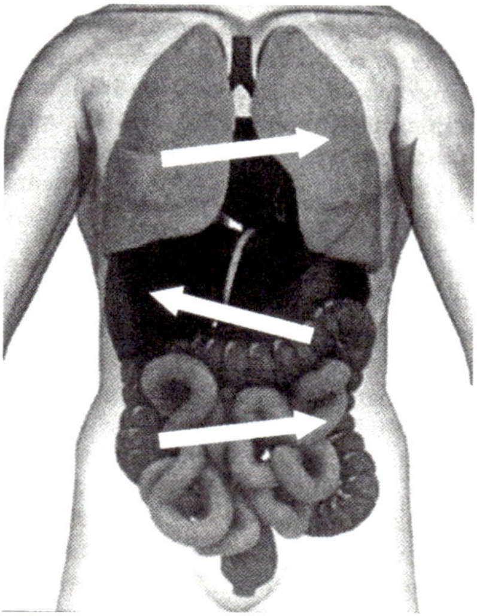

Herz u. Lunge:
nach links/hinten verschoben
nach rechts/uinten gekippt

Magen u. Leber:
nach rechts/hinten verschoben
nach links/unten gekippt

Kleine Eingeweide:
nach links/hinten verschoben
nach rechts/unten gekippt

Nieren:
nach rechts verschoben
linke Niere: Ptosis (abgesunken)

Abb. VII 30 *Beispielhafte viszerale Abweichungen*

Analyse

Diagnose einer Skoliose

- Die Positionsveränderung und Bewegung eines Wirbels wird immer in Relation zu dem *darunter* befindlichen Wirbel beschrieben.
- Ist die Skoliose ganz bzw. teilweise gesetzmäßig oder nicht?
- Reihenfolge von Analyse (und Behandlung): Zunächst Typ II Dysfunktionen und alle Einschränkungen in den Bereichen iliosacral, WS, atlanto-occipitaler Übergang, Rippen. Dann Typ I Dysfunktionen.
- Beckenschiefstand mit kürzerem Bein (statische Skoliose) liegt vor, wenn die Skoliose im Sitzen verschwindet.
- Die Klientin im Stehen oder Sitzen seitneigen lassen durch vermutete Seitneigungsspitze (im Brust- und im Lendenbereich), nach links und nach rechts. Seitneigung zu einer der Seiten wird leichter und weiter sein als in die andere Richtung. Es tritt eine gesetzmäßige Rotation zur entgegengesetzten Seite auf (Typ I). Ist diese Rotation beim Beugen zur einen Seite stärker als beim Beugen zur anderen Seite? Apex der Seitneigung feststellen.

- Der Klient beugt sich stehend (bei idiopathischer Skoliose auch sitzend) rund nach vornüber. Eine vorhandene Rotation wird noch deutlicher sichtbar.
- Bei der Skoliose sind beide Claviculae in einer Linie seitgeneigt.
- Ausgeprägtes Taillendreieck auf der Konkavseite der LWS
- Bauchnabel ist zur konvexen Seite der LWS versetzt.
- Bei Menschen mit Skoliose finden sich häufig folgende Phänomene: bei einem Auge ist das Sehen wenig peripher, der Blick dieses Auges ist härter und der Augapfel steht weiter vor als beim anderen Auge.

Primäre Verkürzungen in Bezug auf die Seitneigung

- auf der Konkav-Seite, besonders an der Spitze der Seitneigung:
  - M.Erector spinae
  - M.Latissimus dorsi (im BWS-Abschnitt)
  - M.Trapezius
  - M.Quadratus lumborum
  - Mm.Obliqui externi abdominis
  - Mm.Intercostales
- auf der Konvex-Seite, besonders an der Spitze der Seitneigung:
  - Mm.Obliqui interni abdominis
  - Bei statischer Skoliose: M.Piriformis auf der tieferen Beckenseite verkürzt.

Primäre Verkürzungen in Bezug auf die Rotation

- Mm.Multifidii und Mm.Rotatores: In der unteren Hälfte einer Kurve auf der Konvex-Seite und in der oberen Hälfte auf der Konkav-Seite (Abb. VII 31)
- Wenn Seitneigung und Rotation auf derselben Seite sind (in der Regel nur in der HWS): Mm.Multifidii und Mm.Rotatores in der unteren Hälfte der Konvex-Seite und der oberen Hälfte der Konkav-Seite
- M.Psoas auf der Konkavseite, d.h. auf der der Rotation entgegengesetzten Seite (Auf der konkaven Seite ist der M.Psoas eher lateral, auf der konvexen Seite eher medial.)

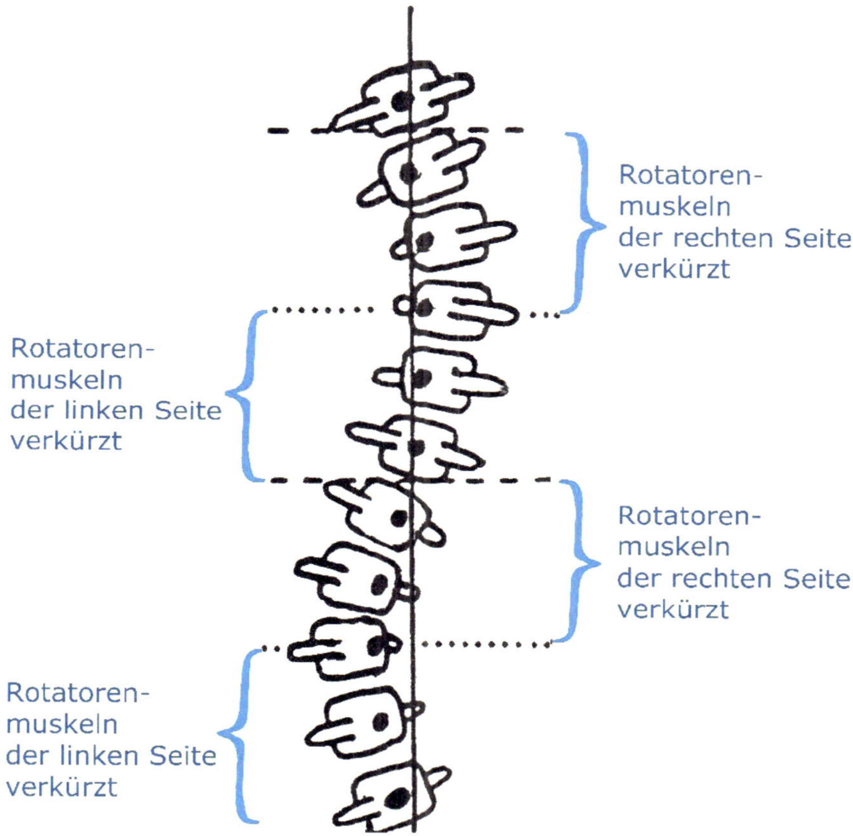

Abb. VII 31 *Primäre Verkürzungen der Rotatorenmuskeln in den Abschnitten von LWS (L 1-5) und unterer BWS (T 7-12)*

Rotation und Seitneigung der HWS

- Seitneigung und Rotation gehen bei der HWS in aller Regel zur selben Seite.
- Prävertebrale Strukturen der Halsvorderseite behandeln (siehe S. 226 ff.)

Oberflächliche Faszien (Abb. VII 32)

Vorderseite:

- Auf der Höhe von C 3 bis C 7 das Gewebe auf der Konkavseite der WS-Seitneigung nach kranial und zur Mitte hin bewegen. Auf der Konvex-Seite das Gewebe nach kaudal und weg von der Mitte.
- Auf der Höhe von T 1 bis L 5 das Gewebe auf der Konkavseite der WS-Seitneigung nach kranial und weg von der Mitte bewegen. Auf der konvexen Seite das Gewebe nach kaudal und zur Mitte hin bewegen.

Rückseite:

- Auf der Höhe von C 3 bis C 7 das Gewebe auf der Konkavseite der WS-Seitneigung nach kranial und weg von der Mitte bewegen. Auf der konvexen Seite das Gewebe nach kaudal und zur Mitte hin bewegen.
- Auf der Höhe von T 1 bis L 5 das Gewebe auf der konkaven Seite der WS-Seitneigung nach kranial und zur Mitte hin bewegen. Auf der konvexen Seite das Gewebe nach kaudal und weg von der Mitte bewegen.

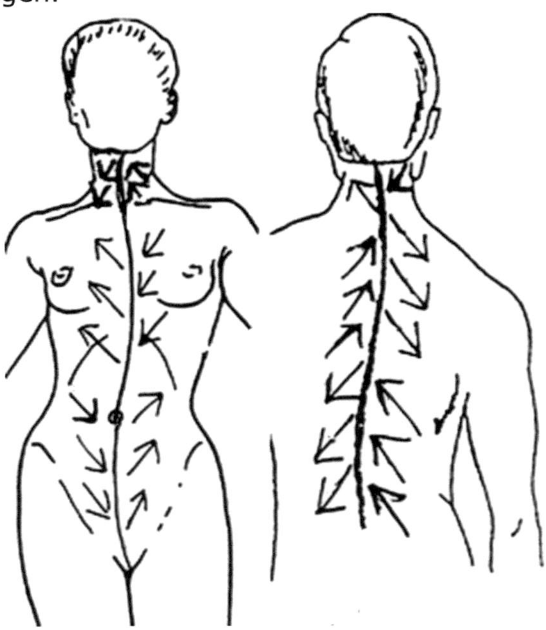

Abb. VII 32

5. Schultern, Arme und Hände

a) Schulter und Oberarm

Infos und Palpationshilfen

Myofasziale Leitbahnen: Siehe S. 38-43 und 53

Das Sternoclaviculargelenk

- Es bildet eine Verbindung des Schultergürtels mit dem Brustkorb (knorpelige Verbindung). (Abb. VII 33)
- Das Sternoclaviculargelenk ist Treffpunkt folgender Faszien: des M.Pectoralis, des M.Sternocleidomastoideus, des M.Subclavius, der Mm.Infrahyoidei, der clavicopectoralen Faszie und dreier Schichten der Nackenfaszien.

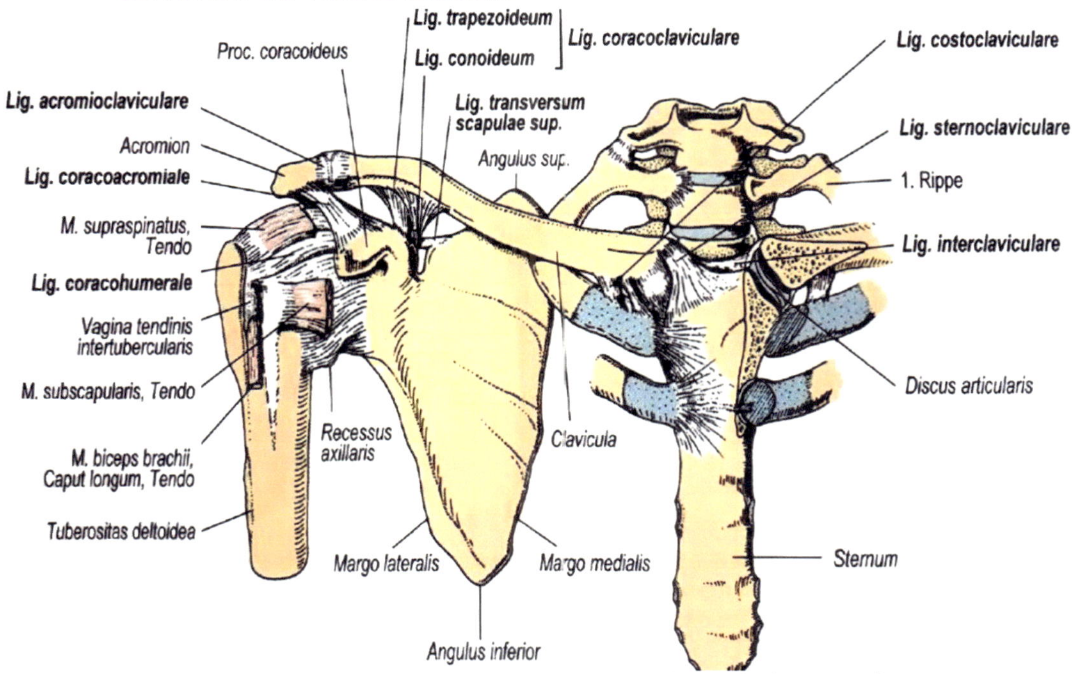

Abb. VII 33 *Die Gelenke und Bänder des Schultergürtels*

Relevante Muskeln der schulterbezogenen Gelenke

- M.Subclavius für das sternoclaviculare Gelenk
- M.Pectoralis minor für das acromioclaviculare Gelenk
- M.Teres minor für das humeroscapulare Gelenk

Die **Muskeln der Rotatorenmanschette** (Abb. VII 34 und 35)

- hinten: M.Teres minor und M.Infraspinatus (Außenrotation)
- oben: M.Supraspinatus (Abduktion)
- seitlich: M.Subscapularis (Innenrotation)

Sie stabilisieren das Schultergelenk wie die Bänder das Hüftgelenk.

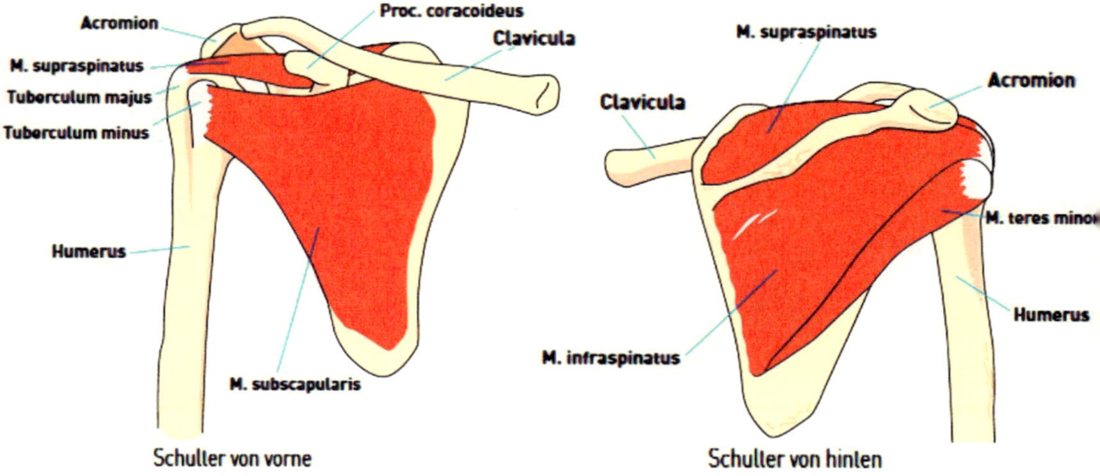

Abb. VII 34 *Muskeln der Rotatorenmanschette*

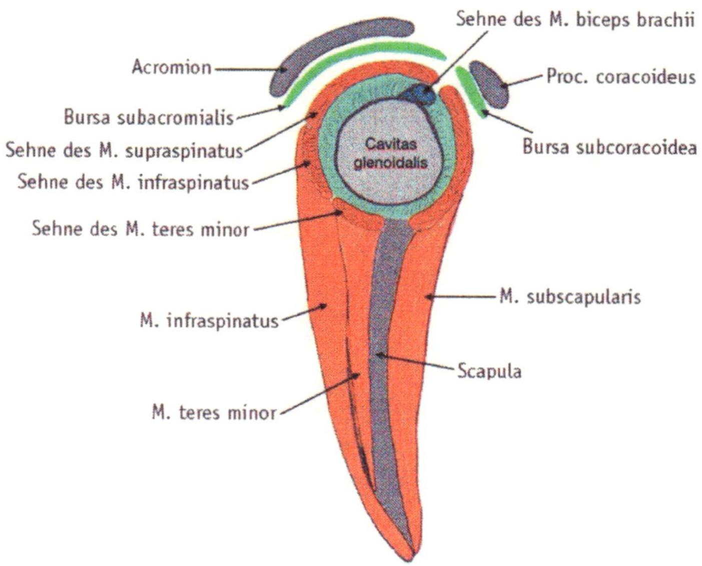

Abb. VII 35 *Sagittalschnitt durch die Schulter*

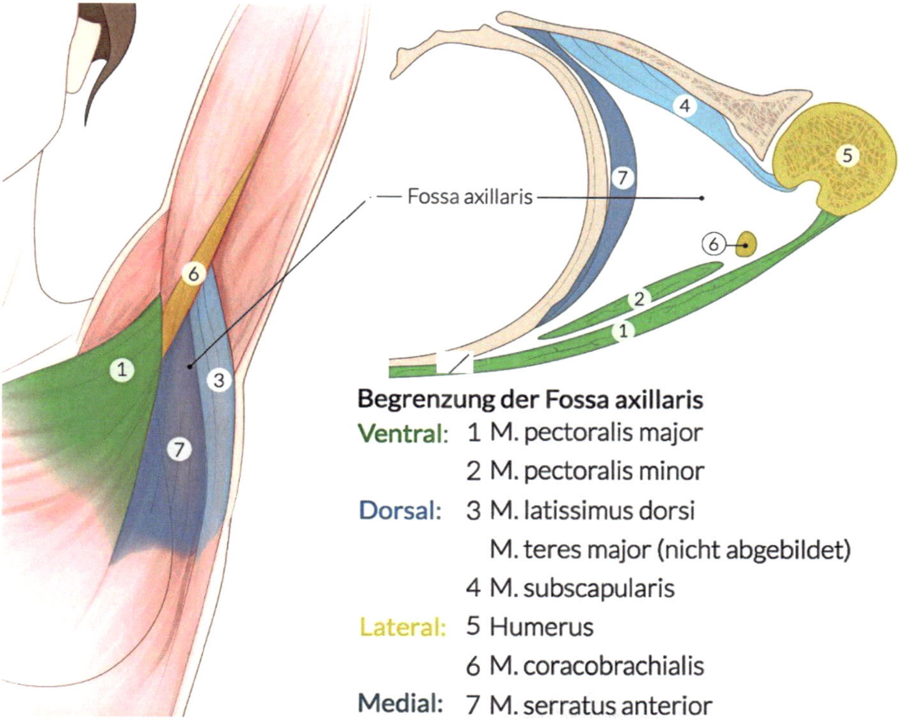

Abb. VII 36 *Muskeln des Schultergürtels in der Achselhöhle*

Am oberen Treffpunkt zwischen M.Trapezius und M.Latissimus dorsi befindet sich oft ein gallertartiger Knoten.

Freie Muskelgrenzen sind oft anfällig für Verdickung und Einstülpung:
M.Deltoideus hinten, M.Latissimus dorsi am Schulterblatt, M.Trapezius seitlich.

M.Trapezius und M.Latissimus dorsi setzen am lumbodorsalen Übergang an.

Analyse

Einige häufige Strukturmuster

- Schultern sind nach vorn verschoben, Unterarme gebeugt (Flexoren des Unterarms sind verkürzt). Leistengegend ist eng.
- Eine diagonal verlaufende Verkürzung der Rumpf*vorder*seite zwischen dem M.Serratus anterior einer Seite und der kontralateralen Spina iliaca anterior superior zieht Brustkorb und Schulter nach vorn/unten.
- Eine diagonal verlaufende Verkürzung der Rumpf*rück*seite von einer Schulter zur kontralateralen Hüfte zieht Rücken und Schulter nach hinten/unten.

Zu wenig Platz zwischen Acromion und Humerus
Der M.Serratus anterior ist nicht aktiv genug (er sollte die laterale Seite der Scapula anheben).

Clavicula

- Clavicula außen nach oben gezogen: Vorderer Rand des M.Trapezius ist verkürzt.
- Eine Clavicula rotiert und seitneigt normalerweise in dieselbe Richtung wie C 6 und 7.

Abweichende Positionen der Scapula:

Art der Abweichung	Beschreibung
nach vorn gekippt und nach oben verschoben	im Verhältnis zum Brustkorb
nach hinten gekippt und nach unten verschoben	im Verhältnis zum Brustkorb
nach vorn verschoben = Innenrotation	lateraler Rand anterior, medialer Rand posterior
nach hinten verschoben = Außenrotation	lateraler Rand posterior, medialer Rand anterior
nach medial gekippt	oberer Teil
nach lateral gekippt	oberer Teil

- Verschiebung nach vorn / hinten und Kippung nach vorn / hinten sind in der Regel entgegengesetzt:
  Also: Kippung nach vorn plus Verschiebung nach hinten
  Kippung nach hinten plus Verschiebung nach vorn

- Eine Kippung der Scapula nach vorn kann durch eine Kippung des Brustkorbs nach hinten verschleiert sein.
- Die Stellung der Scapula ist auch abhängig von der Stellung der Brustkorbhälfte und des Wirbelsäulenabschnitts.

Scapula nach vorn gekippt (und nach oben verschoben)
Locked short:
- M.Rhomboideus
- M.Pectoralis minor
- M.Trapezius (oberer Abschnitt)
- M.Levator scapulae, wenn der Muskel einen vorgeschobenen Kopf halten muss. Dabei zieht er das Schulterblatt nach oben.
- M.Supraspinatus

Scapula nach hinten gekippt (und nach unten verschoben)
Locked short:
- M.Serratus anterior (unterer Abschnitt)
- M.Trapezius (unterer Abschnitt)
- M.Pectoralis minor

Scapula medial gekippt
Locked short:
- Mm.Rhomboidei (oberer Abschnitt)
- M.Serratus anterior (unterer Abschnitt)
- M.Trapezius

Scapula lateral gekippt
Locked short:
- M.Rhomboidei (unterer Abschnitt)
- M.Serratus anterior (oberer Abschnitt)
- M.Levator scapulae
- M.Pectoralis minor

Scapula anterior verschoben (innenrotiert)
Locked short:
- M.Serratus anterior
- M.Pectoralis minor
- M.Subscapularis
- M.Infraspinatus
- M.Psoas (evtll.)

Scapula posterior verschoben (außenrotiert)
Locked short:
- M.Rhomboidei
- M.Trapezius
- M.Serratus posterior
- M.Latissimus dorsi

Mediale Seite der Scapula hebt sich von Rippen ab
Der M.Serratus ist nicht aktiv genug

Position und Beweglichkeit des Schultergelenks (Abb.VII 37)
- Die *Position* der Schulter wird im Wesentlichen vom Zusammenspiel dreier Muskeln bestimmt: M.Subclavius, M.Pectoralis minor, M.Teres minor. Wenn diese drei Positionsmuskeln verkürzt oder kontrahiert sind, müssen die äußeren Muskeln kompensierend viel arbeiten oder ihre Zugrichtung verändern.
- Die äußeren Muskeln M.Trapezius, M.Latissimus dorsi, M.Deltoideus und M.Pectoralis major bewerkstelligen die größeren Bewegungen der Schulter.
- Zu wenig kontralaterales Armschwingen: M.Coracobrachialis
- Tests zur Schulterbeweglichkeit:
  - Rückenlage. Den Unterarm der Klientin passiv vor den Brustkorb und nach kranial kreisförmig über den Kopf hinweg bewegen. Ist die Bewegung rundherum frei?
  - Rückenlage, Beine aufgestellt. Der Klient streckt den Arm nach lateral-kopfwärts. Liegt der Arm auf?
  - Rückenlage. Wenn der Klient seinen Oberarm anhebt und nach innen bzw. außen dreht, geschieht dies vom Schultergelenk oder vom Ellbogen aus? im letzteren Fall ist Beweglichkeit im Schultergelenk eingeschränkt.

  Wenn die Tests eine Einschränkung der Beweglichkeit zeigen, checken, welche spezifischen Bewegungsmöglichkeiten eingeschränkt sind (in Frage kommen Abduktion, Adduktion, Anteversion, Retroversion, Innen- und Außenrotation). Scapula und Clavicula berücksichtigen.

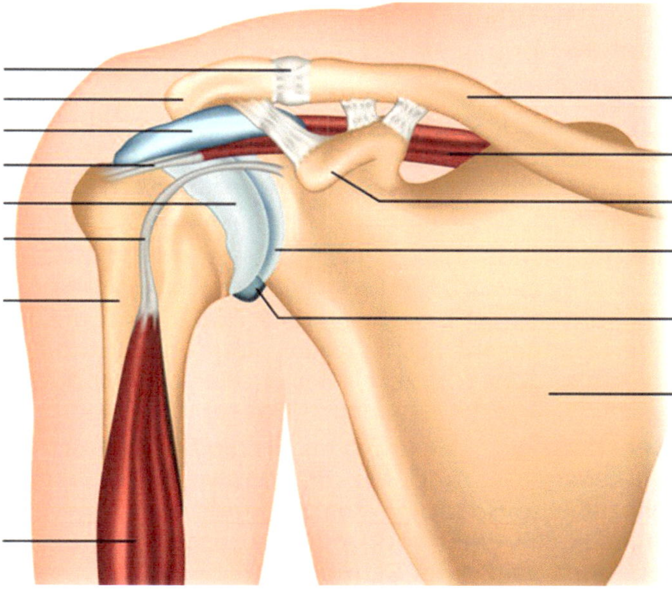

Abb. VII 37 *Anatomie des Schultergelenks*

Beide Schultern hochgezogen

- Locked short:
  - Mittlerer und hinterer M.Scalenus
  - M.Trapezius
  - M.Levator scapulae
  - M.Supraspinatus
- Es ist oft eine Kompensation für innenrotierte Schultern, um die Atmung zu erleichtern

Seitneigung des Schultergürtels

- Dem stehenden Klienten die Zeigefinger auf beide Schultern legen und die Höhe vergleichen. (Die Höhe der Brustwarzen bzw. eines BHs sind Kriterien für die Kippung des *Brustkorbs*.)
- Claviculaausrichtung anschauen. Wenn nur eine Clavicula zur Seite geneigt ist, besteht ein Schulterhochstand oder das Resultat eines Traumas. Sind *beide* Claviculae in einer Linie zu einer Seite geneigt, liegt eine Skoliose vor.
- Eine Seitkippung des Schultergürtels ist oft verbunden mit einer Kippung des Brustkorbs bzw. einer Seitneigung der BWS zur anderen Seite.

- Evtll. sind die Rippenzwischenräume auf der Seite der niedrigeren Schulter komprimiert
- Evtll. Zwerchfellprobleme
- Manchmal ist der Brustkorb ist auf der Seite der höheren Schulter nach hinten rotiert und gibt so der Schulter zu wenig Unterstützung. Die Schulter wird vom M.Trapezius nach oben gezogen, um zu verhindern, dass sie nach vorn unten fällt.
- Manchmal ist das Becken ist nach einer Seite geneigt, Schultergürtel und Brustkorb sind zur anderen Seite geneigt. Das Gewicht von Schultergürtel und Brustkorb ruhen also auf dem entsprechenden (längeren) Bein. Damit sich der Brustkorb wieder mehr auch aufs andere (kürzere) Bein verlagern kann, muss die Horizontalität des Beckens wiederhergestellt werden.
- Bei der niedrigeren Schulter haben die Bänder eventuell zu wenig Flüssigkeitsgehalt und die Bindegewebshülle ist geschrumpft. Das ist oft eine Spätfolge von Hepatitis. Denn wenn die Leber an Beweglichkeit verliert und der hydrostatische Druck von unten her abnimmt, sinkt die Schulter herab.
- Locked short auf der Seite der höheren Schulter:
    - Rückenlage. Die Schulter federnd nach kaudal schieben. Lässt sich die (höhere) Schulter nicht federnd schieben, ist der M.Subclavius verkürzt.
    - Mittlerer und hinterer M.Scalenus
    - M.Trapezius
    - M.Levator scapulae. M.Levator scapulae-Syndrom: evtll. Blockierung von C 3 und 4
    - M.Supraspinatus
    - M.Biceps ist beteiligt, weil er auch ein Abduktor ist.
- Locked short auf der Seite der niedrigeren Schulter:
    - M.Pectoralis minor kann beteiligt sein.
    - M.Subclavius (zieht das laterale Claviculaende nach kaudal)
    - ipsilateraler (rechter) M.Psoas
- Viszerale Zusammenhänge:
    - rechte Schulter: Leber
    - linke Schulter: Galle, Magen, Pankreas
    - evtll. Lungengegend fixiert
    - Wenn eine Schulter höher und schmaler ist: evtll. aufsteigendes Colon oder Mesenterium

Rundschultern

Humeri sind nach vorn verschoben oder nach innen gedreht.

Nach vorn oder nach hinten verschobene Schulter(n)

- Sind die Schultern in Bezug auf Verschiebung nach vorn oder hinten kongruent?
- Steht eine Schulter weiter vorn als die andere? Test: Rückenlage, Arm in Innenrotationsstellung. Bewegung des Ellbogens nach lateral. Steht die Schulter dann mehr ventral als die andere?
- Die Muskulatur auf Schultern ist häufig deshalb verhärtet, weil sie locked long ist (sekundäre Verkürzung wegen der Verschiebung der Schultern nach vorn).
- Viszerale Zusammenhänge:
  - Rechte Schulter anterior: Eventuell Leberproblem
  - Rechte Schulter anterior, linke Schulter posterior und niedriger: evtll. Gastrooesophagus-Verbindung problematisch.

Schultern nach vorn verschoben oder innenrotiert

- Es kann - verbunden mit einer Kippung des Brustkorbs nach vorn - eine Kompensation für ein nach vorn verschobenes Becken sein.
- Locked short:
  - M.Pectoralis major und minor
  - M.Serratus anterior

Schultern nach hinten verschoben

- Es ist oft eine Kompensation für einen eingefallenen Brustkorb.
- Es ist oft eine Kompensation für einen nach hinten gekippten Brustkorb und nach innen rotierte Schultern.
- Locked short:
  - Mm.Rhomboidei
  - M.Trapezius (unterer Teil)
  - M.Latissimus dorsi
  - M.Subscapularis

Rotation des Schultergürtels als Ganzes um die Vertikalachse

- Es kann eine Gegendrehung zur Drehung der BWS sein.
- Es kann eine Gegendrehung zur Drehung des Beckens sein. Mögliche Ursachen: Unterschiedliche Längen der Körperseiten oder Rotationen der WS.
- Locked short:
  - M.Serratus anterior
  - vorderer und mittlerer Teil des M.Trapezius der anderen Seite
  - M.Sternocleidomastoideus der anderen Seite.

Frozen Shoulder

Durch eine fortschreitende Entzündung schrumpft und verklebt die Gelenkkapsel, die Bewegung ist stark eingeschränkt. Besonders Abduktion, Außenrotation und Anteversion (unter 90°).

Impingement-Syndrom

Das Schulterdach besteht aus dem Acromion sowie dem Processus Coracoideus und wird durch das Lig. Coracoacromiale verschlossen. (siehe Abb. VII 33 auf S. 201)

Impingement: Bei Abduktion und Innenrotation bzw. Anteversion des Arms kommt es zu einem Einklemmen der Supraspinatussehne, der Sehne des M.Biceps brachii caput longus und des Schleimbeutels zwischen dem Schulterdachknochen (Acromion) und dem Oberarmkopf im sog. Subacromialraum. Der Schleimbeutel entzündet sich, es kann zu Rissen der Sehne des M.Supraspinatus kommen. Der Schmerz tritt in der Mitte des Bewegungsradius auf, nicht am Anfang und nicht am Ende.

Ursachen:

1) Knochensporne am Schulterdach.
2) Myofasziale Verkürzungen, kompensiert durch eine erhöhte Mobilität des glenohumeralen Gelenks zwischen Scapula und Humerus. Diese vermehrte Rollbewegung erhöht den Druck des Caput gegen das Acromion und damit zu einer Kompression der subakromialen Strukturen. Der Pars descendens des M. Trapezius und die coraco-clavicularen Ligamente fixieren die Innenroationsstellung des Acromion gegenüber der Clavicula.

Tests:

- Außenrotation des Acromions gegenüber der Clavicula (Glenohumeralgelenk)

  Ausgangsposition: Fixierung des Schultergürtels in Innenrotation, Protraktions- und Elevationsstellung (Abb. VII 38, links) Dann den Arm passiv in Außenrotation bewegen, wobei die Scapula weiterhin fixiert wird (Abb. VII 38, rechts)

  Ist die Außenrotation weniger als 90°: Innenrotationsfixierung.

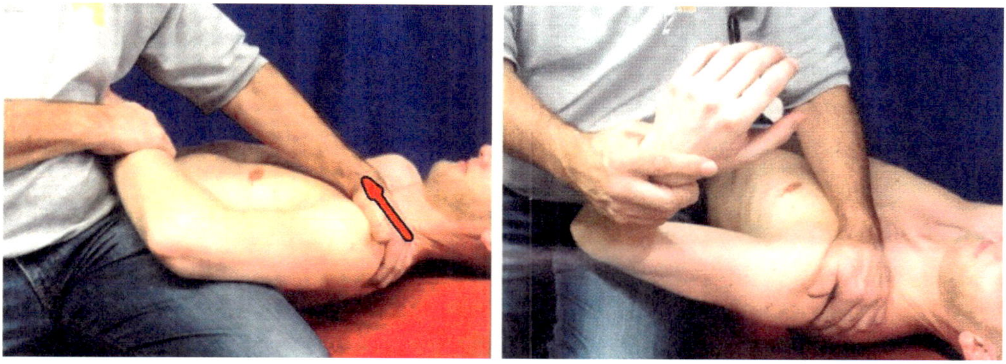

Abb. VII 38

- Außenrotation des Acromions gegenüber der Clavicula (Glenohumeralgelenk) ohne Beteiligung des Sternoclaviculargelenks

  Ausgangsposition: Die Endposition des ersten Tests herbeiführen. Dann das Acromion freigebend, die Clavicula aber nach anterior-kaudal fixiert haltend versuchen die Außenrotation um ca. 30° zu vergrößern.
  Ist die Vergrößerung kleiner als 30°: Innenrotationsfixierung.

- Außenrotation der Clavicula gegenüber dem Sternum (Sternoclaviculargelenk)

  Die Clavicula wird durch die Mm. Subclavius und Pectoralis major in einer Innenrotation um die Längsachse fixiert. Dadurch entsteht ein leichter Schultergürtelhochstand bei gleichzeitiger Protraktionsstellung. Beim Armanheben fehlen nun die Außenrotation der Clavicula gegenüber dem Sternum und des Acromions gegenüber der Clavicula. Es besteht eine Hypomobilität des Acromioclaviculargelenks und des Sternoclaviculargelenks.

Ausgangsposition: Die Endposition des zweiten Tests herbeiführen. Dann die Clavicula freigebend versuchen die Außenrotation um noch einmal 20° zu vergrößern (Abb. VII 39)

Ist die Vergrößerung kleiner als 20°: Hypomobilität

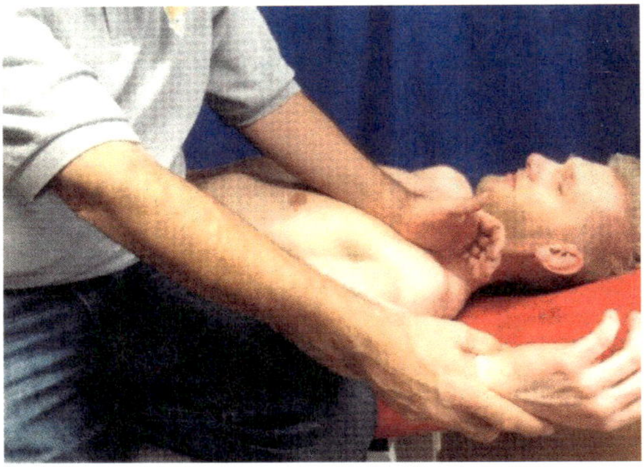

Abb. VII 39

- Eine besondere Rolle des M.Subscapularis kommt hinzu. Wenn der Humerus angehoben ist, zieht die Kontraktion des Subscapularis normalerweise den Kopf des Humerus in Bezug auf das Schulterblatt nach unten. Diese Schutzwirkung des Musculus subscapularis ist manchmal verringert.

  Wenn der Klient steht oder sitzt, legt man zwei Finger auf die Oberseite der Schulter, einen auf das distale Acromion und den anderen auf den Kopf des Humerus. Den Klienten bitten, seinen Arm langsam seitlich anzuheben. Der Humeruskopf sollte einige Millimeter in Bezug auf das Schulterblatt absinken.

Locked short beim Inpingement-Syndrom:

- M.Trapezius (pars descendens)
- M. Levator scapulae
- M. Subclavius
- Fascia clavipectoralis und Fascia cervicalis media
- M. Pectoralis major und minor
- M. Serratus anterior
- M. Biceps brachii
- Ligg. Conoideum und Trapezoideum (Abb. VII 33 auf S. 201)

Arm wird von seitlichen Halsmuskeln angehoben
Der M.Biceps brachii ist schonhaltungsmäßig „gelähmt".

Oberarm vom Körper abduziert
- Locked short:
  - M.Supraspinatus
  - M.Deltoideus
- Die Repräsentation von Arm und Unterkiefer sind im Gehirn nahe beieinander und können sich überlappen. Wenn der Unterkiefer nicht locker fällt, können die Arme nicht frei hängen.

Oberarm zum Körper adduziert
- Locked short:
  - M.Pectoralis major (oberer Teil)
  - M.Latissimus dorsi
  - M.Coracobrachialis
  - Mm.Teres major und minor
  - M.Infraspinatus
  - M.Triceps brachii (langer Kopf)
- Die Repräsentation von Arm und Unterkiefer sind im Gehirn nahe beieinander und können sich überlappen. Wenn der Unterkiefer nicht locker fällt, können die Arme nicht frei hängen.

Arm in Rückwärtsbewegung (Retroversion, Extension) **fixiert**
- M.Deltoideus (hinterer Teil)
- M.Teres major
- M.Latissimus dorsi
- Septi intermusculare brachii laterale und mediale (Abb. VII 40); sie trennen Beuge- und Streckmuskeln voneinander.

Arm in Vorwärtsbewegung (Anteversion, Flexion) **fixiert**
- M.Coracobrachialis
- M.Deltoideus
- M.Biceps brachii
- M.Pectoralis major

Oberarmrotation
- Liegt eine Innen- oder eine Außenrotation vor?
- Bei Innenrotation: Scapula ist nach vorn gekippt und nach oben verschoben (im Verhältnis zum Brustkorb).
- Bei Außenrotation: Scapula ist nach hinten gekippt und nach unten verschoben (im Verhältnis zum Brustkorb).

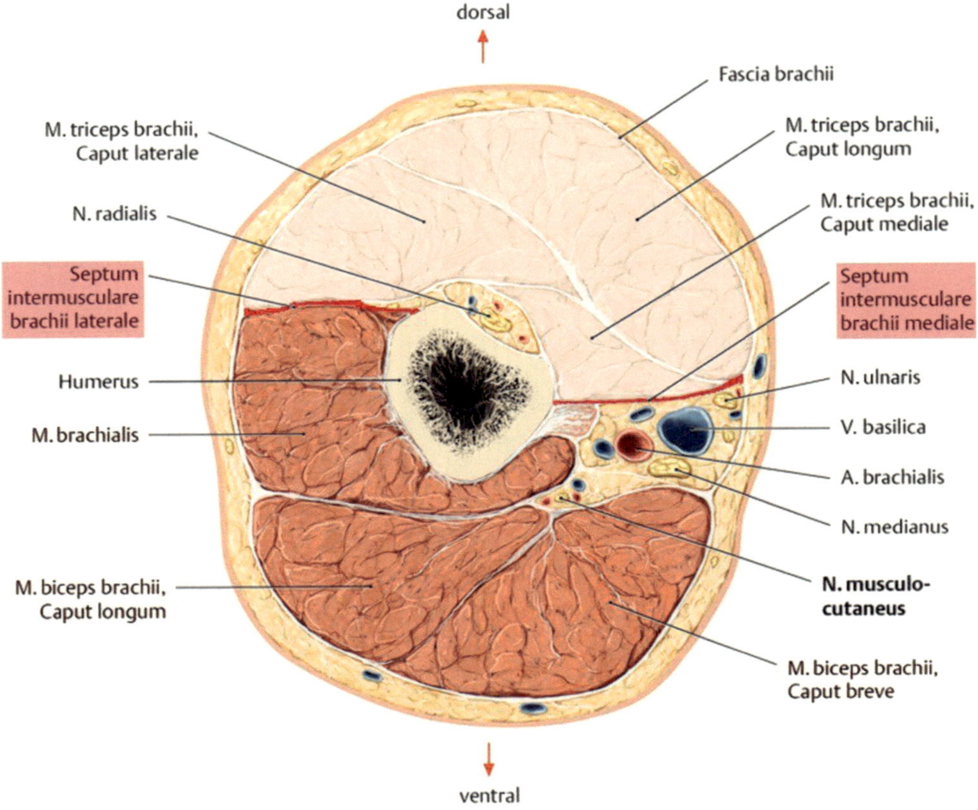

***Abb VII 40** Septen und Muskeln des rechten Oberarms (Querschnitt)*

- Verschiebung und Rotation sind nicht immer kongruent.
- Sind Ober- und Unterarm kongruent oder gegenläufig gedreht?
- Sind Oberarm und Scapula gleich oder gegenläufig gedreht?

Oberarm innenrotiert

- Die Scapula kann abduziert sein (z.B. bei Athleten) oder adduziert und hochgezogen (Rundrücken)
- Eine Innenrotation beider Schultern kann verbunden sein mit einer Kippung des Brustkorbs nach hinten und einer Verschiebung der Schultern nach hinten.
- Die Muskulatur auf Schultern ist häufig verhärtet, weil sie locked long ist (sekundäre Verkürzung wegen der Innenrotation der Schulter).

- Locked short:
  - M.Subscapularis
  - M.Teres major
  - M.Deltoideus (vorderer Teil)
  - M.Supraspinatus
  - M.Coracobrachialis
  - M.Latissimus dorsi
  - M.Pectoralis major
  - mediales Septum

Innenrotation des rechten Oberarms
Das ist oft eine Kompensation für eine Rotation des Brustkorbs nach rechts.

Denn ein weit verbreitetes Strukturensemble ist:
Mediale Kippung des rechten (linken) Fußes – Außenrotation des linken (rechten) Fußes – Kippung des Beckens nach rechts (links) – Verschiebung des Brustkorbs nach links (rechts) – Rotation des Brustkorbs nach rechts (links) und Kippung der rechten (linken) Schulter nach vorn – Rotation des Nackens nach links (rechts).

Oberarm außenrotiert
- Die Rotation geht oft von der Gegend um C 7 / T 1 aus
- Zu wenig Raum zwischen Humerus und Scapula
- Locked short:
  - M.Deltoideus (hinterer Teil)
  - M.Infraspinatus
  - M.Teres minor
  - Laterales Septum

Rumpf- und Schultergürtelmuskulatur zu schwach?
Test: Im Vierfüßlerstand auf Unterarmen, Knien und Zehen aufstützen; mit den Knien etwas nach hinten rutschen (1/2 Unterschenkellänge). Nun die Knie ein wenig vom Boden abheben. Auf gleichmäßige Atmung achten und die Rumpfstabilisation bis zum Schluss aufrechterhalten. Der Oberkörper darf nicht zwischen den stützenden Armen einsinken, genauso wenig sollte die Wirbelsäule durchhängen.

- Mehr als 20 Sekunden = sehr kräftige Muskeln
- 15-20 Sekunden = kräftige Muskeln
- weniger als 15 Sekunden = aktivierungsbedürftige Muskeln

Checkliste

		rechts		links	
Scapula	*Kippung um Querachse*	nach vorn	☐	nach vorn	☐
		nach hinten	☐	nach hinten	☐
	Seitliche Kippung	nach rechts	☐	nach rechts	☐
		nach links	☐	nach links	☐
	Verschiebung	nach vorn	☐	nach vorn	☐
		nach hinten	☐	nach hinten	☐
Schultern	*Seitliche Kippung*	nach rechts	☐	nach links	☐
	Rotation	nach rechts	☐	nach links	☐
	Rotation	nach innen	☐	nach innen	☐
		nach außen	☐	nach außen	☐
	Verschiebung	nach vorn	☐	nach vorn	☐
		nach hinten	☐	nach hinten	☐

b) Ellbogen und Unterarm

Infos

Myofasziale Leitbahnen: Siehe S. 38-43

Transmissionslinien der Spannung

- Ellbogen – Zwerchfell
- Unterarm, besonders Membrana interossea – Baucheingeweide

Wenn ein Muskel kontrahiert, kontrahiert (durch Interneuronen) auch der Antagonist des anderen Arms.

Muskeln des Unterarms und ihre Funktionen (Abb. VII 41)

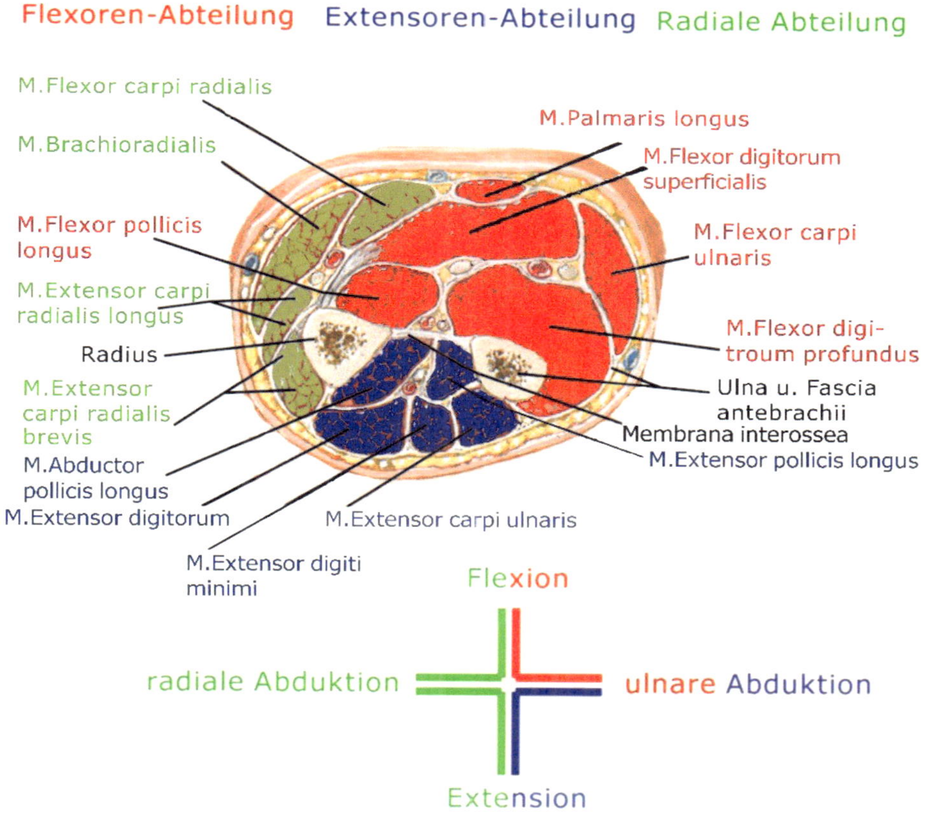

***Abb. VII 41** Querschnitt durch die Mitte des Unterarms*

Analyse

„Normale" Ellbogen- und Handposition
Sie ist schwierig zu definieren. Vorschlag: leichte Außenrotation des Ellbogens (verglichen mit der Ellbogenposition nach lateral) und der Hand (verglichen mit dem Handrücken nach vorn).

Generelle Einschätzung durch ein Tracking der Ellbogen: Im Stehen Ellbogen nach lateral und zurück in Ausgangsstellung bewegen lassen.

- Wo sind Verkürzungen?
- Bleiben die Arme in der Transversalebene?
- Was macht die Wirbelsäule?

Oberarm und Unterarm: gleich- oder gegenläufig gedreht?

Testen der Beweglichkeit des Unterarms
- Supination und Pronation
- Beugung und Streckung
- Ist die Membrana interossea frei?

Probleme der Flexoren im Unterarm
Medialer Epicondylus des Humerus wichtig

Probleme der Extensoren im Unterarm
Lateraler Epicondylus des Humerus wichtig

Ellenbogen in Beugung fixiert
Locked short:
- M.Biceps brachii (besonders die Aponeurose)
- M.Brachialis
- M.Brachioradialis
- M.Extensor carpi radialis longus
- M.Pronator teres
- M.Palmaris longus, M.Flexor digitorum superficialis, M.Flexor carpi ulnaris

Ellenbogen überstreckt
Locked short:
- M.Triceps brachii
- M.Anconeus

Unterarm in Pronation (Innenrotation) fixiert (Abb. VII 42)
Locked short:

- Antebrachiale Faszie
- M.Pronator teres
- M.Pronator quadratus
- M.Brachioradialis, wenn zusätzlich der Arm im Ellbogen in Beugung fixiert ist
- M.Flexor carpi radialis (bei gestrecktem Ellbogen)
- M.Extensor carpi radialis longus (bei gebeugtem Ellbogen)

Unterarm in Supination (Außenrotation) fixiert (Abb. VII 42)
Locked short:

- M.Supinator
- M.Biceps brachii
- Postbrachiale Faszie
- M.Abductor pollicis longus
- M.Brachioradialis (aus extremer Pronation)
- M.Teres major (bei innenrotiertem Oberarm)

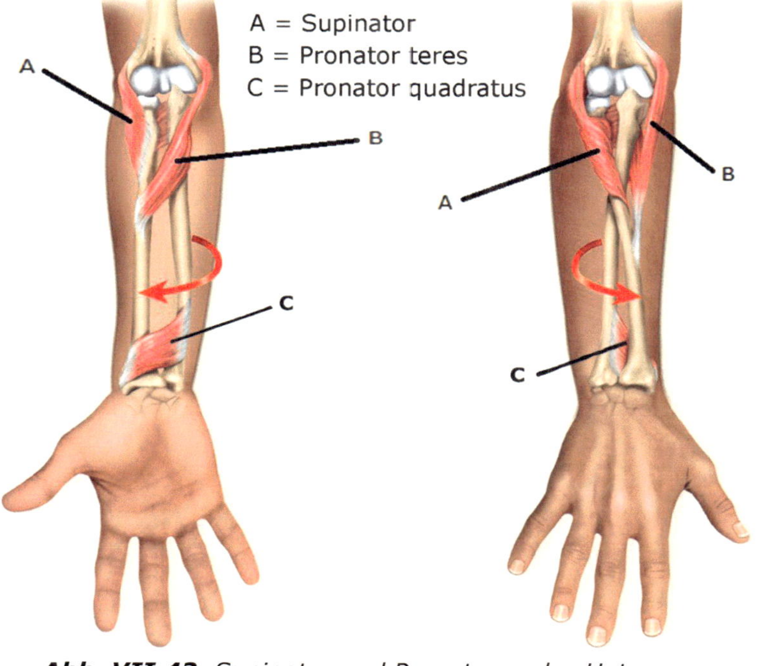

Abb. VII 42 *Supinator und Pronatoren des Unterarms*

Ulna und Radius

- Gibt es genug Platz zwischen Ulna und Radius?
- Sind Ulnar- und Radialabduktion frei?
- Ist die Membrana interossea zwischen Ulna und Radius frei?

Ellbogen-Nerven unter Druck: Aponeurosis des M.Biceps brachii

Tennisarm (Abb. VII 43)

Entzündung der Muskelansätze an der lateralen Gelenkkondyle des Humerus. Schmerz und Bewegungseinschränkungen am Ellbogengelenk.

- Der Unterarm ist in Supination fixiert, es ist nicht genug Platz zwischen Humerus und Ulna und nicht genug Platz im Handgelenk (Carpaltunnel).
- Evtl. ist die 1.Rippe blockiert.
- Evtl. Dysfunktion von C 7

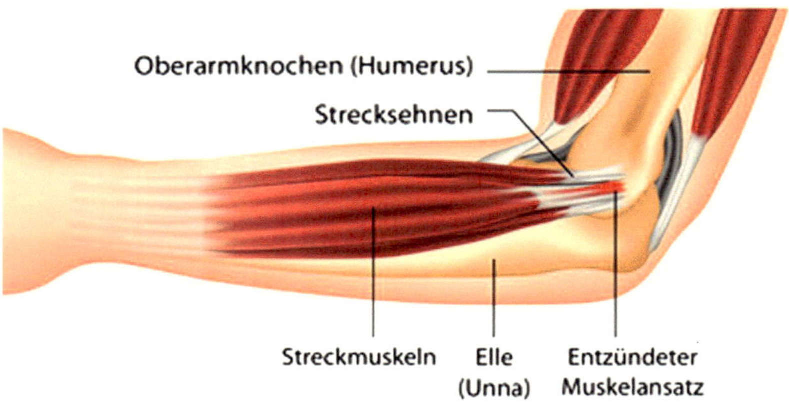

Abb. 43 *Tennisellenbogen (Epicondylitis radialis humeri)*

Golfarm (Abb. VII 44)

Die mediale Gelenkkondyle des Humerus ist entzündet. Schmerz und Bewegungseinschränkungen am Ellbogengelenk.

- Der Unterarm ist in Pronation fixiert, es ist nicht genug Platz zwischen Humerus und Ulna und nicht genug Platz im Handgelenk (Carpaltunnel).
- Evtl. ist die 4.Rippe blockiert.

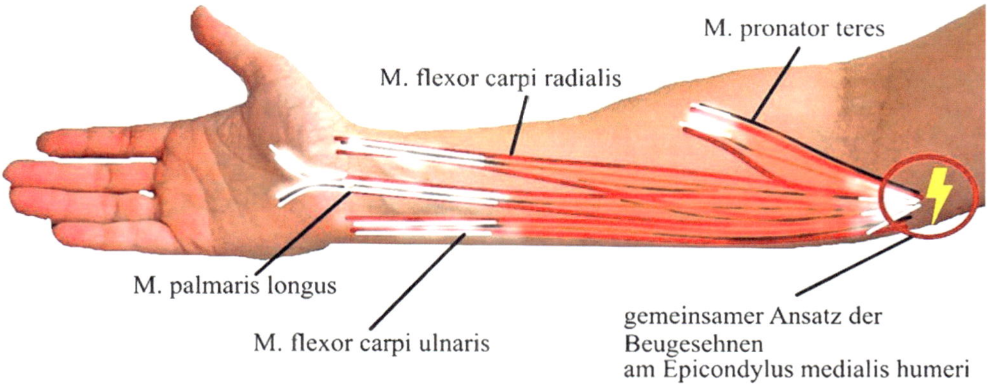

Abb. VII 44 *Golfarm (Epicondylitis ulnaris humeri)*

Checkliste

		rechts		links	
Ellbogen	*Rotation*	nach innen	☐	nach innen	☐
		nach außen	☐	nach außen	☐
Unterarm	*überstreckt*		☐		☐
	gebeugt		☐		☐
	Supination		☐		☐
	Pronation		☐		☐

c) Hand

Infos und Palpationshilfen

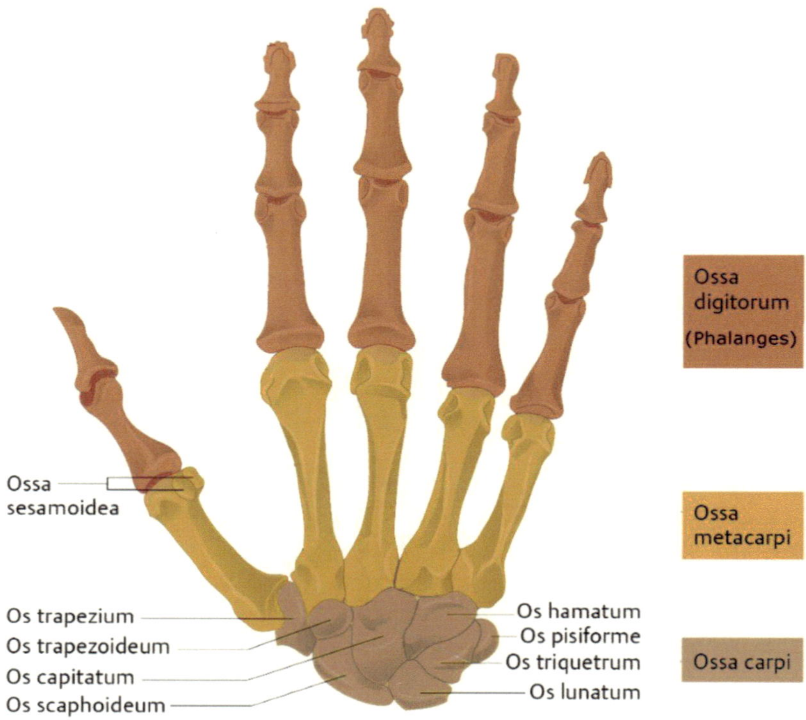

Abb. VII 45 *Handknochen von palmar*

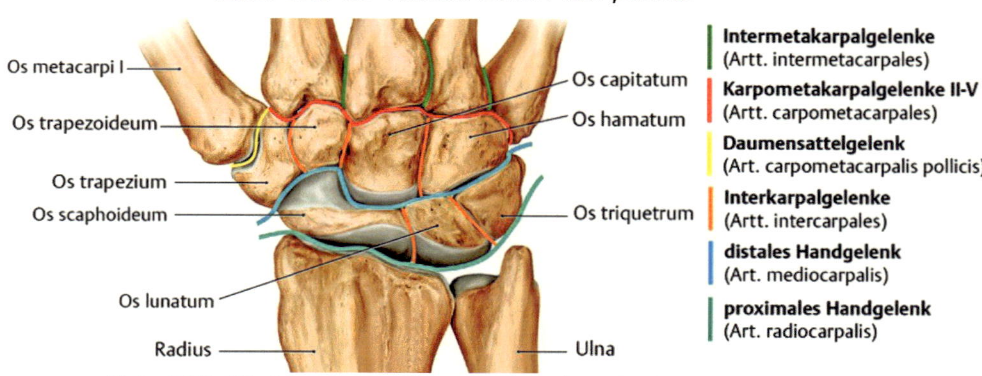

Abb. VII 46 *Handwurzelknochen und -gelenke von dorsal*

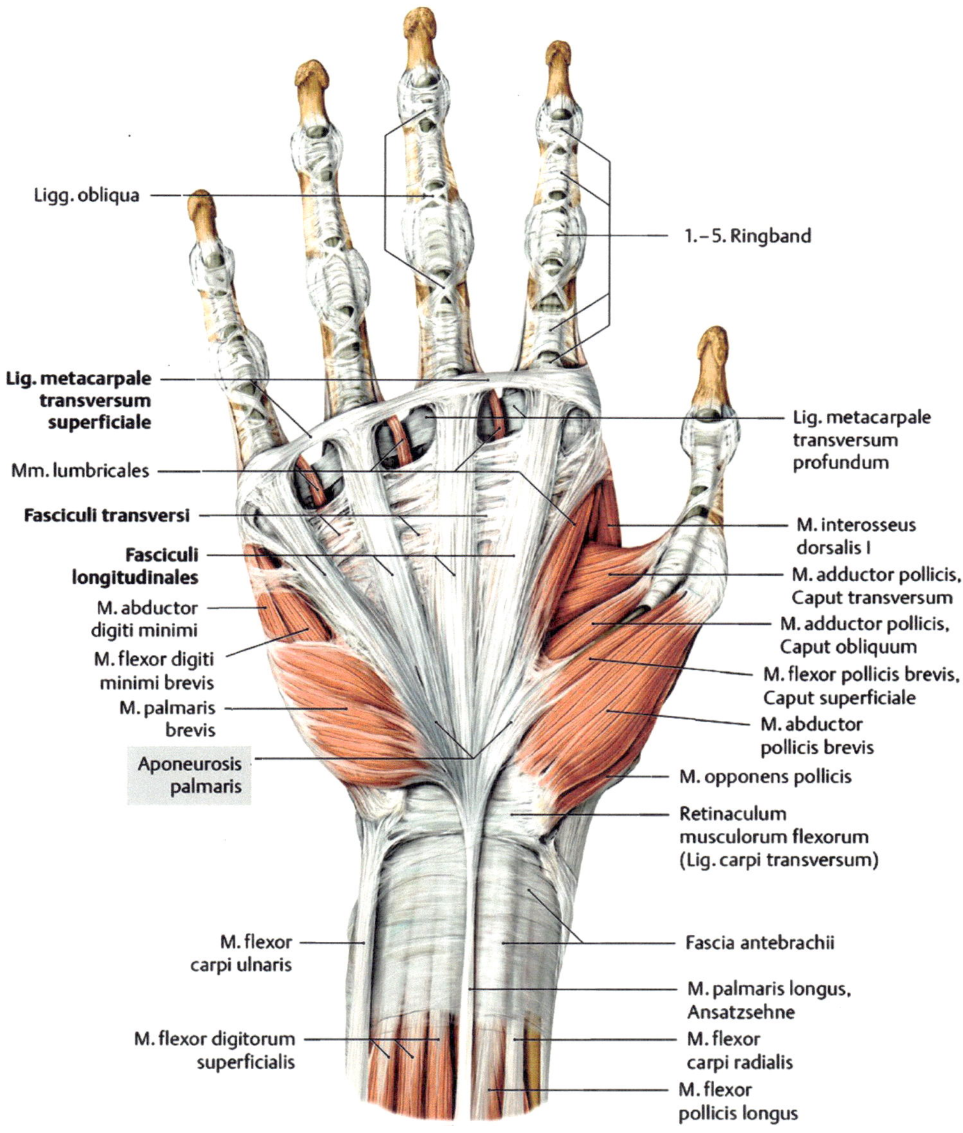

Abb. VII 47 *Handmuskeln und Bänder von palmar*

Transmissionslinien der Spannung:
Handgelenk – Beckenboden

Analyse

„Normale" Ellbogen- und Handposition

Sie ist schwierig zu definieren. Vorschlag: leichte Außenrotation des Ellbogens (verglichen mit der Ellbogenposition nach lateral) und der Hand (verglichen mit dem Handrücken nach vorn).

Testen der Beweglichkeit von Handgelenk und Fingern

- Handgelenk
  - Hängen die Hände gerade herab oder im Handgelenk gebeugt?
  - Sind die Handwurzelknochen gegeneinander beweglich (auf und ab, vor und zurück)? Dabei sollen Schultern, Ellbogen und Hand schwer gelassen werden.
  - Ist der Kopf der Ulna zu weit von den Handwurzelknochen entfernt oder zu herausstehend positioniert?
  - Ist die Dorsalflexion der Hand eingeschränkt? Ist die Palmarflexion der Hand eingeschränkt? Kann sich das Handgelenk, wenn die Hand an die Wand gelegt wird, soweit beugen, dass die Finger sich auffächern können?
  - Die Klientin winkelt die Hand im Handgelenk ab nach radial und ulnar. Wo sind Verkürzungen? Gibt es Torsionen? Gibt es dabei eine Seitneigung des Rumpfes?
- Fingergelenke
  - Können alle Finger eine Faust machen? Können alle Finger in die Palmarfläche der Hand gefaltet werden?
  - Ist eine sternförmige Öffnung der Hand möglich? Können sich die Finger auffächern, wenn die Hand an die Wand gelegt wird?
  - Fingerstreckung oder Fingerbeugung eingeschränkt?
  - Sind Adduktion und Abduktion der Finger frei?

Handgelenk in radialer Abduktion fixiert

- Locked short:
  - M.Abductor pollicis longus
  - M.Extensor pollicis longus und brevis
  - M.Flexor carpi radialis
  - M.Extensor carpi radialis

Handgelenk in ulnarer Abduktion fixiert

- Locked short:
  - M.Flexor carpi ulnaris
  - M.Extensor carpi ulnaris

Handgelenk in Beugung fixiert
Locked short:
- Flexoren der Finger
- M.Flexor carpi radialis
- M.Flexor carpi ulnaris

Handgelenk in Streckung fixiert
Locked short:
- Extensoren der Finger
- M.Extensor carpi radialis
- M.Extensor carpi ulnaris

Probleme der Extensoren von Hand und Handgelenk
Lateraler Epicondylus des Humerus wichtig

Probleme der Flexoren von Hand und Handgelenk
Medialer Epicondylus des Humerus wichtig

Beugekontraktur der Fingergrundgelenke
Locked short:
- Mm.Lumbricales
- Mm.Interossei palmares

Beugekontraktur des Daumens
- Daumen*end*gelenk: M.Flexor pollicis longus locked short
- Daumen*grund*gelenk: M.Flexor pollicis brevis locked short

Checkliste

		rechts	links
Handgelenk	*überstreckt*	☐	☐
	in Beugung fixiert	☐	☐
	radiale Abduktion	☐	☐
	ulnare Abduktion	☐	☐

Besonderheiten bei Fingergelenken:

6. Hals

Infos und Palpationshilfen

Myofasziale Leitbahnen: Siehe S. 27-37 und 53

Die **obere Thoraxapertur** (thoracic inlet oder outlet) besteht myofaszial aus den Mm.Scaleni (nebst bandartiger Abzweigung zur HWS) und anderen Halsmuskeln sowie dem oberen Lungenende mit seinen Bändern, die dieses an der HWS und an der Clavicula aufhängen (Abb. VII 48).

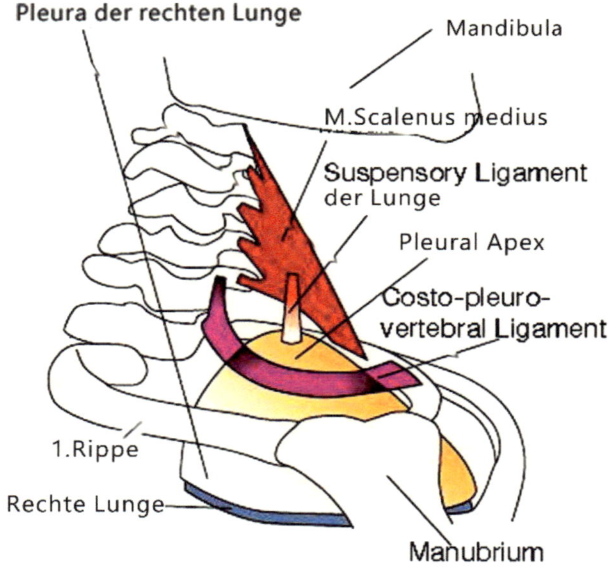

Abb. VII 48

Das Sternoclaviculargelenk ist Treffpunkt dieser Faszien:

- der clavipectoralen Faszie
- dreier Schichten der Nackenfaszien
- des M.Pectoralis
- des M.Sternocleidomastoideus
- des M.Subclavius
- der Mm.Infrahyoidei

Mm.Scaleni

- „Die Scaleni sind der Psoas des Nackens." (Dr. Ida Rolf)
- Die Scalenifaszien enden am Herzen. Die Scaleni-Muskeln enden an der Lunge.
- Die Scaleni füllen die Grube zwischen Sternocleidomastoideus und vorderem Rand des M.Trapezius. Ein grubenförmiger Einzug über der Clavicula deutet auf eine Verkürzung von M.Scalenus anterior und medius hin.
- M.Scalenus anterior ertasten: M.Sternocleidomastoideus nach anterior schieben.
- Zwischen M.Scalenus medialis und lateralis liegen der Plexus brachialis und die Halsschlagader.

Die Faszien des Halses (Abb. VII 49, 50 und 51)

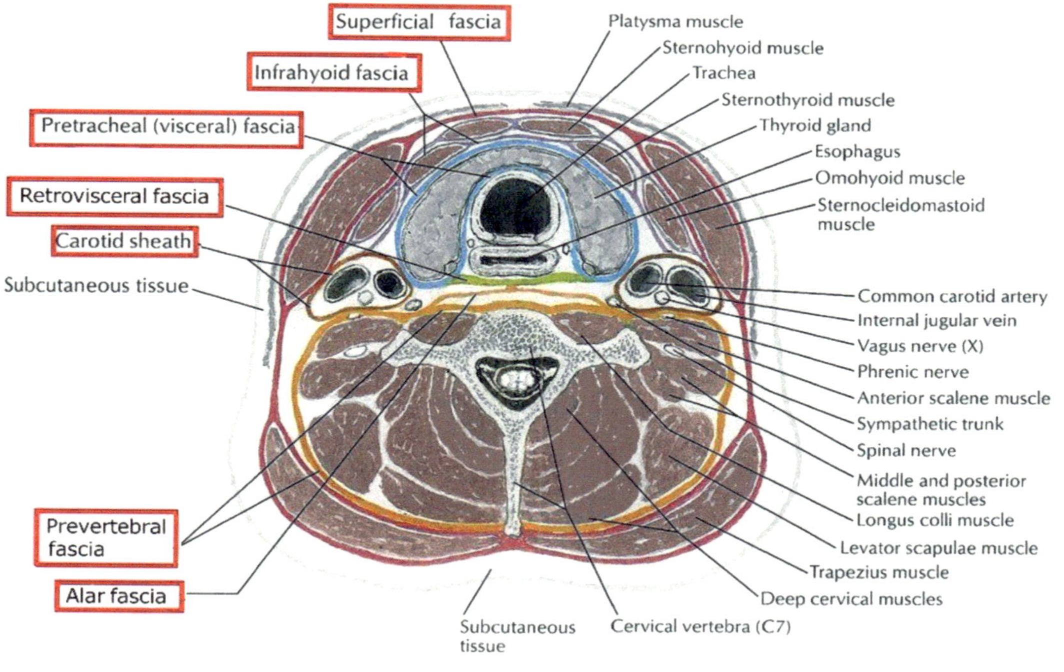

Abb. VII 49 *Querschnitt durch den Hals*

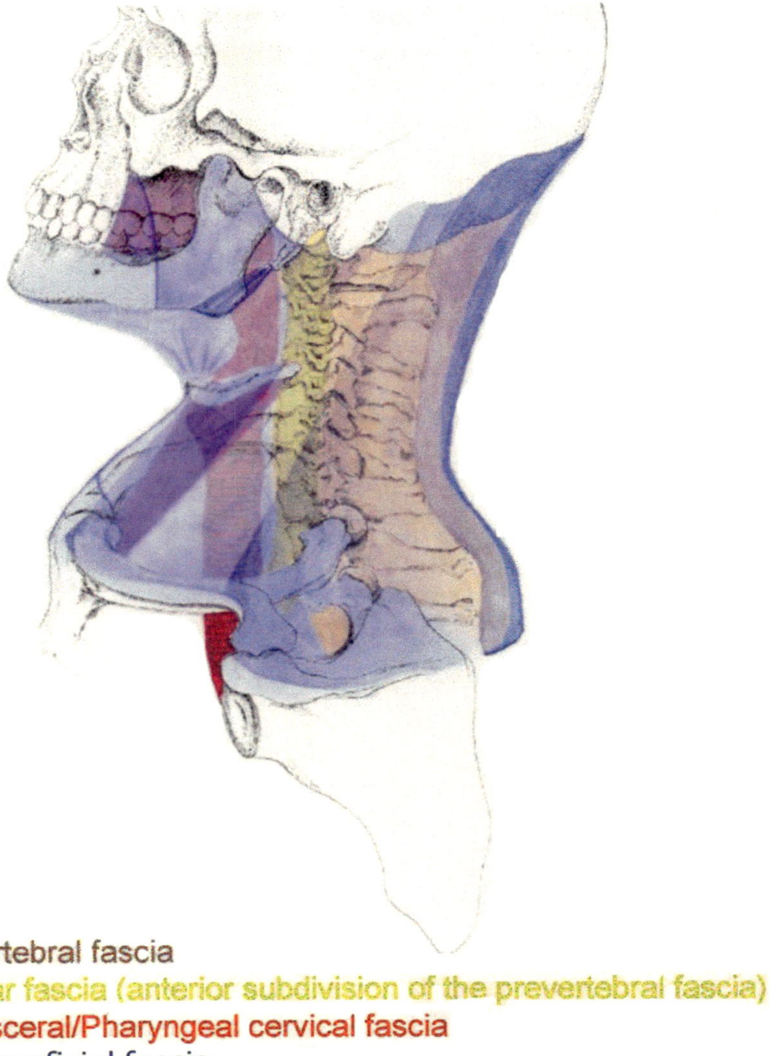

Abb. VII 50 *Schichten der Halsfaszien*

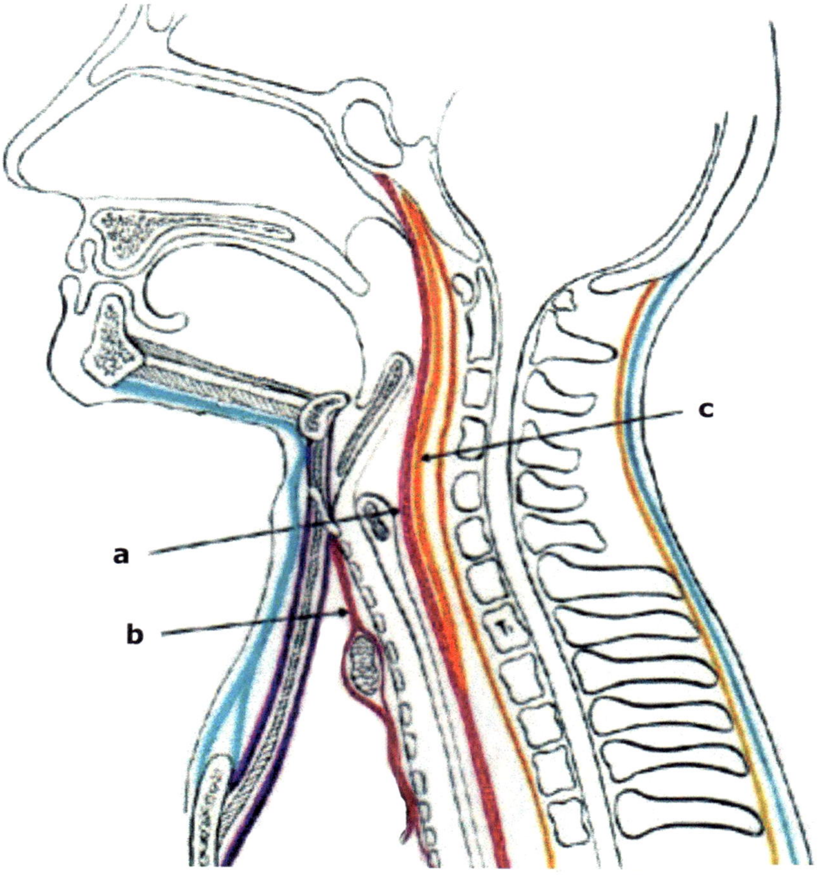

Superficial fascia
Infrahyoid fascia
Visceral fascia
a- Retrovisceral fascia
b- Pretracheal fascia
Vertebral Layer
c- Alar fascia

Abb. VII 51 *Schichten der Halsfaszien (Sagittalschnitt)*

Analyse

Der vordere Hals (Abb. VII 52)

- Er ist oft in den Mundboden und die Zunge hochgezogen.
- Da der gesamte ventrale Hals anatomisch mit den Armen verbunden ist, kann es sein, dass Restriktionen des Schultergürtels und der Arme die Halsfreiheit beeinträchtigen.
- Das ventrale viszerale Kompartment reicht hoch bis in die Halsregion und hat daher Einfluss auf die Halsbeweglichkeit.

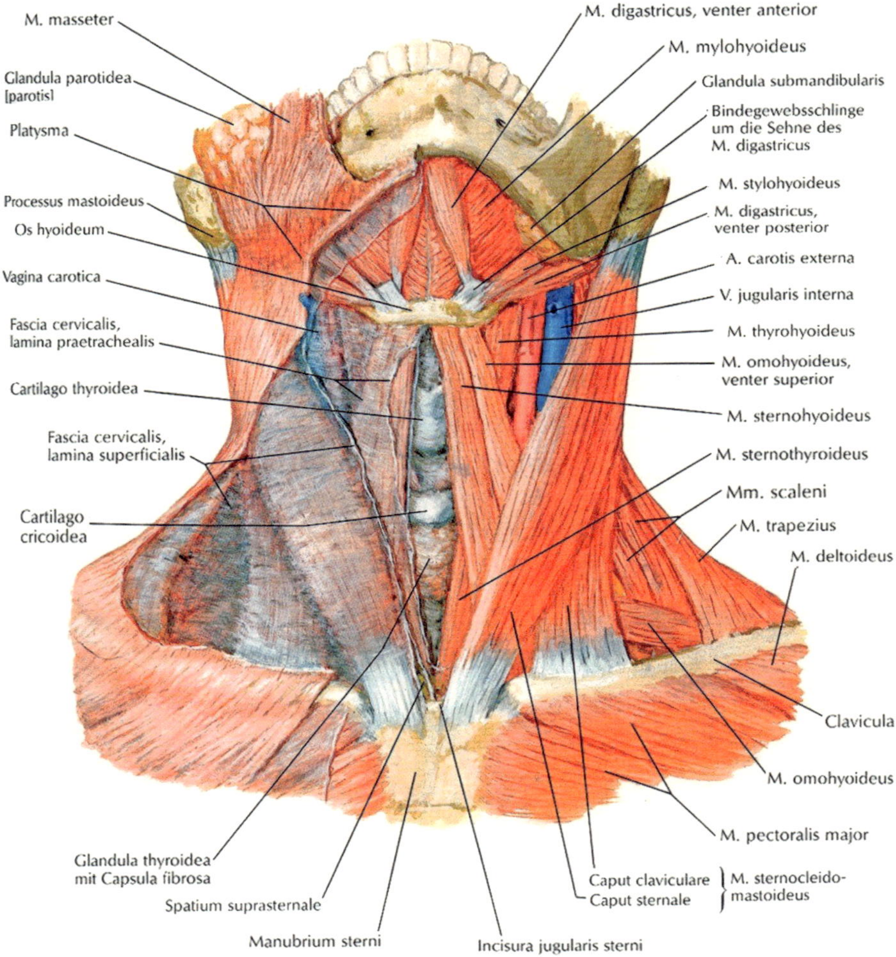

Abb. VII 52

Halsfaszien und Zungenbein (Os Hyoideum)

- Mit der flachen Hand rhythmisch Brustbein nach kaudal drücken. Ist Elastizität vorhanden?
- Ist eine Seite eingeschränkt? Eine Hand hält mit Zeigefinger und Daumen das Zungenbein. Mit der anderen (flachen) Hand das Brustbein nach kaudal drücken. Wenn eine Seite des Zungenbeins dabei nach kaudal geht, gibt es Restriktionen auf dieser Seite.
- Restriktionen oberhalb des Zungenbeins? Das Zungenbein an der Oberkante fassend nach kaudal ziehen. Ist diese Bewegung frei oder eingeschränkt? Dann jede Seite einzeln ziehen. Gibt es eine einseitige Einschränkung?
- Wenn der Hals posterior und hochgezogen ist:
  Locked short:
  - M.Digastricus, M.Styloideus, M.Mylohyoideus und M.Genihyoideus
  - Mm.Constrictor pharygis superior und inferior
- Wenn der Hals herabgezogen ist:
  Locked short:
  M.Omohyoideus, M.Sternohyoideus, M.Thyrohyoideus
- Wenn der Hals anterior ist:
  Locked short:
  - M.Mylohyoideus, M.Geniohyoideus (Mundboden)
  - M.Sternohyoideus, M.Thyrohyoideus, M.Sternothyroideus

Muskeln um den Kehlkopf

Wenn wir den Klienten zum Schlucken auffordern und das Manöver nicht ohne eine kompensatorische Bewegung des Kopfes durchgeführt werden kann, deutet dies auf eine Verkürzung der Muskeln um den Kehlkopf:

- M.Omohyoideus, M.Sternohyoideus, M.Thyrohyoideus
- M.Cricothyorideus, Mm. Constrictor pharyngis superior und inferior.

7. Kopf

a) Verhältnis Occiput - Atlas

Analyse

Atlanto-occipitaler Übergang unfrei

- Evtll. ist die Dura-Anhaftung an C 2 / C 3 unfrei.
- Occiput in Vorwärtsbeugung fixiert:
  Locked short:
  - Mediale Nackenmuskeln
  - Lig. longus anterior der HWS
- Occiput in Rückwärtsbeugung fixiert:
  Locked short:
  - M.Rectus capitis anterior
  - M.Longus colli
- Occiput in Rotation fixiert:
  Locked short:
  Die kurzen Nackenmuskeln lateral und medial auf der der Rotation entgegengesetzten Seite
- Occiput in Seitneigung fixiert:
  Locked short: M.Rectus capitis laterale

Rotation und Seitneigung des Occiput (auf dem Atlas)

- Sowohl im Normalfall als auch im Fall einer Dysfunktion gehen Seitneigung und Rotation in entgegengesetzter Richtung (Typ I-Bewegung (siehe S. 165 f.).
- Dysfunktionen werden ermittelt durch einen Translationstest:
  Rückenlage, Unterarme auf Liege. Zeige- und Mittelfinger der Hände auf rechtem und linkem Occiput nahe den Occiput-Kondylen. Handflächen und Daumen halten den Kopf. Den Kopf einmal vorgeneigt anheben und einmal in Rückneigung. Jedes Mal das Occiput auf dem Atlas horizontal nach rechts und links bewegen (Translation). Keine Seitneigung intendieren, die geschieht von selbst: Seitneigung nach rechts geschieht durch Translation nach links, Seitneigung nach links geschieht durch Translation nach rechts.

Testresultate:

- Wenn bei der Translation in Vorneigung eine Restriktion feststellbar ist, dann ist das Occiput in Extension/Rückneigung fixiert. Das Occiput ist zur eingeschränkten Seite geneigt und zur anderen Seite rotiert.

  Beispiel: Die Translation in Vorneigung ist nach links eingeschränkt = Das Occiput ist auf dem Atlas nach links geneigt, nach rechts rotiert.

- Wenn bei der Translation in Rückneigung eine Restriktion feststellbar ist, dann ist das Occiput in Flexion/Vorneigung fixiert. Das Occiput ist zur eingeschränkten Seite geneigt und zur anderen Seite rotiert.

  Beispiel: Die Translation in Rückneigung ist nach rechts eingeschränkt = Das Occiput ist auf dem Atlas nach rechts geneigt, nach links rotiert.

b) Kopfstellung

Infos

Myofasziale Leitbahnen: Siehe S. 53

Weitere Faszienkontinuitäten

- Schulter – Scapula (via M.Supraspinatus) – untere HWS (via M.Levator scapulae) – Kopf (via M.Splenius capitis)
- Das prävertebrale viszerale Kompartment reicht vom Steißbein bis zum Kiefer und zum Nasenrachenraum.

Kopf- und Augenstellung

- Wenn der Kopf nach hinten gekippt ist, werden die Pupillen abwärts gerichtet.
- Wenn der Kopf nach vorn gekippt ist, werden die Pupillen aufwärts gerichtet.

Analyse

Kopfbewegung eingeschränkt

- Kopfdrehen eingeschränkt: Restriktionen im Nacken bzw. im BWS-Bereich oder im Halsbereich.
- Eventuell bestehen Schultergürtelprobleme.
  Test: Arme seitlich horizontal anheben: Verlängern sich Kopf und Nacken oder gehen sie nach vorn?
  Hintergrund: Wenn die Arme zu sehr an den Nacken gebunden sind, werden die Schultern angehoben, um Kraft zu gewinnen.
  Eine besondere Rolle spielt auch der M.Serratus anterior. Er öffnet bei der Armbewegung den Raum zwischen dem Humeruskopf und dem Acromioclaviculargelenk. Dies verhindert, dass der Humeruskopfes mit der Unterseite des Acromioclaviculargelenks kollidiert. Wenn der Serratus anterior aktiv genug ist, muss der obere Trapezius nicht eingreifen, und dies ermöglicht es dem Kopf, sich vom Hals abzuheben und frei von der Bewegung der Schulter zu bleiben.
- Eventuell gibt es Probleme im Bauchraum.
  Test: Der Behandler steht hinter dem Klienten und hebt den Bauch des Klienten an. Wird die Kopfbewegung dadurch einfacher, freier?

Kopfstellung generell

- Balance des Kopfes auf der HWS: Bänder zwischen Dens Axis und Occiput
- Kopfstellung: evtll. Pleuraaufhängung an HWS (siehe S. 226)

Kopfrotation

- Kopf und darunter liegende Halswirbel können entgegengesetzt rotiert sein.
- Locked short:
  Muskeln auf der Seite, die den Kopf zur anderen Seite drehen:
  - vorderer und mittlerer Teil des M.Trapezius
  - M.Sternocleidomastoideus
  - Mm.Scaleni
  - M.Obliquus capitis superior
- Locked short:
  Muskeln auf der Seite, die den Kopf zur selben Seite drehen:
  - M.Levator sacpulae
  - M.Splenius capitis
  - M.Splenius cervicis
  - M.Rectus capitis posterior major
  - M.Obliquus capitis inferior
  - M.Longus colli
  - M.Longus capitis

Kopfseitneigung

- Oft ist der Hals/Nacken zur anderen Seite gekippt.
- Locked short:
  - M.Trapezius
  - M.Levator sacpulae
  - M.Sternocleidomastoideus
  - Mm.Scaleni
  - M.Splenius capitis
  - M.Splenius cervicis
  - M.Longus capitis
  - M.Longus colli

Seitneigung und Rotation des Kopfes

- Diese Kombination ist häufig eine Kompensation für WS-Rotationen/Seitneigungen.
- Bei schielenden Menschen ist es der Versuch, das eine fixierende Auge zur Mitte (Zentralachse des Körpers) zu bringen, um ein zentrales visuelles Feld zu erhalten.

Kopf nach vorn geneigt

- Locked short:
  - Verkürzungen der ganz tiefen Halsmuskeln vorn: M.Colli longus, M.Capitis longus, M.Rectus capitis anterior
  - Die Verbindung zwischen Unterkiefer und Os Hyoideum (M.Digastricus, M.Mylohoideus und M.Stylohyoideus)
  - Die Verbindung zwischen Os Hyoideum und Clavicula bzw. Sternum (M.Sternohyoideus und M.Sternothyroideus, M.Genio-hyoideus)
  - M.Omohyoideus, der die Scapula mit der Kehle verbindet
  - M.Scalenus anterior
  - M.Sternocleidomastoideus

Kopf nach hinten geneigt

- Locked short:
  - M.Rectus capitis posterior major und minor
  - M.Obliquus capitis superior
  - M.Semispinalis capitis
  - M.Splenius capitis
  - M.Splenius cervicis
  - M.Levator scapulae
  - Mm.Multifidii und Mm.Rotatores
  - M.Sternocleidomastoideus, falls M.Colli longus und andere Halsvorderseitenmuskeln schwach sind.

Kopf nach vorn geschoben

- Bei langen Haaren versucht die Person, den Kopf aus den Haaren nach vorn „hinauszuschieben"
- Tiefe Muskeln sind inaktiv, der Kopf wird durch extrinsische Muskeln gedreht.
- Locked short:
  - M.Rectus capitis posterior minor
  - M.Obliquus capitis superior
  - M.Sternocleidomastoideus

- vorderer Teil des oberen M.Trapezius
- M.Scalenus anterior
- M.Pectoralis minor
- M.Semispinalis
- M.Trapezius locked long, weil er den vorstehenden Kopf hält.
- Gewebe zwischen Hals und den Rippen 4-6 ist verkürzt.
- Evtll. der Mundboden. Test: Rückenlage. Der Klient streckt die Zunge heraus, während der Behandler mit einer Hand das Occiput hält. Mit der anderen Hand fühlt er, ob Wirbel nach anterior gezogen werden.

Kopf seitlich verschoben
Beteiligt sind die Stellung des Occiput auf dem Atlas (siehe S. 232 f.) und die Stellung des Atlas auf dem 2.HW (siehe S. 176).

Seitverschiebung und Seitneigung des Kopfes
Eine Verkürzung der Spirallinie zwischen (z.B. linker) Spina iliaca anterior superior und dem kontralateralen M.Serratus anterior zieht Brustkorb und Schulter (in diesem Beispiel) rechts nach vorn. Das zieht den oberen Rücken und/oder den unteren Nacken zu dieser Schulter, sodass der Kopf zur Seite dieser Schulter verschoben wird, verbunden manchmal mit einer Kippung des Kopfes zur anderen (linken) Seite. Natürlich können andere Kräfte dieses Muster modifizieren.

Schiefhals (Seitneigung von Kopf und HWS verbunden mit einer Drehung des Kopfes zur kontralateralen Seite)**:**
- auf der Seite der Seitneigung: oberer M.Trapezius, Mm.Scaleni und M.Sternocleidomastoideus
- auf der kontralateralen Seite: M.Splenius capitis

Checkliste

Kopf	*Verschiebung*	nach vorn	☐	nach hinten	☐
	Verschiebung	nach rechts	☐	nach links	☐
	Kippung	nach vorn	☐	nach hinten	☐
	Kippung	nach rechts	☐	nach links	☐
	Rotation	nach rechts	☐	nach links	☐

c) Schädel

Infos

Das **Cranium** als Fortsetzung der Wirbelsäule, als Zusammensetzung aus vier „Wirbeln": Occiput, Temporalis-Parietalis, Frontalis-Ethmoid, Sphenoid

Ida Rolf betrachtete Kopf, WS und Sacrum als ein energetisches System mit dem Kopf als positivem und dem Sacrum als negativem Pol.

Laut Ida Rolf befindet sich nahe dem Sinus major der Nase ein **„Ganglion Ribes"**, welches sich polar zum „Ganglion Impar" (an der Vorderseite des Coccyx) verhält.

Das Ganglion liegt evtll. auf der Arteria communicans anterior vor dem Gehirn und ist das höchstgelegene Ganglion des sympathischen Teils des Autonomen Nervensystems. Die Arteria communicans anterior ist ein kurzer Gefäßabschnitt, welcher die rechte und linke Arteria cerebri anterior miteinander verbindet.

Das größte periphere Ganglion des Parasympathikus ist das **pterygopalatine Ganglion**, das zwischen dem Sphenoid und dem Gaumen nahe dem Foramen sphenopalatine liegt. (Abb. VII 53)

Es gibt ein **Band**, das den **M.Rectus capitis superior minor** mit der **Dura** im Schädel verbindet.

Das **prävertebrale viszerale Kompartment** reicht vom Steißbein bis zum Kiefer und zum Nasenrachenraum. **Maxilla und Mandibula** sind deshalb mit ihm verbunden.

Hören und Haltung/Struktur sind über den vestibulären Apparat (durch unterschiedlichen Druck auf die endolymphatische Flüssigkeit) eng miteinander verbunden. Umgekehrt ist die Ohrnervenleitung eng mit dem Motorcortex verbunden.

In der westlichen Welt ist der Zahnbogen **(Gaumen)** ernährungsbedingt (raffinierter Zucker, Salz, denaturierte Nahrungsmittel) sehr oft eng, was zu Zahnfehlstellungen und zu unzureichenden Platz für Weisheitszähne sowie zur Mundatmung führt.

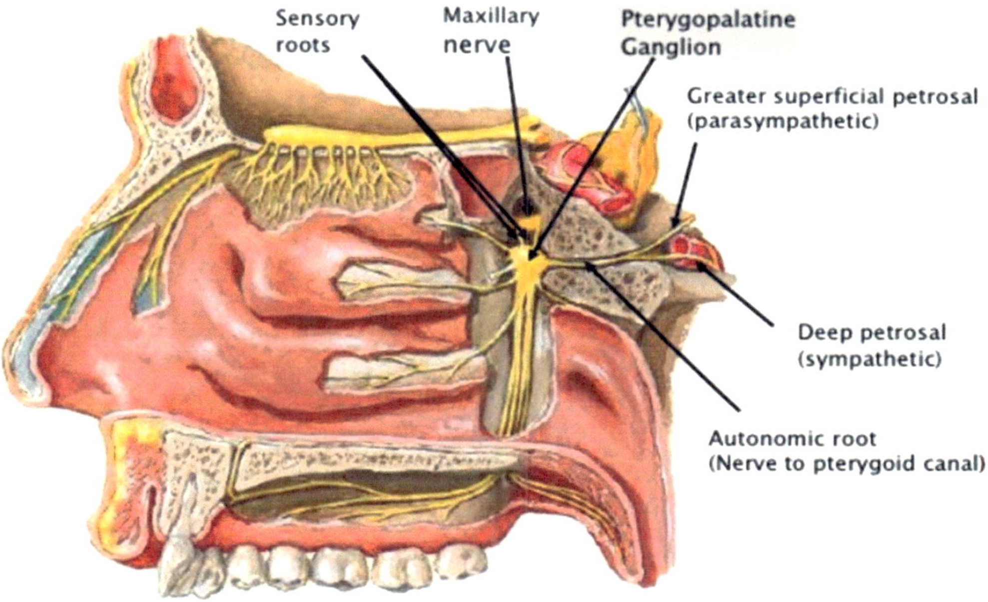

Abb. VII 53 *Pterygopalatines Ganglion*

Analyse

Dura: Membrana interossea der Unterarme sollten frei sein.

Schädelknochen komprimiert
Wenn die Nasenhöhlenknochen zu eng aufeinander sitzen, halten sie die Schädelknochen nicht weit genug voneinander entfernt.

Nase eng?
Ob eine Nasenöffnung enger ist als die andere, ist oft von der äußeren Nasenform her nicht einschätzbar.

Enger Gaumen: Auch Nasengänge sind verengt.

Gesichtsknochen
Die Gesichtsknochen, die die Augen- und Nasenhöhlen sowie die Mundhöhle bilden, können zu sehr an die Schädelbasis gebunden sein, häufig durch starke asymmetrische Spannung in den Kieferflexoren, was die Motilität von Sphenoid und Ethmoidale behindert und zu Scher- und Torsionsmustern der Gesichtsknochen führt. Ursache: Extreme Spannung der Kaumuskeln und zu enge Nasengänge.

Os Sphenoideum um Transversalachse rotiert oder torsiert
Bei einer Rotation des Sphenoid um seine Transversalachse liegt evtll. eine Hypertonie der Mm.Pterygoidei vor. Eine einseitige Hypertonie dieser Muskeln führt zu einer Torsion von Unterkiefer und Sphenoid.

Occiput
Wenn an einer Seite des Occiput viel Spannung ist (z.B. wegen Rotation der HWS), dann ist oft auf der anderen Seite der BWS Spannung und/oder in der Nasenhöhle der anderen Seite.

Schrägstehende Augen
Die Augenstellung reflektiert die Stellung des Sphenoid. Z.B. verursacht eine Seitkippung des Sphenoid nach links eine ebensolche Schrägstellung der Augen.

Raum zwischen Augen eng, Falten zwischen Augenbrauen?
Eventuell ist der Nasengang zu eng.

Gesichtsausdruck
Siehe: F.Kendall / E.McCreary: Muskeln, Funktionen und Tests, S. 222-241

d) Kiefergelenke, Unterkiefer und Zunge

Infos

Der **Raum um die Okklusion** der oberen und unteren Zähne kann einen enormen Druck auf das **Neurokranium** ausüben.

Die Faszie des **M.Temporalis** hat eine direkte Verbindung zur Membran, die das **Gehirn** umhüllt.

Der Unterkiefer

- Er gehört von seinen myofaszialen Verbindungen her eher zum Hals und zum Schultergürtel (Gliedmaßenskelett) als zum Schädel, während Schädel und Oberkiefer Teil des Achsenskeletts sind.
- Die Stellung des Unterkiefers ist abhängig von drei Muskelgruppen:
  - Kaumuskeln
  - Suprahyoidale Muskulatur (M.Digastricus, M.Stylohyoideus, M.Mylohyoideus, M.Geniohyoideus)
  - Infrahyoidale Muskeln (M.Sternohyoideus, M.Thyrohyoideus, M.Omohyoideus)

  Außerdem hat das „Kinnband" (siehe S. 51 f.) Einfluss.

Mundöffnung

- Der Unterkiefer öffnet sich nach kaudal (Phase 1) und nach anterior (Phase 2).
- Beteiligte Muskeln:
  M.Pterygoideus lateralis und die Mundbodenmuskulatur: M.Digastricus, M.Mylohyoideus, M.Geniohyoideus, M.Stylohyoideus

Unter dem Ohr befindet sich der Knotenpunkt der Verbindung zwischen M.Temporalis, M.Masseter, Mm.Pterygoidei und einigen Halsmuskeln.

M.Masseter, M.Buccinator und M.Temporalis kleben oft zusammen.

Zungenmuskulatur

- Intrinsische Muskeln
  - M.Longitudinalis superior, der die Zunge verkürzt und verbreitert, und der die Zungenspitze und die Seiten zum Gaumendach biegt (Zungenoberfläche konkav).
  - M.Longitudinalis inferior, der die Zunge verkürzt und verbreitert und der die Zungenspitze und die Seiten zum Mundboden biegt (Zungenoberfläche konvex).
  - M.Transversus linguae, der die Zunge verlängert und verschmälert.
  - M.Verticalis linguae, der die Zunge abflacht und verbreitert.
- Extrinsische Muskeln
  - M.Styloglossus, der die Zunge zum Gaumen hebt und nach hinten bringt, und sie höhlt.
  - M.Genioglossus. Die vorderen Fasern strecken die Zunge hinaus, die hinteren ziehen die Zunge zurück.
  - M.Palatoglossus verschließt die Speiseröhre gegenüber der Luftröhre beim Schlucken und Sprechen.
  - M.Hyoglossus drückt die Zunge herunter und bringt ihre Außenränder zum Mundboden.

Analyse

Zahngewölbe: sehr schmal/eng?

Unterkiefer (Abb. VII 54 und 55)

- Unterkiefer cranium-gebunden und posterior:
  - Der Mundboden, also M.Styloglossus (!), M.Hyoglossus, M.Genioglossus, M.Geniohyoideus (zieht die Zunge nach hinten)
  - M.Digastricus (wenn Os Hyoideum von unten her fixiert ist)
  - M.Masseter und M.Temporalis (hintere Fasern bei posterior Position)
  - M.Pterygoideus medialis (und lateralis)
  - Nasenverengung
- Unterkiefer cranium-gebunden und anterior:
  - M.Masseter und M.Temporalis
  - M.Pterygoideus medialis und lateralis

- Unterkiefer nach unten gezogen und posterior (also Nacken-gebunden)
  - Mundboden (M.Hyoglossus (!), M.Genioglossus, M.Styloglossus)
- Eine Seite des Unterkiefers ist mehr cranioum-gebunden als die andere
  - Auf der eingeschränkten Seite: M.Temporalis, M.Masseter, M.Pterygoideus medialis (Abb. VII 54 und 55)
  - Auf der freieren Seite: M.Pterygoideus lateralis (Abb. VII 55)
- WS-Konfiguration, Fußkonfiguration, Os Temporale und Hände checken.

Unterkiefer und Diskus nach hinten verschoben
- M.Temporalis (Abb. VII 54)
- Mundboden

Unterkiefer und Diskus nach vorn verschoben
M.Pterygoidei lateralis und medialis (Abb. VII 55)

Unterkiefer ist einseitig nach vorn verschoben
Mm.Pterygoidei lateralis und medialis dieser Seite

Seitverschiebung des Unterkiefers beim Mundöffnen und/ oder Mundschließen
Tests:
- Der Klient sitzt, die Behandlerin steht hinter ihm und fühlt mit den Händen die Mandibulabewegung beim Mundöffnen, beim Schließanfang und beim Schließende.
- Rückenlage. Mundöffnen und –schließen beobachten.
- Rückenlage. Seitenbewegung des Unterkiefers nach rechts und links beobachten.

Meist ist ein Gelenkknacken zu hören.

Unterkiefer weicht bei Mundöffnung zur Seite aus
Locked short (Abb. VII 54 und 55):
- kontralateraler M.Pterygoideus lateralis
- ipsilateraler M.Masseter
- ipsilateraler M.Temporalis
- ipsilateraler M.Pterygoideus medialis
- Sutura des Os Temporale und Os Parietale checken.

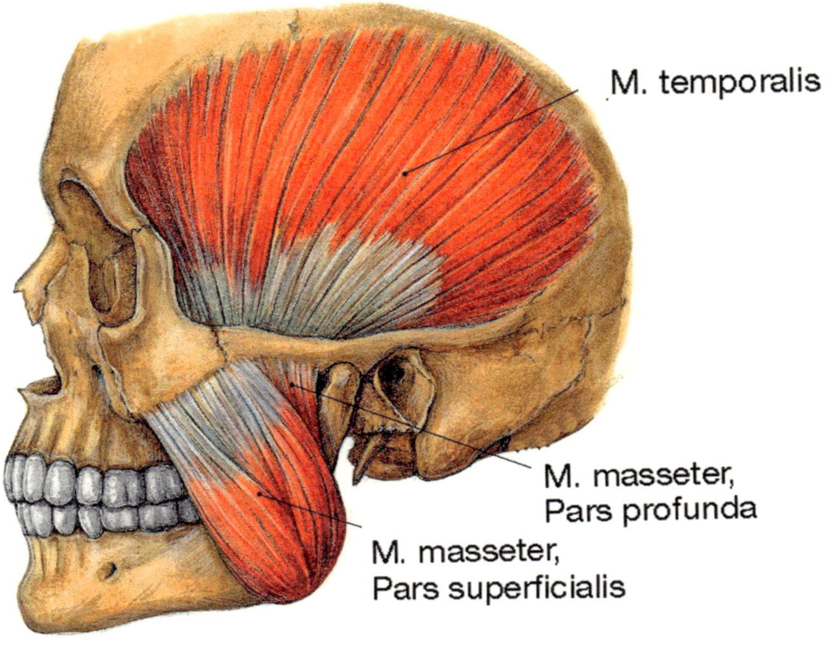

Abb. VII 54 *Äußere Kaumuskulatur*

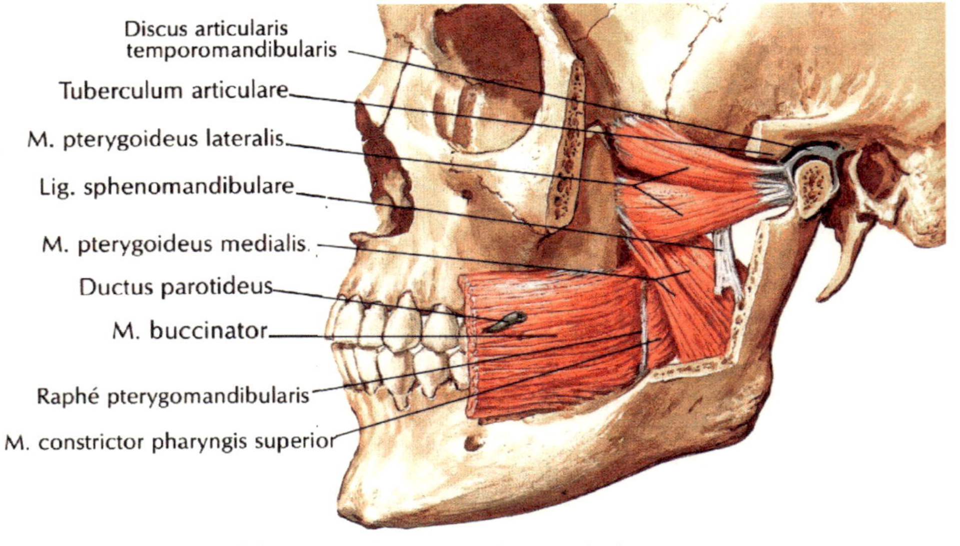

Abb. VII 55 *Innere Kaumuskulatur*

Mundbodenprobleme

- Membrana interossea der Unterarme checken.
- Verbindung Unterkiefer/Zunge –Occiput checken
- Zusammenhang zwischen Beckenboden und Mundboden: Der M.Ischiococcygeus entspricht dem M.Mylohyoideus des Mundbodens, der M.Pubococcygeus entspricht dem M.Genohyoideus des Mundbodens. In der Mitte des Mundbodens kommen die Faszien der beiden Mundbodenmuskeln zusammen.

Doppelkinn

Unter der Haut ist verhärtetes Gewebe, u.U. durch Fehlstellung von Hals- und Brustwirbeln, welche die Stellung des Os Hyoideum verändert haben.

Mundöffnung eingeschränkt?

Normale Weite des geöffneten Mundes: 3 Finger breit (Ring-, Mittel- und Zeigefinger des Klienten).

Verkrampfte Kaumuskeln: evtll. ist der Beckenboden verkrampft.

Kiefergelenkprobleme

- 3 Kategorien:
  - Derangierte Kondylen-Diskus-Einheit
  - strukturelle Inkompatibilität der Gelenkoberflächen
  - Entzündungen des Gelenks.
- Falls ein einzelnes Klicken beim Mundöffnen nicht wiederholbar auftritt, liegt eine Anhaftung beider Gelenkoberflächen vor, verbunden mit Mangel an Gleitflüssigkeit.
- Ein einzelnes Klickgeräusch während des Mundöffnens ist oft einem nach vorn verschobenen Diskus (Subluxation) geschuldet, der während des Mundöffnens in die normale Position zurückrutscht. Wenn beim Mundschließen ein zweiter Klick kommt, bedeutet das ein Re-Displacement des Diskus in die nach vorn verschobene Position.
- Manchmal ist der Diskus nicht mehr in der Lage, in seine normale Position zurückzukehren. Der Klient kann oft den Mund nicht mehr ganz öffnen, weil der Diskus die Bewegung blockiert.
- Knirschendes Geräusch: Osteoarthritis oder Diskusperforation.

- Hartes (!) Klickgeräusch gegen Ende des Mundöffnens: eventuell liegt eine pathologische Veränderung in Meniskus oder des Gelenks vor.
- Ursache für Gelenkprobleme sind meist starke oder – über lange Zeit – kleine Krafteinwirkungen. Z.B. kann ein Stoß zur Überdehnung von Bändern und zu einer Instabilität des Gelenks führen. Kleine Kraftwirkungen auf Dauer sind chronische Verspannungen, Kaugummi- oder Nägelkauen usw.
- Verengungen der Nasengänge und des Gaumens können eine weitere Ursache für Kieferprobleme sein.

Ein Kiefergelenk ist zu locker

- Das andere Kiefergelenk ist oft zu fest.
- Spannungen im Mundboden können ein lockeres Kiefergelenk kompensieren.

Checkliste

Unterkiefer	*Verschiebung*	nach vorn	☐	nach hinten	☐
	Verschiebung	nach rechts	☐	nach links	☐

Anhang

Segmentzonen

Segmentzonen ventral

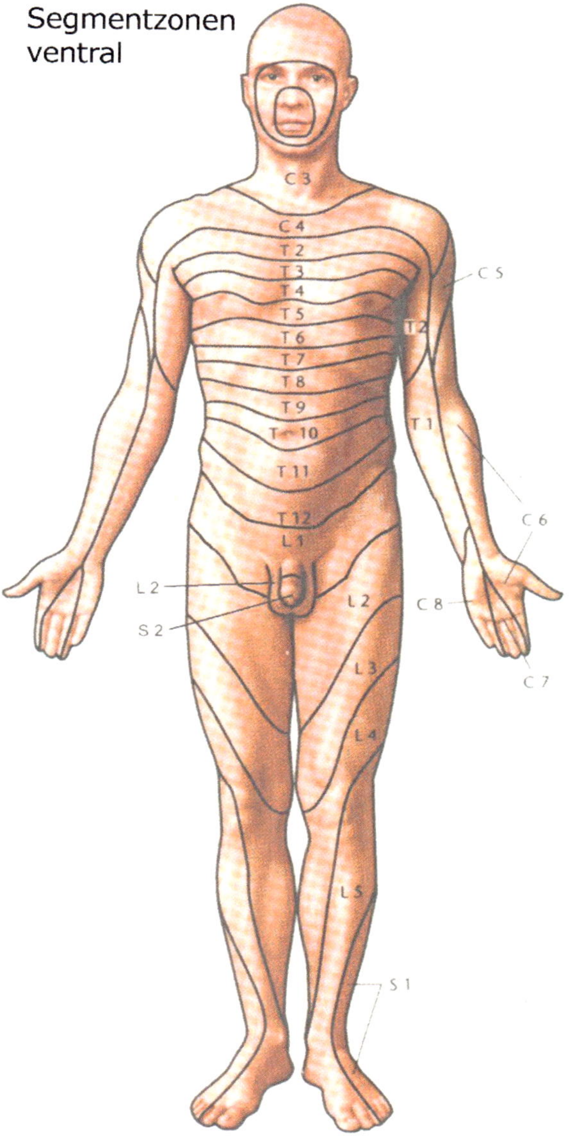

Segmentzonen
dorsal

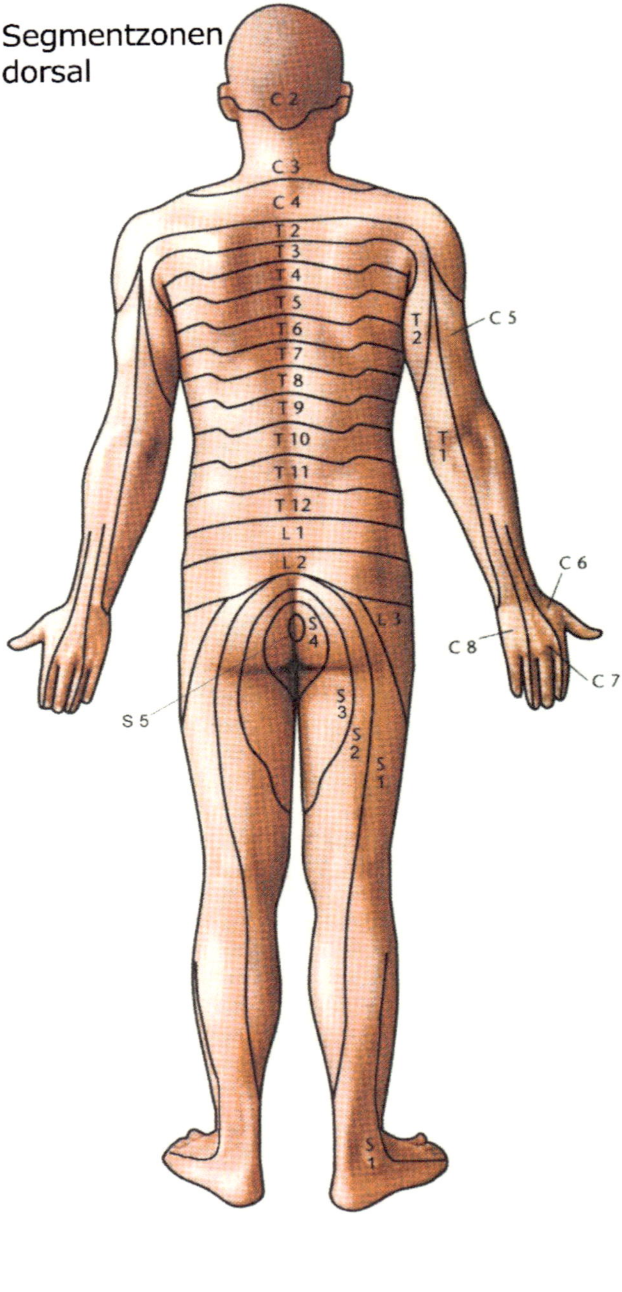

Elemente einer Strukturbegutachtung und Checklisten

1) Geht es eher um Integration oder Differenzierung, d.h. ist die Struktur eher unverbunden oder komprimiert?

2) Wirkt die Gesamtstruktur gegenüber der Schwerkraft eher kollabiert oder überstreckt?

3) Vorn-Hinten-Gleichgewicht
   - Verschiebungen, Kippungen, Biegungen und Rotationen von Segmenten im Verhältnis zueinander und in ihrer Wirkung auf den Gesamtkörper in der Schwerkraft.
   - Wo sind die primären Verkürzungen (locked short) in Bezug auf die festgestellten segmentalen Verhältnisse?
   - Welche myofaszialen Leitbahnen sind von Relevanz?

4) Rechts-Links-Gleichgewicht
   - Verschiebungen, Kippungen, Biegungen und Rotationen von Segmenten im Verhältnis zueinander und in ihrer Wirkung auf den Gesamtkörper in der Schwerkraft
   - Wo sind die primären Verkürzungen (locked short) in Bezug auf die festgestellten segmentalen Verhältnisse?
   - Welche myofaszialen Leitbahnen sind von Relevanz?

5) Wie hängen 3) und 4) zusammen, d.h. sind spiralige Ketten-Zusammenhänge erkennbar?

6) Liegen die Verkürzungen jeweils eher in äußeren oder in tieferen Schichten?

7) Was sind die wesentlichen strukturellen Hindernisse bei der Förderung der Gesamtstruktur.

Fuß

		rechts		links	
Fuß	*Fußform*				
	Rotation (Adduktion, Abduktion)	innen ☐	außen ☐	innen ☐	außen ☐
	Innengewölbe	hoch ☐	flach ☐	hoch ☐	flach ☐
	Außengewölbe	hoch ☐	flach ☐	hoch ☐	flach ☐
	Quergewölbe	hoch ☐	flach ☐	hoch ☐	flach ☐
	Hallux valgus	ja ☐	nein ☐	ja ☐	nein ☐
Calcaneus	*Verschiebung*	vorn ☐	hinten ☐	vorn ☐	hinten ☐
	Kippung	innen ☐	außen ☐	innen ☐	außen ☐

Bein

		rechts		links	
Beinform	*o-Bein*	☐		☐	
	x-Bein	☐		☐	
Femur	*Rotation*	innen ☐	außen ☐	innen ☐	außen ☐
Knie	*Flexion/ Extension*	überstreckt ☐		überstreckt ☐	
		gebeugt ☐		gebeugt ☐	
Tibia	*Rotation*	innen ☐	außen ☐	innen ☐	außen ☐
	Verschiebung	nach hinten ☐		nach hinten ☐	
Fibula	*Rotation*	innen ☐	außen ☐	innen ☐	außen ☐
	Kopf	vorn ☐	hinten ☐	vorn ☐	hinten ☐
	Malleolus	vorn ☐	hinten ☐	vorn ☐	hinten ☐

Becken

		rechts	*links*
Becken	*Rotation*	nach rechts ☐	nach links ☐
	Kippung um Querachse	nach vorn ☐	nach hinten ☐
	Seitliche Kippung	nach rechts ☐	nach links ☐
	Seitliche Verschiebung	nach rechts ☐	nach links ☐
	Verschiebung nach vorn/hinten	nach vorn ☐	nach hinten ☐
	Torsion	nach vorn ☐ nach hinten ☐	nach vorn ☐ nach hinten ☐
	Verschiebung um Schrägachse (Shear)	nach oben ☐ nach unten ☐	nach oben ☐ nach unten ☐
	Rotation um die Sagittalachse (Flare)	nach innen ☐ nach außen ☐	nach innen ☐ nach außen ☐

Sacrum und Coccyx

		rechts		links	
Sacrum	*Rotation*	nach rechts	☐	nach links	☐
	Kippung um Querachse	nach vorn	☐	nach hinten	☐
	Torsion	nach vorn nach hinten	☐ ☐	nach vorn nach hinten	☐ ☐
	Seitliche Kippung	nach rechts	☐	nach links	☐
	Verschiebung um Schrägachse (Shear)	nach oben	☐	nach unten	☐
Coccyx	*Fixierung*	nach rechts	☐	nach links	☐
	Biegung	nach rechts nach vorn	☐ ☐	nach links nach hinten	☐ ☐

Rumpf

Rumpf	*Kippung*	vorn	☐	hinten	☐
	Kippung	rechts	☐	links	☐
	Rotation	rechts	☐	links	☐
	Seitverschiebung	rechts	☐	links	☐

Wirbelsäule

HWS	*Flexion/Extension*	Extension	☐	Flexion	☐
	Seitneigung	links	☐	rechts	☐
	Seitverschiebung	links	☐	rechts	☐
	Verschiebung nach vorn	☐			
	Steilstellung	☐			
	Rotation	links	☐	rechts	☐
BWS	*Flexion/Extension*	Extension	☐	Flexion	☐
	Seitneigung	links	☐	rechts	☐
	Seitverschiebung	links	☐	rechts	☐
	Rotation	links	☐	rechts	☐
LWS	*Flexion/Extension*	Extension	☐	Flexion	☐
	Seitneigung	links	☐	rechts	☐
	Seitverschiebung	links	☐	rechts	☐
	Rotation	links	☐	rechts	☐

Besonderheit einzelner Wirbel:

Brustkorb

Brustkorb	*Kippung nach vorn/hinten*	vorn ☐	hinten ☐
	Kippung seitlich	rechts ☐	links ☐
	Rotation	rechts ☐	links ☐
	Seitverschiebung	rechts ☐	links ☐
Rippen	*Besonderheiten:*		

Schultern

		rechts	*links*
Scapula	*Kippung um Querachse*	nach vorn ☐ nach hinten ☐	nach vorn ☐ nach hinten ☐
	Seitliche Kippung	nach rechts ☐ nach links ☐	nach rechts ☐ nach links ☐
	Verschiebung	nach vorn ☐ nach hinten ☐	nach vorn ☐ nach hinten ☐
Schultern	*Seitliche Kippung*	nach rechts ☐	nach links ☐
	Rotation	nach rechts ☐	nach links ☐
	Rotation	nach innen ☐ nach außen ☐	nach innen ☐ nach außen ☐
	Verschiebung	nach vorn ☐ nach hinten ☐	nach vorn ☐ nach hinten ☐

Unterarm

		rechts	*links*
Ellbogen	*Rotation*	nach innen ☐ nach außen ☐	nach innen ☐ nach außen ☐
Unterarm	*überstreckt* *gebeugt*	☐ ☐	☐ ☐
	Supination *Pronation*	☐ ☐	☐ ☐

Hand

		rechts	links
Handgelenk	*überstreckt* *in Beugung fixiert*	☐ ☐	☐ ☐
	radiale Abduktion *ulnare Abduktion*	☐ ☐	☐ ☐

Besonderheiten bei Fingergelenken:

Kopf und Unterkiefer

Kopf	*Verschiebung*	nach vorn ☐	nach hinten ☐
	Verschiebung	nach rechts ☐	nach links ☐
	Kippung	nach vorn ☐	nach hinten ☐
	Kippung	nach rechts ☐	nach links ☐
	Rotation	nach rechts ☐	nach links ☐
Unterkiefer	*Verschiebung*	nach vorn ☐	nach hinten ☐
	Verschiebung	nach rechts ☐	nach links ☐

Begriffserklärungen und Abkürzungen

BWS: Brustwirbelsäule
C mit Zahlenangabe: entsprechender Halswirbel
Flare: wörtlich *Aufweitung*; Begriff für Rotation eines Ilium oder des gesamten Beckens um die Sagittalachse
HWS: Halswirbelsäule
ipsilateral: auf derselben Seite, derselben Seite zugehörig
kontralateral: auf der anderen Seite, der anderen Seite zugehörig
L mit Zahlenangabe: entsprechender Lendenwirbel
Lig.: Ligament; **Ligg.**: Ligamente
LWS: Lendenwirbelsäule
LDH: Lumbodorsalhinge (= Scharnier zwischen LWS und BWS)
LSH: Lumbosacralhinge (= Scharnier zwischen LWS und Kreuzbein)
LWS: Lendenwirbelsäule
MDH: Mittdorsal-Hinge (= Scharnier in der Gegend um T 4 / T 5)
SIAS: Spina iliaca anterior superior
SIPS: Spina iliaca posterior superior
T mit Zahlenangabe: entsprechender Brustwirbel
WS: Wirbelsäule
ZNS: Zentrales Nervensystem

Nachweis der Abbildungen

Hans Georg Brecklinghaus: II 1-3, II 7, IV 3, V 2, VI 5-9, VI 15, VI 17, VII 7, VII 15-16, VII 25-26, VII 29, VII 31, VII 41
Jeffrey Burch: VII 22-23
Churchill Livingstone Elsevier: III 1-14
Hans Flury: II 5-6, II 9, V 1, VI 1-4
Kevin Frank: VI 20
Liz Gaggini: IV 1, VII 32
Hubert Godard: VI 19, VII 19
Emmett Hutchins: VI 10-12, VI 14, VI 16, VI 18, VII 9, VII 18, VII 21
Moliere: VII 1
Rolf Institute of Structural Integration: II 4
Diana Salles: IV 2, VII 11, VII 24
Oskar Schlemmer: VI 13

Trotz entsprechender Bemühungen war es uns nicht in allen Fällen möglich, die Urheber zu finden.

Literatur

Frank H.Netter: Atlas der Anatomie, Urban & Fischer, München

Paulsen/Waschke: Sobotta: Atlas der Anatomie des Menschen. 3 Bände, Urban & Fischer, München

Andrew Biel: Trail Guide Anatomie, KVM-Der Medizinverlag, Berlin

F. Kendall/E. McCreary: Muskeln: Funktionen und Tests, Urban & Fischer, München

Joseph Muscolino: Handbuch Muskel- und Knochenpalpation, Urban & Fischer, München

Leon Chaitow: Palpationstechniken und Diagnostik, Urban & Fischer, München

Johannes W. Rohen: Morphologie des menschlichen Organismus, Verlag Freies Geistesleben, Stuttgart

Ida P. Rolf: Rolfing. Strukturelle Integration, Hugendubel, München

Thomas Myers: Anatomy Trains: Myofasziale Leitbahnen (für Manual- und Bewegungstherapeuten), Urban & Fischer, München

Carla Stecco: Atlas des menschlichen Fasziensystems, Urban & Fischer, München

Serge Paoletti: Faszien: Anatomie, Strukturen, Techniken, Spezielle Osteopathie, Urban & Fischer, München

R. Louis Schultz/Rosemary Feitis: The endless Web, North Atlantic Books, Berkeley/CA

E.Rauch, Lehrbuch der Diagnostik und Therapie nach F.X. Mayr, Haug Verlag 2015

Philip E.Greenman: Lehrbuch der Osteopathischen Medizin, Haug Verlag, Heidelberg 1998

Peter Schwind: Praxisbuch Faszienbehandlung, Urban & Fischer, München

Hans Georg Brecklinghaus: Handbuch für Strukturelle Integration – Band 1: Atem - Bewegung, Lebenshaus Verlag, Freiburg

Hans Georg Brecklinghaus: Handbuch für Strukturelle Integration – Band 5: Krankheiten und Symptome – Schwangerschaft und Geburt – Strukturelle Integration mit Kindern und Jugendlichen, Lebenshaus Verlag, Freiburg

Weitere Bücher des Autors

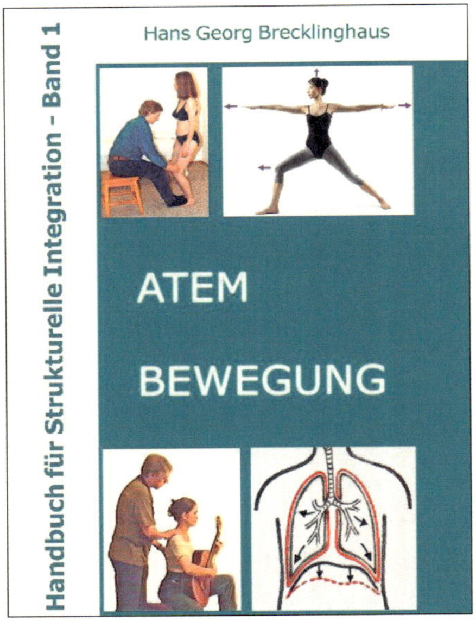

Hans Georg Brecklinghaus

Handbuch
für Strukturelle Integration
Band 1
Atem; Bewegung

412 Seiten, 232 Abb.

Lebenshaus Verlag

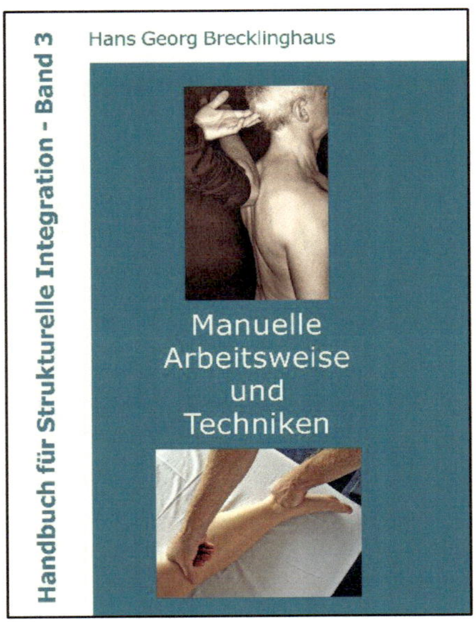

Hans Georg Brecklinghaus

Handbuch
für Strukturelle Integration
Band 3
Manuelle Arbeitsweise
und Techniken

320 Seiten, 427 Abb.

Lebenshaus Verlag

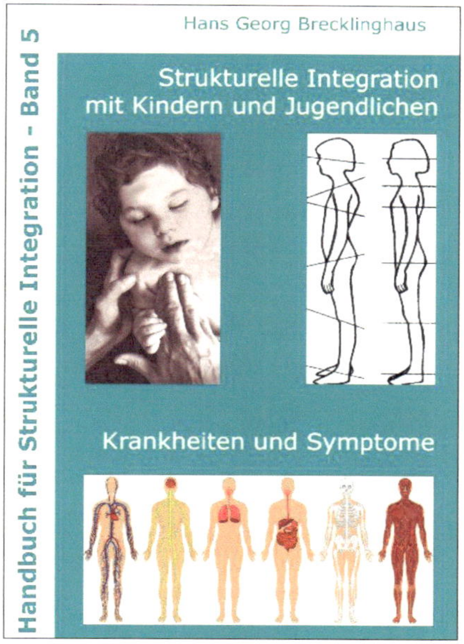

Hans Georg Brecklinghaus

Handbuch für Strukturelle Integration Band 5

Strukturelle Integration mit Kindern und Jugendlichen
Krankheiten und Symptome

188 S., 14 Abb.

Lebenshaus Verlag

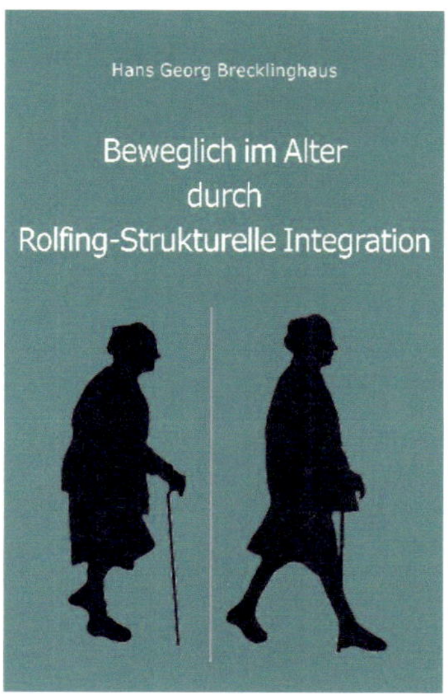

Hans Georg Brecklinghaus

Beweglich im Alter durch Rolfing - Strukturelle Integration

130 S., 45 Abb.

Lebenshaus Verlag

Weitere Bücher des Autors

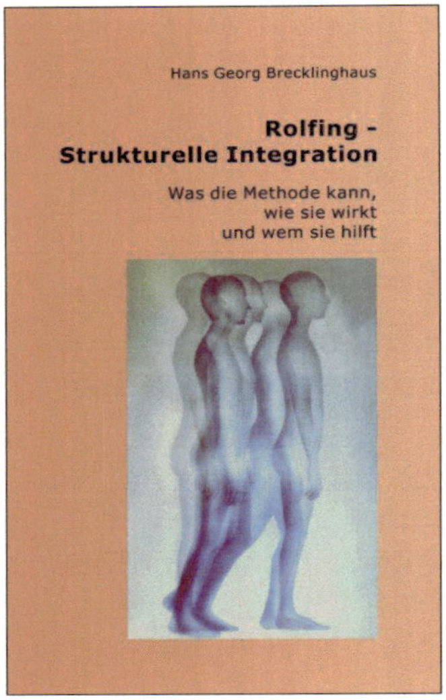

Hans Georg Brecklinghaus

Rolfing - Strukturelle Integration

Was die Methode kann, wie sie wirkt und wem sie hilft

152 S., 45 Abb.

Lebenshaus Verlag

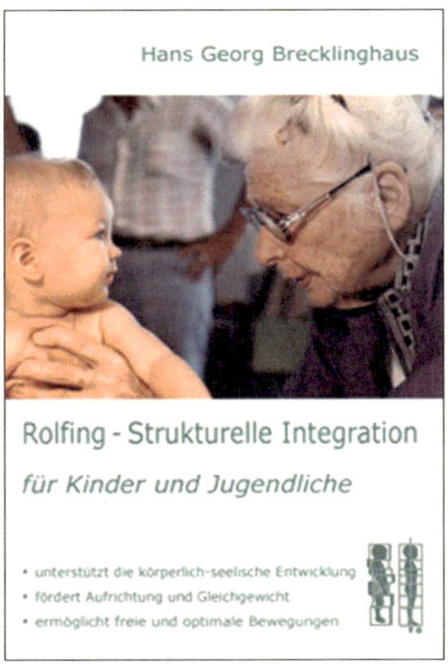

Hans Georg Brecklinghaus

Rolfing - Strukturelle Integration für Kinder und Jugendliche

120 S., 38 Abb.

Lebenshaus Verlag

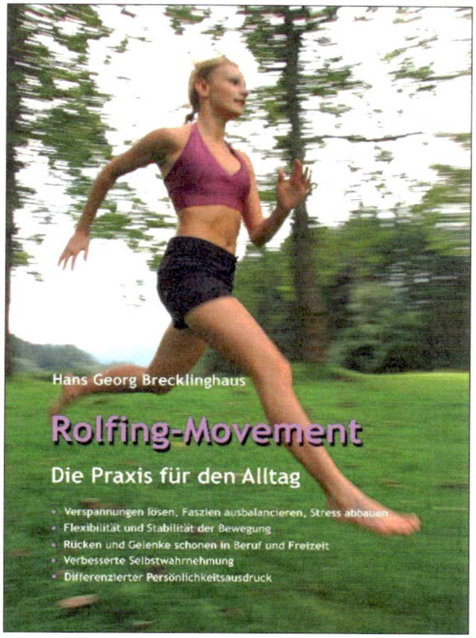

Hans Georg Brecklinghaus

Rolfing-Movement

Die Praxis für den Alltag

360 S., 254 Abb.

Lebenshaus Verlag

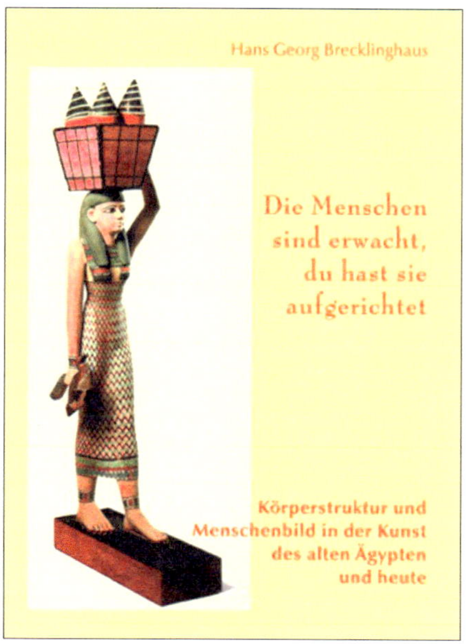

Hans Georg Brecklinghaus

Die Menschen sind erwacht, du hast sie aufgerichtet

Körperstruktur und Menschenbild in der Kunst des alten Ägypten und heute

376 S., 109 Abb.

ISBN 978-3-932803-05-5

Lebenshaus Verlag

FSC
www.fsc.org
MIX
Papier aus verantwortungsvollen Quellen
Paper from responsible sources
FSC® C105338